国家卫生健康委员会"十三五"规划教材

全国高等职业教育配套教材

供临床医学专业用

病理学与病理生理学
学习指导

U0284761

主　编　王化修　张　忠

副主编　程相朝　丁凤云　吴新刚　商战平

编　委（以姓氏笔画为序）

丁凤云（江苏医药职业学院）　　郑晓东（哈尔滨医科大学大庆校区）

王化修（邵阳学院）　　　　　　郝　雷（内蒙古医科大学）

王旭光（沈阳医学院）　　　　　钱　程（山东医学高等专科学校）

仇　容（杭州医学院）　　　　　柴　菲（山西医科大学汾阳学院）

张　忠（沈阳医学院）　　　　　商战平（山东第一医科大学）

石　磊（滨州医学院）　　　　　程相朝（洛阳职业技术学院）

杨　亮（甘肃医学院）　　　　　鲜于丽（湖北中医药高等专科学校）

闵　静（湖北职业技术学院）　　潘献柱（安徽医学高等专科学校）

吴新刚（岳阳职业技术学院）

人民卫生出版社

图书在版编目（CIP）数据

病理学与病理生理学学习指导 / 王化修,张忠主编
. —北京 : 人民卫生出版社,2020

　　ISBN 978-7-117-26966-7

　　Ⅰ.①病… 　Ⅱ.①王… ②张… 　Ⅲ.①病理学-高等
学校 - 教学参考资料②病理生理学- 高等学校 - 教学参考
资料 　Ⅳ.①R36

中国版本图书馆 CIP 数据核字（2020）第 042635 号

人卫智网　**www.ipmph.com**	医学教育、学术、考试、健康，	
	购书智慧智能综合服务平台	
人卫官网　**www.pmph.com**	人卫官方资讯发布平台	

病理学与病理生理学学习指导

主　　编：王化修　张　忠
出版发行：人民卫生出版社（中继线 010-59780011）
地　　址：北京市朝阳区潘家园南里 19 号
邮　　编：100021
E - mail：pmph @ pmph.com
购书热线：010-59787592　010-59787584　010-65264830
印　　刷：河北新华第一印刷有限责任公司
经　　销：新华书店
开　　本：787×1092　1/16　印张：15
字　　数：384 千字
版　　次：2020 年 5 月第 1 版　2024 年 2 月第 1 版第 4 次印刷
标准书号：ISBN 978-7-117-26966-7
定　　价：39.00 元

打击盗版举报电话: 010-59787491　E-mail: WQ @ pmph.com
质量问题联系电话: 010-59787234　E-mail: zhiliang @ pmph.com

全面小康呼唤全民健康，加强基层医疗卫生服务体系和全科医生队伍建设，是实施健康中国战略的基础要求。为更好地为基层培养高素质技能型人才，帮助学生掌握病理学与病理生理学知识与技能，我们编写了本书。

本书是国家卫生健康委员会"十三五"规划教材及第八轮全国高等职业教育临床医学专业（3+2）规划教材《病理学与病理生理学》的配套教材，编写时坚持教材内容以执业助理医师"实用"和"适于发展"的基本原则，突出对常见病、多发病的基本形态学特点和基本技能、基本知识点的训练，同时注重学生综合思维的训练。全书分为两篇，第一篇为实验指导，共有12个实验项目，通过实验观察，培养学生独立思考、综合分析和解决问题的能力，提高综合素质，提高科研和创新能力，使理论知识得到进一步理解和巩固，所学知识在实验课中得到进一步的升华，为将来的临床实践打下坚实的基础。第二篇为学习指导及习题集，共23章，病理生理学教学内容独立成章，包括学习要点、重点难点解析、习题、参考答案，为更好地系统化学习课程起到很好的指导和巩固作用。

根据教学内容和教学改革的要求，为适应医学教学改革的需要，本教材编写有如下特点：

1. 根据专科医学教育的特点以及多年实验教学经验和条件，合理取舍实验内容，既保留了传统实验项目，也对部分实验进行了有机融合。

2. 在编写中力求体现基本理论、基本知识、基本技能，并突出思想性、科学性、先进性、启发性和适用性。本书内容丰富、语言精练、条理清晰、重点突出、结构严谨、逻辑性强。

3. 选用图片全部采用彩色图片，力求典型和清晰，便于学生对照观察。

本教材适用于高等医学院校的师生和有关科研人员使用。由于编者水平有限，教学工作繁忙，加上时间紧迫，书中不足之处和疏漏在所难免，望大家不吝赐教，以便日臻完善。

王化修　张　忠
2019 年 12 月

目 录

第一篇 实 验 指 导

第二篇 学习指导及习题集

第一篇 实 验 指 导

实验一 绪 论

一、病理学实验课目的

病理学（histopathology）是一门重要的医学形态学学科。其实验课的目的,是通过观察认识各种疾病的病变,并理解疾病的发生和发展规律;做到理论联系实际,使观察标本得到的感性认识和自己所学的理论知识联系起来,使标本和切片有机地结合起来,理论知识得到进一步理解和巩固,所学的知识在实验课中得到进一步的升华。通过实验观察,对学生进行基本技能的训练,使其掌握绘图的基本要领,学会使用光学显微镜以及常用的技术和研究方法,培养独立观察标本、独立思考、综合分析和解决问题的能力,提高综合素质,提高科研与创新能力,为进一步学习其他相关课程以及将来的临床实践打下坚实的基础。

《病理学实验指导》对病变器官大标本与病变组织切片的观察要点进行了条款式描述,引导学生独立观察,有利于培养学生的自主学习能力和观察分析能力。

二、病理学实验内容

实验内容包括:①大体标本观察;②病理切片观察;③观看图谱、多媒体课件及微课录像;④动物实验;⑤临床病理讨论;⑥参观（参加）尸体解剖等。最重要的是观察大体标本和病理切片。

三、石蜡切片制作方法

病理切片绝大多数是石蜡切片,经过染色之后才能在镜下观察。石蜡切片的制作方法如下:

1. 取材 必须用新鲜的组织材料,要在组织细胞死亡后最短时间内取材,以免发生死后变化。取下的材料应切成厚度不超过 0.5cm 的组织块。

2. 固定 为了保持组织原来的结构,防止发生自溶,须将组织块浸入固定液中进行固定。最常用的固定液为 10% 福尔马林、无水酒精、Bouin、Zenker 和 Susa 等固定液。固定时间一般为 3~24h（固定时间的长短与固定液的种类、组织的种类和组织块大小有关）。

有些固定液（如福尔马林）固定的组织经水洗后再进行下列操作。

3. 脱水 为了减少组织强烈收缩,脱水过程应从低浓度酒精开始,一般需经过 70%、80%、90%、95%、100% 等浓度的酒精各 6~12h。

4. 透明 用二甲苯使组织块变透明,便于石蜡的浸入和包埋。

5. 浸蜡 透明后的组织块放入融化的石蜡中（56~60℃）,经 2~3h,使石蜡充分浸入组织内部。

6. 包埋 为了使组织能切成薄片,将融化的石蜡倒入用金属或硬纸制成的包埋框中,再将浸蜡后的组织块放入包埋框内,待石蜡冷却后变成固体。此即石蜡包埋法。

7. 切片和贴片 蜡块经过一定的修理,固定在小木块上,然后安装在切片机上切片,普通标本切 5~10μm 厚。用蛋白甘油将切片贴在洁净的载玻片上。

8. 染色 最常用的染色方法是用苏木精(Hematoxylin)和伊红(Eosin)染色,简称 HE 染色。

染色过程如下:

①二甲苯作用 10min,以除去石蜡。

②各级乙醇,100% → 95% → 90% → 80% → 70% 作用各 3~5min,以除去二甲苯。

③蒸馏水洗 5min,洗去乙醇。

④苏木精液染 5~10min,细胞核(嗜碱性)被染成紫蓝色。

⑤0.5% 盐酸酒精分化数秒。

⑥流水冲洗约 30min。

⑦伊红液染 1min。细胞质(嗜酸性)被染成粉红色。

⑧水洗数秒,以洗去浮色。

⑨用各级乙醇脱水,70% → 80% → 90% → 95% → 100% 各 5min 左右。

⑩二甲苯作用 10min,使标本透明。

封固:将透明的标本用树胶加盖片封固。

四、大体标本及病理切片的观察方法

(一)大体标本的观察方法

实习课所观察的大体标本,一般用 10% 的福尔马林固定(具有消毒、杀灭微生物及凝固蛋白质的作用),其大小、颜色、硬度与新鲜标本有所不同,标本的体积缩小变硬,颜色变浅、变灰,出血区则多变成黑褐色。

1. 首先观察标本为何种器官、组织或其中的一部分(如肺上叶或肺下叶)。

2. 观察脏器的体积和形状,是否肿大或缩小,有无变形。

3. 从表面和切面观察脏器的颜色、光滑度、湿润度、透明度、硬度,有无病灶。

4. 观察病灶具体位置、数目、分布(弥漫、局灶或单个)、大小(体积;长 × 宽 × 厚,以 cm³ 表示)、形状、颜色及与周围组织的关系(有无包膜、是否压迫或破坏周围组织等)。

5. 空腔器官注意观察其内腔是否扩大、狭窄或阻塞,腔壁是否增厚或变薄,内容物及其性状、特点等。

6. 诊断:根据上述大体标本病变,结合学过的理论知识作出正确病理诊断。病理诊断格式为:脏器(或组织)名称 + 病理变化。

(二)病理切片观察方法

1. 首先用肉眼观察切片,了解整个切片大致情况(形状,颜色等)。

2. 用低倍镜全面观察切片,辨别是什么组织,有何病变,病变所在部位,与周围组织大致关系(有无包膜、是否压迫或破坏周围组织等)。

3. 在病变部位转高倍镜,观察组织的形态及病变的细微结构。低倍镜和高倍镜观察应相结合,灵活运用,避免只在高倍镜下观察。

4. 观察镜下改变的同时,应联想其肉眼形态、可能出现的临床症状及疾病的发生发展经过和机制。

五、绘图的基本要求

病理学的实验过程中,绘图是一项重要的基本训练,在认真观察标本的基础上,通过绘图记录,以加深对所学内容的理解与记忆,对培养临床医师书写病历、手术记录、分析临床症状等均有帮助。描绘病变要求选择有代表性部分,真实简明地绘出病变特点。图绘制妥当后,要对主要结构及主要病理改变进行标字,绘图时要注意各部分之间的比例大小及颜色,正确地反映镜下所见。格式如绪图 1。

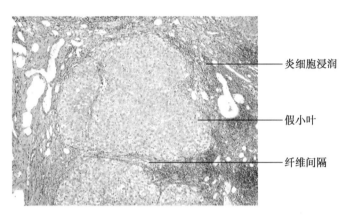

炎细胞浸润

假小叶

纤维间隔

绪图 1　门脉性肝硬化
染色:HE。
放大倍数:10×40。

六、注意事项

(一)注意染色方法

在观察标本之前,应了解该标本的染色方法。最常用的是 HE 染色法,但为了显示某种特殊结构亦会选用其他不同的染色方法,这些方法与 HE 法有很大不同,故同一组织器官用不同方法染色,镜下所见也有所不同。

(二)注意实质性和中空性器官的观察顺序

对于实质性器官的观察,先从被膜开始,由浅到深逐步观察;对于中空性器官,则先从腔面开始,由内到外逐层观察。

(三)注意切片部位和方向

切片标本仅是某一组织或器官的一部分,组织器官是三维立体结构,由于切片部位和方向的不同,可以观察到不同切面的形态结构(二维断面图像)。因此在观察标本时,要把局部和整体相联系,以正确理解整体与局部、立体与平面、结构与功能的关系。

(四)注意人工现象

因技术等原因,切片标本制作过程中会出现某些人工现象,如气泡、折叠、刀痕、染料沉淀、色差过大或过小、组织破碎等,应予以仔细辨认,正确理解。

(王化修)

实验二　细胞和组织的适应、损伤与修复

一、目的要求

1. 掌握变性、坏死的类型、形态学变化,认识其可能产生的后果。
2. 熟悉细胞和组织适应性变化的常见类型及形态特点。
3. 掌握肉芽组织的形态特点与功能。
4. 熟悉创伤愈合的基本过程及类型。

二、实验材料

(一)大体标本

肾萎缩、肾盂积水、心肌肥大、肝水变性、肾水变性、脾被膜透明变性、脾梗死、肾干酪样坏死、足坏疽、小肠湿性坏疽。

(二)组织切片

支气管黏膜鳞状上皮化生、胃黏膜肠上皮化生、肝细胞水肿、肾水变性、肝脂肪变性、脾细动脉透明变性、结缔组织透明变性、脾梗死、干酪样坏死、肉芽组织。

三、实验内容

大体标本	
肾萎缩(肾盂积水)	atrophy of kidney(duo to hydronephrosis)
心肌肥大	hypertrophy of myocardium
脂肪肝	fatty degeneration of liver
脾被膜透明变性	hyaline degeneration of spleen capsule
脾梗死	infarct of spleen
肾干酪样坏死	caseous necrosis of kidney
足坏疽	gangrene of foot
小肠湿性坏疽	small intestinal of small intestine

组织切片	
支气管黏膜鳞状上皮化生	squamous metaplasia of bronchus
胃黏膜肠上皮化生	intestinal metaplasia of gastric epithelium
肝细胞水肿	hydropic degeneration of liver
肾水变性	hydropic degeneration of kidney
肝脂肪变性	fatty degeneration of liver
脾细动脉透明变性	hyaline degeneration of splenic arteries
结缔组织透明变性	hyaline degeneration of connective tissue
干酪样坏死	caseous necrosis
肉芽组织	granulation tissue

(一)大体标本观察

1. 肾萎缩(肾盂积水)[atrophy of kidney(due to hydronephrosis)]　肾脏体积增大,切面见

肾盂及肾盏明显扩张,肾实质萎缩变薄,皮髓质分界不清,多数标本可见肾盂出口处(或输尿管内)有结石嵌顿(图2-1)。

2. 心肌肥大(hypertrophy of myocardium)　心脏体积明显增大,重量增加;切面见左心室壁明显增厚(正常1cm左右),乳头肌明显增粗;心腔扩大不明显(向心性)(图2-2)。

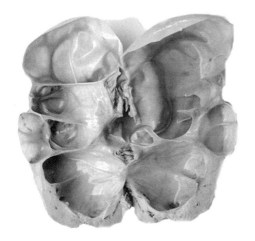

图2-1　肾萎缩

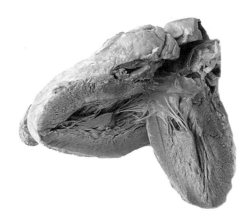

图2-2　心肌肥大

3. 脾被膜玻璃样变(hyaline degeneration of splenic capsule)　脾脏体积增大(由于慢性淤血),部分被膜明显增厚、呈灰白色。切面显示增厚的被膜呈半透明毛玻璃样、质硬(似在局部涂上一层糖衣,俗称"糖衣脾")(图2-3)。

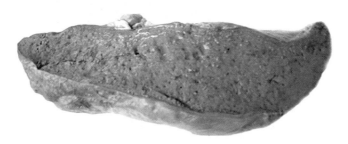

图2-3　脾被膜玻璃样变性

4. 凝固性坏死(脾梗死)(coagulation necrosis, infarct of the spleen)　脾表面坏死区边界清楚,周边出血带为棕黄色;切面见坏死区为三角形或楔形,灰白色,质密而干燥。其立体形状为锥体形,尖端指向脾门,底位于脾的表面(图2-4)。

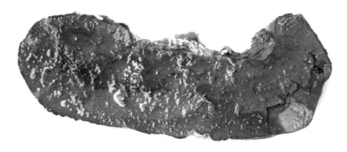

图2-4　凝固性坏死(脾梗死)

5. 肾干酪样坏死（caseous necrosis of kidney） 肾脏体积增大；切面：肾实质呈多灶性坏死，坏死物灰白至淡黄色，质松软、脆；坏死物经输尿管排出后会形成空洞（图2-5）。

6. 足干性坏疽（dry gangrene of foot） 标本为外科截除之肢体，足趾、足背、足底均坏死，皮肤呈黑褐色，坏死区干燥、皮肤皱缩，与正常组织分界明显（图2-6）。

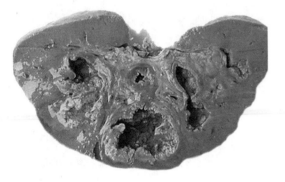 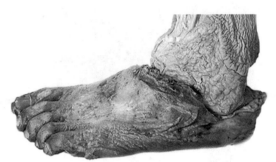

图 2-5 肾干酪样坏死　　　　　　　　　　图 2-6 足坏疽

7. 小肠湿性坏疽（moist gangrene of small intestine） 坏死小肠肿胀明显，呈污黑色，与健康肠管分界不清（图2-7）。

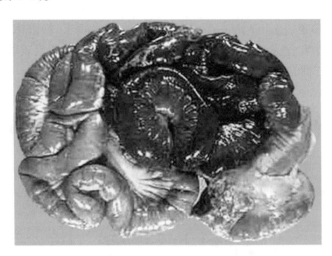

图 2-7 小肠湿性坏疽

（二）组织切片观察

1. 支气管黏膜鳞状上皮化生（squamous metaplasia of bronchus） 支气管黏膜部分假复层纤毛柱状上皮化生为鳞状上皮，支气管壁血管扩张充血，慢性炎细胞浸润（图2-8）。

2. 胃黏膜肠上皮化生（intestinal metaplasia of gastric epithelium） 胃黏膜腺体中出现大量的杯状细胞，腺体间有多量慢性炎细胞浸润（图2-9）。

3. 肝细胞水肿（hydropic degeneration of liver） 肝细胞体积增大，胞质内出现许多淡红色细颗粒，部分肝细胞肿胀如气球样（图2-10）。

4. 肾水变性（hydropic degeneration of kidney） 肾曲管上皮（主要是近曲小管上皮）细胞肿胀，管腔变窄，胞质内布满淡伊红色的细颗粒，部分胞质已破溃脱落入曲管腔内，细胞核的结构仍清晰（图2-11）。

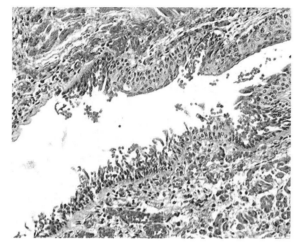

图 2-8　支气管黏膜鳞状上皮化生

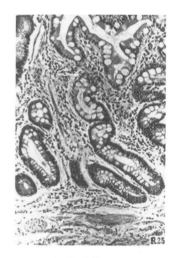

图 2-9　胃黏膜肠上皮化生

图 2-10　肝细胞水肿

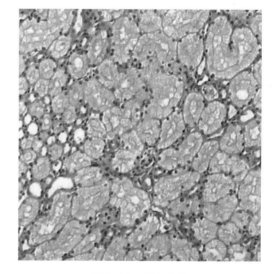

图 2-11　肾水变性

5. 肝脂肪变性（fatty degeneration of liver）　肝小叶结构存在,肝细胞胞质内出现多数圆形空泡,其边界清楚（该空泡为脂肪滴在制片过程中被有机溶剂溶去形成。如用冷冻切片,用脂溶性染料染色可使之着色）,空泡大小不等。空泡较大时核常被挤至一边。血窦明显受压。上述变化以小叶中央区为甚（图 2-12）。

6. 结缔组织透明变性（hyaline degeneration of connective tissue）　大量胶原纤维增粗互相融合,呈均匀一致的无结构的毛玻璃样结构,其中残存极少量纤维细胞（图 2-13）。

7. 干酪样坏死（caseous necrosis）　干酪样坏死组织镜下为无结构的红染颗粒状物质,不见原有组织结构残影（图 2-14）。

8. 肉芽组织（granulation tissue）　肉芽组织主要由成纤维细胞及新生毛细血管组成。浅表部分毛细血管,方向与表面垂直,组织结构疏松,其中有较多炎症细胞浸润,深部之肉芽组织排列渐趋紧密,细胞及毛细血管腔缩小、数量减少,胶原纤维增多（图 2-15）。

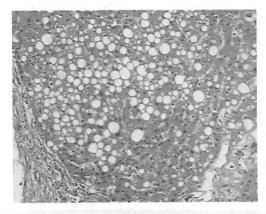

图 2-12 肝细胞脂肪变性

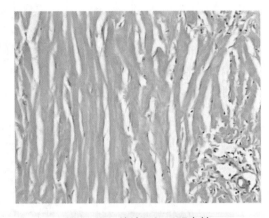

图 2-13 结缔组织透明变性

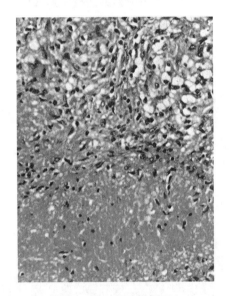

图 2-14 干酪样坏死

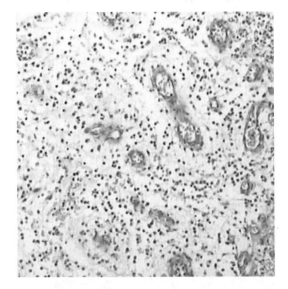

图 2-15 肉芽组织

四、实验作业

1. 描述脂肪肝、脾梗死、肾干酪样坏死、足坏疽、肝细胞水肿、脾细动脉透明变性的形态特征。
2. 绘出肝细胞脂肪变性或肉芽组织的镜下结构。

五、练习题

1. 举例说明肥大、增生的类型。
2. 描述肝脂肪变性的病理变化。
3. 简述玻璃样变性的病变特点、常见类型及对机体的影响。
4. 简述肉芽组织的结构特点及功能。
5. 举例说明坏死的类型及其病变特点。
6. 比较干性坏疽与湿性坏疽的区别。
7. 简述细胞再生能力分类并举例。

（王化修）

实验三 局部血液循环障碍

一、实验目的

1. 掌握肝、肺淤血的病变特点,了解其发生的机制。
2. 掌握混合血栓的形态特点,熟悉血栓的类型及可能引起的后果。
3. 掌握梗死的类型及形态特点,了解其原因和后果。
4. 熟悉栓塞的类型和对机体的影响,了解体循环静脉栓子运行的途径。

二、实验材料

(一)大体标本

脑出血、肺褐色硬化、槟榔肝、动脉血栓、静脉血栓、心房附壁血栓、心肌梗死、肺出血性梗死、小肠出血性梗死。

(二)组织切片

慢性肺淤血、慢性肝淤血、混合血栓、血栓机化与再通、肺梗死、肾梗死。

三、实验内容

大体标本	
脑出血	cerebral hemorrhage
肺褐色硬化	brown induration of lung
槟榔肝	nutmeg liver
动脉血栓	thrombus of artery
静脉血栓	thrombus of vein
心房附壁血栓	mural thrombus of atrium
心肌梗死	myocardial infarct
肺出血性梗死	hemorrhagic infarct of lung
小肠出血性梗死	hemorrhagic infarct of small intestine
组织切片	
慢性肺淤血	chronic lung congestion
慢性肝淤血	chronic hepatic congestion
混合血栓	mixed thrombus
血栓机化与再通	organization and recanalization of thrombus
肺梗死	infarction of lung
肾梗死	infarct of kidney

(一)大体标本观察

1. 脑出血(cerebral hemorrhage) 出血灶位于基底节和内囊;出血区脑组织完全被破坏,形成囊腔状,其内充满坏死组织和凝血块;试分析脑出血的原因及临床表现(图3-1)。

2. 肺褐色硬化(brown induration of lung) 肺体积增大,被膜紧张,暗红色;切面呈深褐色,常有血性液体;肺质地较实,原有细微海绵状疏松结构不明显(图3-2)。

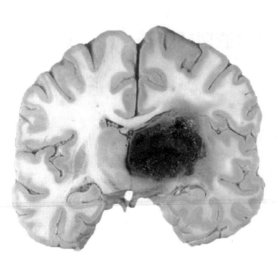

图 3-1 脑出血

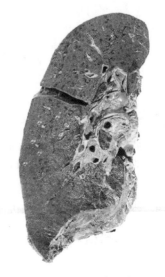

图 3-2 肺褐色硬化

3. 槟榔肝（nutmeg liver） 肝脏体积增大，被膜紧张，边缘钝圆，色紫红，表面光滑；切面呈灰黄色和暗红色相间之斑纹，形似中药槟榔故名为槟榔肝；暗红色区是肝小叶中心部淤血区，灰黄色区为肝小叶周围脂肪变性（图 3-3）。

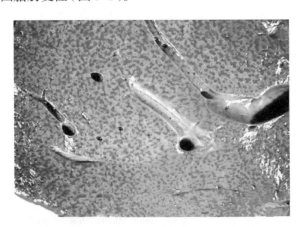

图 3-3 槟榔肝

4. 动脉血栓（thrombus of artery） 标本为一段冠状动脉，管腔表面见大量附壁血栓形成；血栓为灰白色，与管壁附着紧密，不易脱落（图 3-4）。

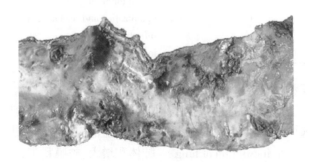

图 3-4 动脉血栓

5. 静脉血栓（thrombus of vein） 标本为剪开的髂静脉,血管内可见粗糙干燥圆柱状血栓,血栓与血管壁紧密黏附;部分区域仍可辨认灰白与褐色相间的条纹（图3-5）。

6. 心房附壁血栓（mural thrombus of atrium） 心房内见大量血栓形成,填满心房;血栓呈灰白色,与心壁黏附紧密（图3-6）。

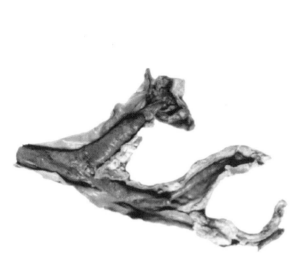

图 3-5　静脉血栓

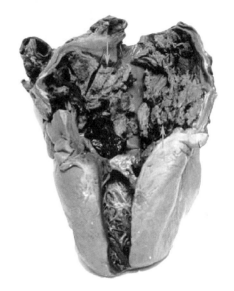

图 3-6　心房附壁血栓

7. 心肌梗死（myocardial infarct） 属贫血性梗死,梗死灶形态不规则,呈灰白色或灰黄色;梗死组织质地较硬、干燥;梗死灶周围可见充血、出血带（图3-7）。

8. 肺出血性梗死（hemorrhagic infarct of lung） 坏死灶位于右肺中叶下部;梗死灶略呈三角形,颜色暗红,边缘分界清楚;坏死灶切面颜色暗红,灶内肺组织出血坏死（图3-8）。

9. 小肠出血性梗死（hemorrhagic infarct of small intestine） 肠梗死灶呈节段性,暗红色,肠壁淤血、水肿和出血;其与周围健康肠管有何区别?推测其临床表现（图3-9）。

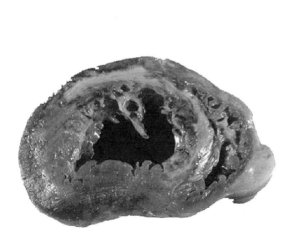

图 3-7　心肌梗死

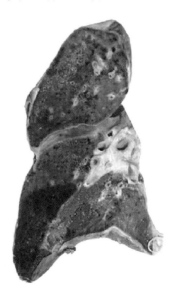

图 3-8　肺出血性梗死

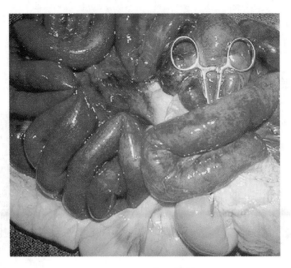

图 3-9 小肠出血性梗死

（二）组织切片观察

1. 慢性肺淤血（chronic lung congestion） 肺泡壁小静脉及毛细血管高度扩张淤血；部分肺泡腔内充满水肿液、红细胞、巨噬细胞和脱落肺泡上皮细胞；巨噬细胞吞噬大量红细胞后，形成含有含铁血黄素的心力衰竭细胞（图 3-10）。

2. 慢性肝淤血（chronic hepatic congestion） 肝小叶中央部明显淤血，肝窦高度扩张，充满红细胞；肝细胞萎缩、变性，甚至坏死消失；肝小叶周边部肝细胞脂肪变性，胞质出现大小不等的脂肪空泡（图 3-11）。

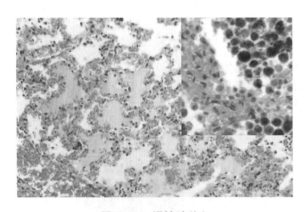

图 3-10 慢性肺淤血

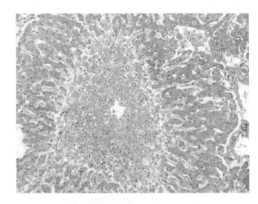

图 3-11 慢性肝淤血

3. 混合血栓（mixed thrombus） 血栓呈红、白相间状；白色区的血小板凝集成小梁状，小梁之间血液凝固，充满大量的纤维蛋白和红细胞，小梁边缘可见白细胞；红色区为凝集的血凝块（图 3-12）。

4. 血栓机化与再通（organization and recanalization of thrombus） 血管的腔已消失，内皮细胞、成纤维细胞从血管壁长入血栓，并取代血栓；其中部分机化区域形成腔隙，重建血管并有血流通过，管内可见红细胞（图 3-13）。

5. 肺梗死（infarct of lung） 梗死区内肺泡结构不清，肺泡上皮细胞核消失，只剩下一个模糊的轮廓，部分血管尚保存；所有的肺泡腔全被血细胞充满（图 3-14）。

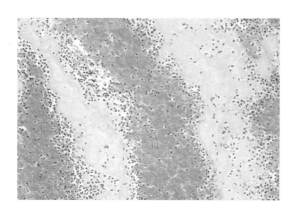

图 3-12　混合血栓

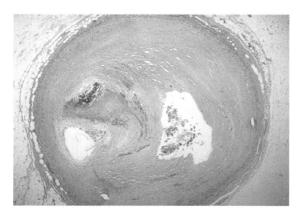

图 3-13　血栓机化与再通

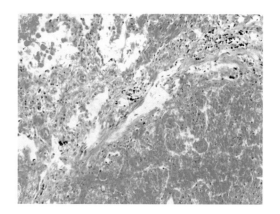

图 3-14　肺梗死

6. 肾梗死（infarct of kidney）　部分肾组织结构正常,坏死肾组织的一般结构轮廓仍能辨认,但细胞核已全部消失,胞质淡染,细胞器崩解;坏死组织周围毛细血管丛和间质血管扩张充血,伴有大量炎细胞浸润,这就构成了大体标本所见的充血出血带（图 3-15）。

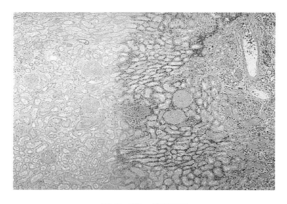

图 3-15　肾梗死

四、实验作业

1. 描述脑出血、慢性肺淤血、慢性肝淤血、血栓、血栓机化与再通、心肌梗死、肾梗死、肺出血性梗死和小肠出血性梗死的病理特征。

2. 请绘制肺淤血镜下的形态特点。

五、练习题

1. 用橡皮筋将一手指紧紧捆住,过 1~2min 后,观察手指末端的颜色、温度有何变化? 如何解释?

2. 混合血栓有哪些特点? 试说明镜下所见血栓的各层排列的具体形态结构。

3. 试述脑血栓形成、脑栓塞和脑梗死间有何关系及其异同点?

(张 忠)

实验四 炎 症

一、目的要求

1. 掌握炎症的基本病理变化及其转归结局。
2. 掌握炎症的常见类型及其主要病理特征。
3. 掌握各种炎症细胞的镜下特点。
4. 掌握炎性肉芽肿的概念、类型及病变特点。

二、实验材料

(一)大体标本

急性化脓性阑尾炎、化脓性脑膜炎、脑脓肿、绒毛心(纤维素性心包炎)、结肠息肉、慢性胆囊炎。

(二)组织切片

急性蜂窝织炎性阑尾炎、结核性肉芽肿、异物肉芽肿、纤维素性心包炎。

三、实验内容

大体标本	
急性化脓性阑尾炎	acute purulent appendicitis
化脓性脑膜炎	purulent meningitis
脑脓肿	abscess of brain
绒毛心(纤维素性心包炎)	corvillosum(fibrinous pericarditis)
慢性胆囊炎	chronic cholecystitis
结肠息肉	colon polyp

组织切片	
急性蜂窝织炎性阑尾炎	acute phlegmonous appendicitis
肺脓肿	abscess of lung
异物肉芽肿	foreign body granuloma
结核性肉芽肿	tuberculosis granuloma
纤维素性心包炎	fibrinous pericarditis

（一）大体标本观察

1. 急性化脓性阑尾炎（acute purulent appendicitis）（图 4-1）

（1）阑尾显著肿胀。

（2）浆膜面高度充血、灰黄色脓性渗出物覆盖。

（3）阑尾腔内充满脓液。

2. 化脓性脑膜炎（purulent meningitis）（图 4-2）

（1）脑蛛网膜下腔内充满灰黄色脓性渗出物。

（2）脓液较多处脑沟、脑回不明显，脑沟几乎被脓液填满。

（3）脓液较少处，因脓液积聚在脑沟而使脑沟增宽，脑回相对狭窄。

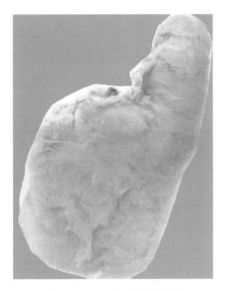

图 4-1 急性化脓性阑尾炎

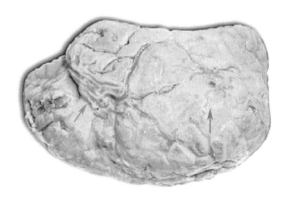

图 4-2 化脓性脑膜炎

3. 脑脓肿（abscess of brain）（图 4-3）

（1）脑断面见灰白色病灶，部分已机化，境界清楚。

（2）内见空腔，含少量黄色豆渣样内容物，其余内容物大部分已流失。

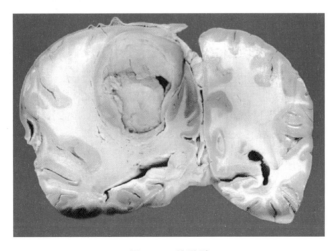

图 4-3 脑脓肿

4. 绒毛心（纤维素性心包炎）（corvillosum，fibrinous pericarditis）（图 4-4）

（1）成人心脏标本。

（2）心包明显增厚，变硬。

（3）心包脏层失去光泽，表面粗糙不平，被灰黄色绒毛状渗出物覆盖。

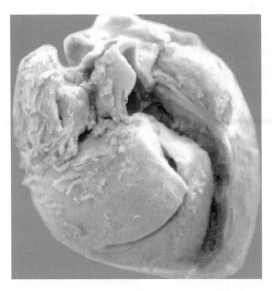

图 4-4　绒毛心

5. 结肠息肉（colon inflammatory polyp）（图 4-5）

（1）多发息肉，大小不等。

（2）底部带蒂，颜色灰红或暗红。

6. 慢性胆囊炎（chronic cholecystitis）（图 4-6）

（1）手术切除之胆囊，已被剪开。

（2）胆囊明显肿大。

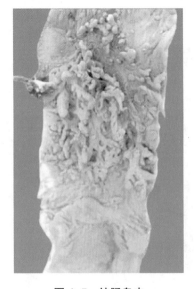

图 4-5　结肠息肉

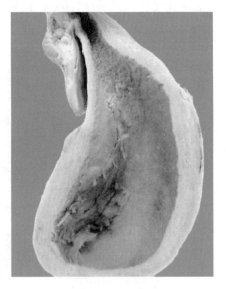

图 4-6　慢性胆囊炎

（3）黏膜萎缩、粗糙,正常黏膜皱襞消失。

（4）胆囊腔扩张。

（5）胆囊壁增厚。

（二）组织切片观察

1. 急性蜂窝织炎性阑尾炎（acute phlegmonous appendicitis）（图4-7）

（1）炎性病变由黏膜表浅层向深层扩延,直达肌层及浆膜层。

（2）阑尾壁各层见大量中性粒细胞弥漫浸润,伴炎性水肿及纤维素渗出。

（3）阑尾浆膜面见渗出的纤维素和中性粒细胞。

2. 肺脓肿（abscess of lung）（图4-8）

（1）肺组织内可见多个小脓肿。

（2）局部组织结构破坏,大量中性粒细胞浸润。

（3）中性粒细胞变性、坏死——脓细胞。

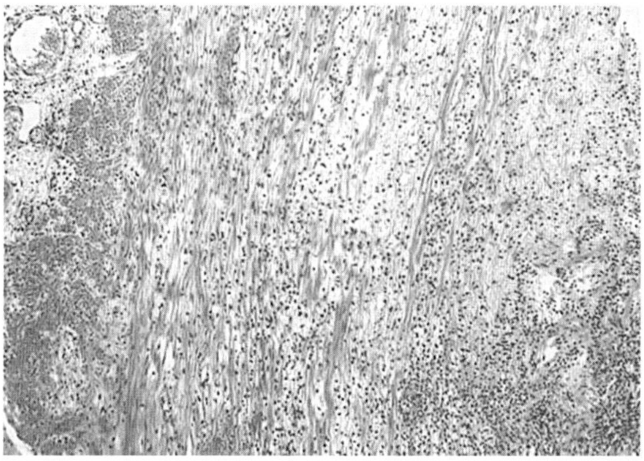

图4-7　急性蜂窝织性阑尾炎

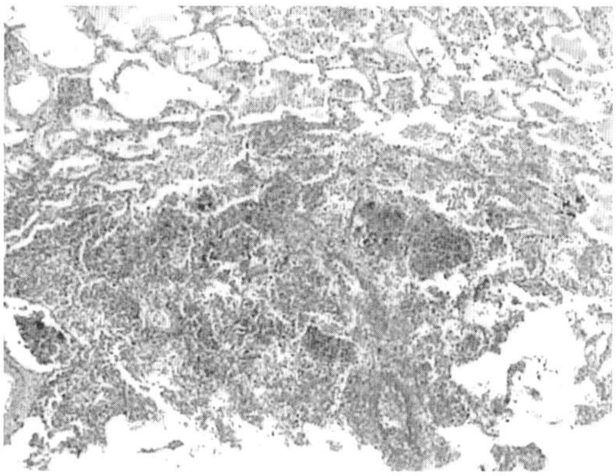

图4-8　肺脓肿

3. 异物肉芽肿（foreign body granuloma）（图4-9）

（1）病灶呈结节状。

（2）结节中见大量巨噬细胞及异物巨细胞。

（3）巨噬细胞及异物巨细胞包围异物,部分细胞质内可见被吞噬的异物。

4. 结核性肉芽肿（tuberculosis granuloma）（图4-10）

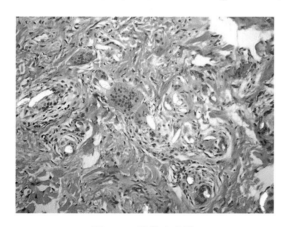

图4-9　异物肉芽肿

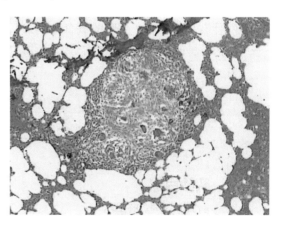

图4-10　结核性肉芽肿

（1）病灶呈结节状。

（2）结节中可见单核细胞、巨噬细胞转变成的上皮样细胞及朗汉斯巨细胞（Langhans giant cell）。

（3）结节周围有纤维母细胞及淋巴细胞。

（4）部分结节中心有干酪样坏死。

5. 纤维素性心包炎（fibrinous pericarditis）（图4-11）

（1）分清心壁的三层结构（心内膜、心肌及心外膜）。

（2）心外膜有大量渗出的纤维蛋白，呈条索状或片状。

（3）其间夹杂红细胞、中性粒细胞等。

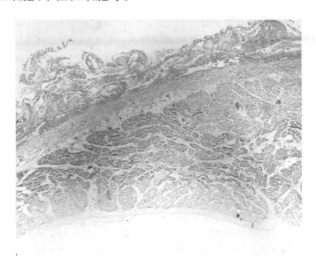

图4-11 纤维素性心包炎

四、实验作业

1. 描述急性蜂窝织炎性阑尾炎、肺脓肿、异物肉芽肿、结核性肉芽肿、慢性胆囊炎病理变化。
2. 绘出急性蜂窝织炎性阑尾炎的镜下结构。

五、练习题

1. 炎症的基本病变及其相互关系是怎样的？
2. 急性炎症的常见类型是哪些？举例说明它们的主要特点。
3. 什么是脓细胞？化脓的概念是什么？何谓脓肿？脓肿形成的过程及结局是什么？
4. 肉芽肿的概念是什么？它是如何形成的？有哪些类型？肉芽肿的基本病变特点有哪些？

（仇 容）

实验五 肿 瘤

一、实验目的

1. 掌握肿瘤的异型性。
2. 掌握良性与恶性肿瘤、癌与肉瘤的主要形态学区别。

3. 熟悉常见肿瘤的一般形态特点、生长方式和转移途径。

4. 掌握鳞状细胞癌、腺癌的组织学特征。

二、实验材料

（一）大体标本

乳头状瘤、乳腺纤维腺瘤、卵巢浆液性囊腺瘤、卵巢黏液性囊腺瘤、股骨骨肉瘤、阴茎癌、大肠癌、溃疡型胃癌、纤维瘤、脂肪瘤、子宫平滑肌瘤、平滑肌肉瘤、成骨肉瘤、软骨肉瘤、纤维肉瘤、畸胎瘤、恶性黑色素瘤。

（二）组织切片

皮肤乳头状瘤、乳腺纤维腺瘤、结肠息肉状腺瘤、高分化鳞状细胞癌、高分化肠腺癌、胃黏液腺癌、脂肪瘤、纤维瘤、纤维肉瘤、子宫平滑肌瘤、平滑肌肉瘤、成骨肉瘤、畸胎瘤、恶性黑色素瘤。

三、实验内容

大体标本	
皮肤乳头状瘤	cutaneous papilloma
乳腺纤维腺瘤	fibroadenoma of breast
卵巢黏液性囊腺瘤	ovarian mucious cystadenoma
腺癌	adenocarcinoma
溃疡型胃癌	ulcerative gastric carcinoma
纤维瘤	fibroid tumor
脂肪瘤	lipoma
子宫平滑肌瘤	leiomyoma uteri
股骨骨肉瘤	osteosarcoma of femur
纤维肉瘤	fibrosarcoma
畸胎瘤	teratoma
组织切片	
皮肤乳头状瘤	papillary epithelioma
结肠息肉状腺瘤	colonic polyform adenoma
乳腺纤维腺瘤	fibroadenoma of breast
脂肪瘤	lipoma
平滑肌瘤	leiomyoma
高分化鳞状细胞癌	well-differentiated squamous cell
肠腺癌	intestine adenocarcinoma
纤维肉瘤	fibrosarcoma
平滑肌肉瘤	leiomyosarcoma

（一）大体标本观察

1. 皮肤乳头状瘤（papillary epithelioma）　肿瘤向表面呈外生性生长，形成许多手指样或乳头状突起，并呈菜花状或绒毛状外观；肿瘤的根部常变成细蒂与正常组织相连（图 5-1）。

2. 卵巢黏液性囊腺瘤（ovarian mucious cystadenoma）　肿瘤呈多房性，囊壁光滑；肿瘤表面光滑，包膜完整，由多个大小不一的囊腔组成，腔内充满富于糖蛋白的黏稠液体（图 5-2）。

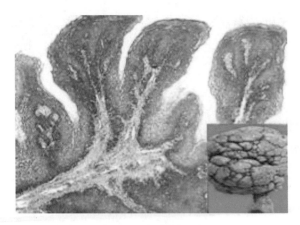

图 5-1　皮肤乳头状瘤

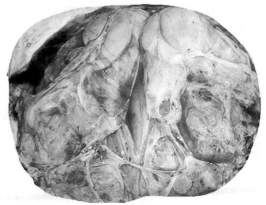

图 5-2　卵巢黏液性囊腺瘤

肿瘤表明光滑,包膜完整,由多个大小不一的囊腔组成,腔内充满富于糖蛋白的黏稠液体。

3. 腺癌(adenocarcinoma)(图 5-3)

(1)管状腺癌:较多见于胃、肠、甲状腺、胆囊、子宫体等处。

(2)乳头状腺癌:腺癌具有大量乳头状结构。

(3)实性癌:属低分化腺癌,恶性程度较高,多发生于乳腺。

(4)黏液癌:又称为胶样癌,常见于胃和大肠,癌组织呈灰白色,湿润,半透明如胶冻样。

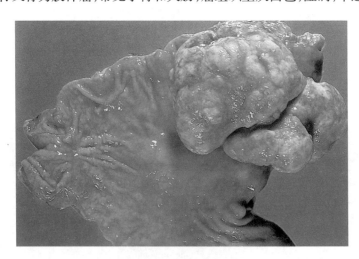

图 5-3　胃息肉状腺癌

从胃壁外生性生长的肿瘤呈息肉状,表面有糜烂和溃疡形成。

4. 溃疡型胃癌(ulcerative gastric carcinoma)　溃疡型胃癌的部分癌组织坏死脱落,形成溃疡。溃疡一般多呈皿状,有的边缘突起,如火山口状。从胃壁外生性生长的肿瘤呈息肉状,表面有糜烂和溃疡形成(图 5-4)。

5. 纤维瘤(fibroid tumor)　纤维瘤的外观呈结节状,与周围组织分界明显,有包膜;切面灰白色,可见编织状的条纹,质地硬韧;常见于四肢及躯干皮下(图 5-5)。

6. 脂肪瘤(lipoma)　脂肪瘤呈扁圆形或分叶状,有包膜;质地柔软,色淡黄,有正常脂肪组织的油腻感;常见于背、肩、颈及四肢近端的皮下组织(图 5-6)。

7. 子宫平滑肌瘤（leiomyoma uteri） 子宫平滑肌瘤是女性生殖系统最常见肿瘤；肿瘤表面光滑，界清，无包膜；切面灰白，质韧，编织状或旋涡状；有时可出现均质的透明、黏液变性或钙化；可单发或多发（图5-7）。

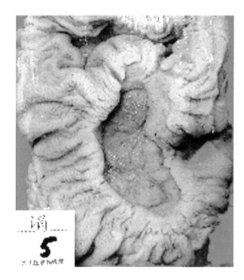

图5-4 溃疡型胃癌

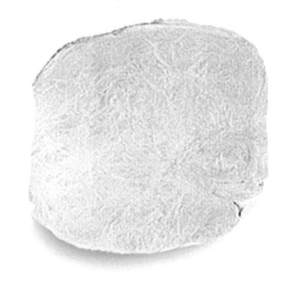

图5-5 纤维瘤

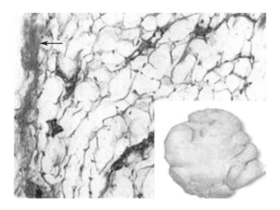

图5-6 脂肪瘤
箭头所指为包膜。

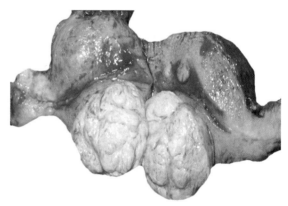

图5-7 多发性子宫平滑肌瘤

8. 骨肉瘤（osteosarcoma） 骨肉瘤是最常见的骨恶性肿瘤，多见于青少年；好发于四肢长骨干骺端；肿瘤破坏骨皮质，掀起其表面的骨外膜，肿瘤上下端的骨皮质和掀起的骨外膜之间形成三角形隆起，是由骨外膜产生的新生骨，构成X线检查所见的Codman三角；切面灰白色、鱼肉状，常见出血坏死（图5-8）。

9. 纤维肉瘤（fibrosarcoma） 好发于四肢皮下组织，呈浸润性生长；切面灰白色鱼肉状，常伴有出血、坏死（图5-9）。

10. 畸胎瘤（teratoma） 分为成熟畸胎瘤和不成熟畸胎瘤；成熟畸胎瘤多呈囊性，充满皮脂样物，囊壁上可见头节，表面附有毛发，可见牙齿（图5-10）。

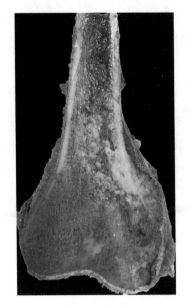

图 5-8 骨肉瘤

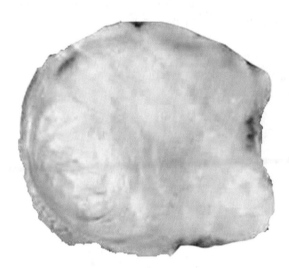

图 5-9 纤维肉瘤

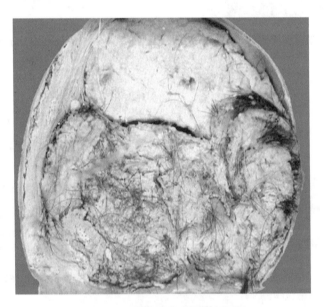

图 5-10 卵巢成熟畸胎瘤（囊性）
囊腔内充满毛发和黄色脂质。

（二）组织切片观察

1. 皮肤乳头状瘤（papillary epithelioma） 每一乳头由具有血管的分支状结缔组织间质构成其轴心；表面覆盖增生的鳞状上皮或移行上皮。

2. 结肠息肉状腺瘤（colonic polyform adenoma） 腺瘤的腺体与正常腺体排列结构不同（图 5-11）。

3. 乳腺纤维腺瘤（fibroadenoma of breast） 肿瘤主要由增生的纤维间质和腺体组成；腺体圆形或卵圆形，或被周围的纤维结缔组织挤压呈裂隙状（图 5-12）。

4. 脂肪瘤（lipoma） 肿瘤细胞由分化成熟的脂肪构成，呈大小不规则的分叶，均有不均等的纤维间隔;有薄的包膜。

5. 平滑肌瘤(leiomyoma) 瘤组织由形态比较一致的梭形平滑肌细胞构成;细胞排列呈束状,互相编织,核呈长杆状,两侧钝圆,同一束内的细胞核有时排列呈栅状(图5-13)。

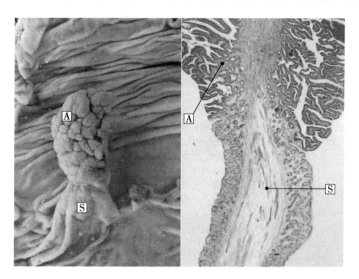

图 5-11 结肠息肉状腺瘤

A 为腺瘤,S 为蒂。

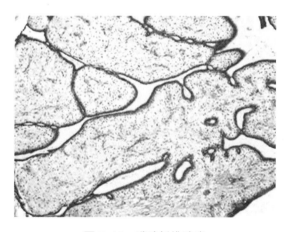

图 5-12 乳腺纤维腺瘤

由增生的腺体和间质组成。

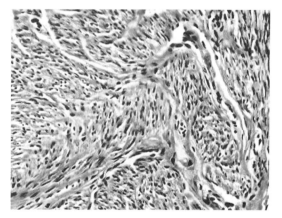

图 5-13 子宫平滑肌瘤

6. 高分化鳞状细胞癌(well-differentiated squamous cell) 癌细胞呈巢状分布,与间质界线清楚;高分化鳞癌的癌巢,细胞间可见细胞间桥,在癌巢中央可出现层状角化物,称为角化珠(图5-14)。

7. 肠腺癌(intestine adenocarcinoma) 癌细胞形成大小不等、形状不一、排列不规则的腺体或腺样结构;细胞常不规则地排列成多层,核大小不一,核分裂象多见(图5-15)。

8. 纤维肉瘤(fibrosarcoma) 高分化者,瘤细胞多呈梭形,异型性小,典型形态是异型的梭形细胞呈"鲱鱼骨"样排列(图5-16)。

9. 平滑肌肉瘤(leiomyosarcoma) 肉瘤细胞多呈梭形,核大异型,常出现病理性核分裂(图5-17)。

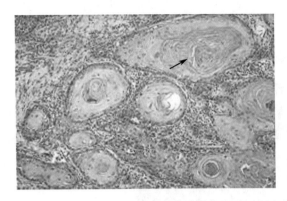

图 5-14　高分化鳞状细胞癌

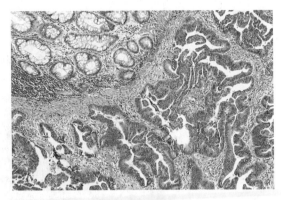

图 5-15　肠腺癌

结肠高分化腺癌。左上角可见正常黏膜。腺癌组织在黏膜下浸润性生长,癌细胞形成不规则的腺样结构。

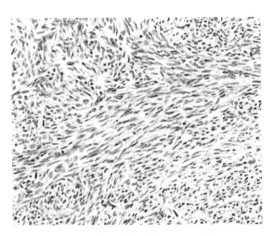

图 5-16　纤维肉瘤

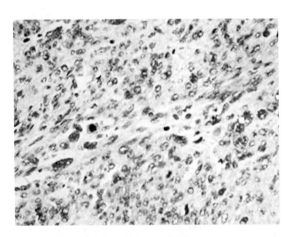

图 5-17　子宫平滑肌肉瘤

瘤细胞密集呈梭形或椭圆形,大小不等、形状不一,可见核分裂象。

四、实验作业

1. 描述皮肤乳头状瘤、乳腺纤维腺瘤、高分化肠腺癌、脂肪瘤、纤维肉瘤、子宫平滑肌瘤、平滑肌肉瘤、骨肉瘤、畸胎瘤、恶性黑色素瘤的形态特征。

2. 绘出鳞状细胞癌的镜下结构。

五、练习题

1. 什么是肿瘤的异型性?试述良恶性肿瘤异型性的主要区别。

2. 癌和肉瘤各自有何特点?

3. 肿瘤有哪几种生长方式?各自的特点及其临床联系(举例说明)是什么?

4. 简述鳞状细胞癌的好发部位及其形态特点。

（王旭光）

实验六 心血管系统疾病

一、目的要求

1. 掌握风湿病的基本病变。
2. 掌握风湿性心内膜炎的病变,熟悉心瓣膜病的病变及其影响。
3. 掌握动脉粥样硬化的病变特点,了解其可能引起的后果。
4. 掌握原发性高血压的基本病变、主要脏器的病变及其后果。
5. 熟悉急性、亚急性感染性心内膜炎的病变特点,了解其后果。

二、实验材料

(一)大体标本

风湿性心内膜炎、亚急性感染性心内膜炎、风湿性心瓣膜病、主动脉粥样硬化、心肌梗死、心肌肥厚、原发性高血压肾、脑出血。

(二)组织切片

风湿性心肌炎、亚急性感染性心内膜炎、原发性高血压肾、主动脉粥样硬化。

三、实验内容

大体标本	
风湿性心内膜炎	rheumatic endocarditis
亚急性感染性心内膜炎	subacute infective endocarditis
风湿性心瓣膜病	rheumatic valvular vitium of heart
主动脉粥样硬化	atherosclerosis of aorta
心肌梗死	myocardial infarction
心肌肥厚	cardiac hypertrophy
原发性高血压肾	kidney of primary hypertension
脑出血	cerebral hemorrhage
组织切片	
风湿性心肌炎	rheumatic myocarditis
亚急性感染性心内膜炎	subacute infective endocarditis
原发性高血压肾	kidney of primary hypertension
主动脉粥样硬化	atherosclerosis of aorta

（一）大体标本观察

1. 风湿性心内膜炎（图6-1）

（1）二尖瓣最常受累,其次为二尖瓣和主动脉瓣同时受累。

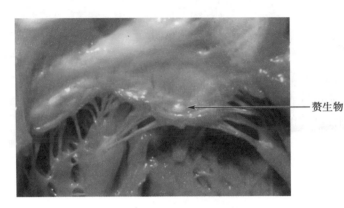

图6-1 风湿性心内膜炎
二尖瓣闭锁缘可见细小赘生物。

（2）病变瓣膜表面,尤以瓣膜闭锁缘上形成单行排列、直径为1~2mm的疣状赘生物。

2. 亚急性感染性心内膜炎（图6-2）

（1）病变瓣膜上形成赘生物,赘生物呈息肉状或菜花状,质松脆,易破碎、脱落。

（2）受累瓣膜易变形,发生溃疡和穿孔。

3. 风湿性心瓣膜病（图6-3）

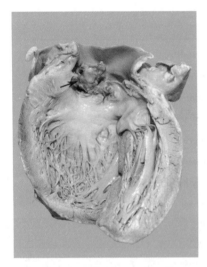

图6-2 细菌性心内膜炎
主动脉瓣上可见体积较大的鸡冠状赘生物。

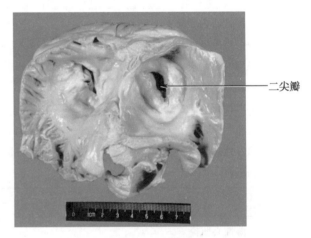

图6-3 心瓣膜病
二尖瓣呈鱼口状狭窄。

（1）最常侵犯二尖瓣,其次为二尖瓣和主动脉瓣同时受累。

（2）瓣膜口狭窄:相邻瓣膜互相粘连、瓣膜增厚,弹性减弱,或瓣膜环硬化等。

4. 主动脉粥样硬化（图6-4）

（1）内膜面可见灰黄色斑块既向内膜表面隆起又向深部压迫中膜。

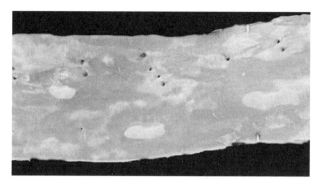

图 6-4　主动脉粥样硬化
内膜表面见散在隆起的淡黄色或瓷白色斑块。

（2）斑块的管腔面为白色质硬组织,深部为黄色或黄白色质软的粥样物质。

5. 心肌梗死（图 6-5）

（1）心内膜下心肌梗死:病变主要累及心室壁内层 1/3 的心肌,并波及肉柱和乳头肌,常表现为多发性、小灶性坏死,直径 0.5~1.5cm,病变常不规则地分布于左心室四周,严重时病灶可扩大融合。

（2）透壁性心肌梗死:梗死部位与闭塞的冠状动脉供血区一致,病灶较大,最大直径在 2.5cm 以上。

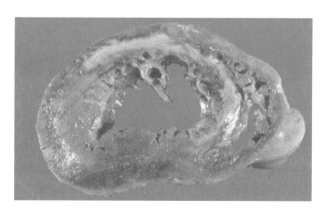

图 6-5　心肌梗死
左心室前壁及室间隔前 2/3 的梗死区被灰白色瘢痕组织代替。

6. 心肌肥厚　心脏重量增加,可达 400g 以上或者更重,左心室壁增厚,可达 1.5~2.0cm。左心室乳头肌和肉柱明显增粗,心腔不扩张,相对缩小,称为向心性肥大（图 6-6）。晚期左心室代偿失调,心肌收缩力降低时,逐渐出现心腔扩张,称为离心性肥大。

7. 原发性高血压肾（图 6-7）

（1）肾脏缩小,质地变硬,肾表面凹凸不平,呈细颗粒状。

（2）切面皮质变薄,皮髓质界线模糊,肾盂和肾周围组织增多。

8. 脑出血（图 6-8）

（1）多见于基底节区域。

（2）出血区脑组织完全被破坏,形成囊腔状,其内充满坏死的脑组织和血凝块。

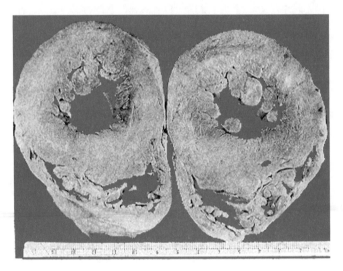

图 6-6　高血压病左心室向心性肥大
心脏横切面示左心室壁增厚,乳头肌显著增厚,心腔相对较小。

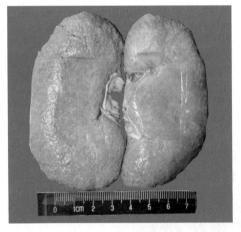

图 6-7　颗粒性固缩肾
双侧肾对称性缩小,质地变硬,
肾表面凹凸不平,呈细颗粒状。

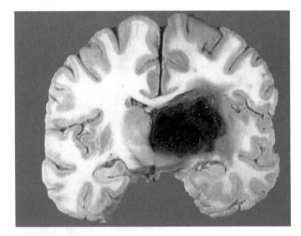

图 6-8　脑出血
内囊、基底节区脑组织被血凝块代替。

(二)组织切片观察

1. 风湿性心肌炎(图 6-9)

(1)病变主要累及心肌间质结缔组织,表现为灶性间质性心肌炎、间质水肿,在间质血管附近可见 Aschoff 小体和少量淋巴细胞浸润。

(2)病变反复发作,Aschoff 小体机化形成梭形小瘢痕。

2. 亚急性感染性心内膜炎　疣状赘生物由血小板、纤维蛋白、细菌菌落、坏死组织、中性粒细胞组成,溃疡底部可见肉芽组织增生、淋巴细胞和单核细胞浸润(图 6-10)。

3. 原发性高血压肾

(1)肾入球动脉玻璃样变,肌型小动脉硬化,管壁增厚,管腔狭窄(图 6-11)。

(2)病变区肾小球缺血,发生纤维化、硬化或玻璃样变,相应肾小管萎缩。

(3)间质纤维组织增生,淋巴细胞浸润。

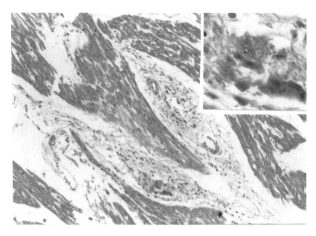

图 6-9 风湿性心肌炎

心肌间质血管旁可见聚集的风湿细胞形成的风湿小体,间质水肿。

风湿细胞核大,核膜清晰。染色体聚集于核中央(图右上)。

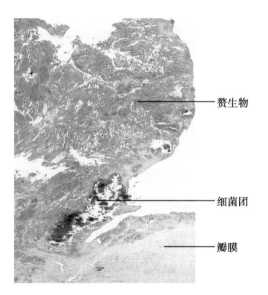

——赘生物

——细菌团

——瓣膜

图 6-10 亚急性感染性心内膜炎

赘生物由血小板、纤维素、坏死组织、
炎细胞、细菌团组成。

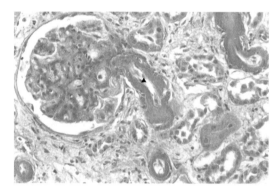

图 6-11 高血压病肾入球小动脉玻璃样变

▲肾入球小动脉管壁增厚呈红色均质状,
管腔狭窄。

4. 主动脉粥样硬化(图 6-12)

(1)好发于主动脉的后壁及其分支开口处。

(2)病变表层为纤维帽,其下可见散在的泡沫细胞,深层为一些坏死组织、沉积的脂质和胆固醇结晶裂隙。

四、实验作业

1. 描述风湿性心内膜炎、亚急性感染性心内膜炎、风湿性心瓣膜病、主动脉粥样硬化、心肌梗死、心肌肥厚、肾脏(固缩肾)、脑出血形态特征。

2. 绘出动脉粥样硬化的镜下结构。

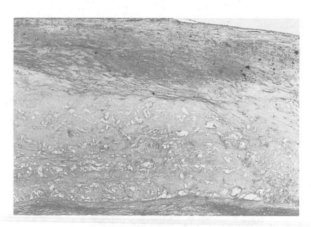

图 6-12 动脉粥样硬化

表面为纤维帽,其下可见散在的泡沫细胞,深层为一些
坏死物质、脂质和胆固醇结晶裂隙。

五、练习题

1. 简述动脉粥样硬化的分期及各期主要病变特点。
2. 简述原发性高血压的主要病变。
3. 简述原发性高血压各脏器的主要改变及其后果。
4. 简述风湿病的基本病变。
5. 试述动脉粥样硬化和原发性高血压脑、肾病变的主要区别。
6. 试比较风湿性心内膜炎与感染性心内膜炎的不同。

（丁凤云）

实验七　呼吸系统疾病

一、目的要求

1. 掌握慢性支气管炎、肺气肿、肺心病的病变特点及其相互间的关系,能用病理变化解释临床表现。
2. 掌握大、小叶性肺炎的病变特点,区别两种肺炎的异同,能用病理变化解释临床表现。
3. 熟悉支气管扩张症、肺硅沉着病、肺癌、鼻咽癌的病变特点。

二、实验材料

（一）大体标本

支气管扩张症、肺气肿、大叶性肺炎、小叶性肺炎、肺硅沉着病、慢性肺源性心脏病、肺癌、鼻咽癌。

（二）组织切片

慢性支气管炎、肺气肿、大叶性肺炎、小叶性肺炎、间质性肺炎、肺硅沉着病、肺癌。

三、实验内容

大体标本	
支气管扩张症	bronchiectasis
肺气肿	pulmonary emphysema
大叶性肺炎	lobar pneumonia
小叶性肺炎	lobular pneumonia
肺硅沉着病	silicosis
慢性肺源性心脏病	chronic cor pulmonale
肺癌	carcinoma of lung
鼻咽癌	nasopharyngeal carcinoma
组织切片	
慢性支气管炎	chronic bronchitis
肺气肿	pulmonary emphysema
大叶性肺炎	lobar pneumonia
小叶性肺炎	lobular pneumonia
间质性肺炎	interstitial pneumonia
肺硅沉着病	silicosis
肺癌	carcinoma of lung

（一）大体标本观察

1. 支气管扩张症

（1）病变支气管呈管状及囊状扩张,可单发或多发,扩张的管腔内含有黏液脓性渗出物。

（2）支气管黏膜因管壁平滑肌萎缩、破坏,周围肺组织呈程度不等的萎陷、纤维化和肺气肿（图7-1）。

（3）慢性支气管炎特征性临床表现是什么？为什么？

2. 肺气肿

（1）病变肺显著膨大,颜色苍白,边缘钝圆,质地软,弹性减退,指压后留痕。

（2）切面呈蜂窝状,胸膜下可见大小不等的囊腔,近胸膜处偶可见肺大疱形成（图7-2）。

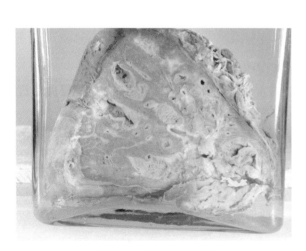

图 7-1 支气管扩张症

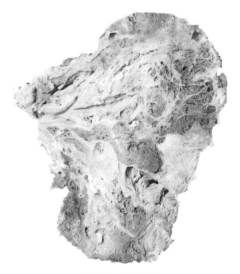

图 7-2 肺气肿

（3）肺气肿的主要发生机制是什么？

3. 大叶性肺炎

（1）病变肺叶体积增大，重量增加，颜色灰白，干燥，质实如肝。

（2）切面呈细颗粒状，胸膜表面有少许纤维素渗出物（图7-3）。

（3）该病人属于大叶性肺炎的哪一期病变？为什么？

4. 小叶性肺炎（图7-4）

（1）病变肺切面均可见许多散在分布的实变病灶，呈灰黄色。

（2）病灶大小在1cm左右，以下叶及背侧叶为多。

（3）观察大体标本，试判断该病人是否形成融合性支气管肺炎？

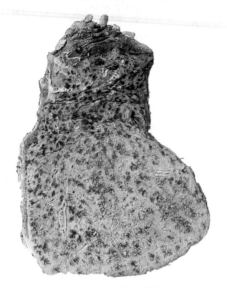

图7-3 大叶性肺炎

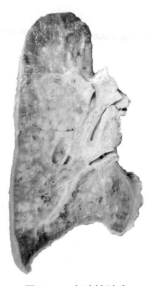

图7-4 小叶性肺炎

5. 肺硅沉着病

（1）肺体积缩小，肺内见多个硅结节，直径在2~5mm，呈圆形或椭圆形，质硬，有砂样感，硅结节融合成团块状或形成空洞（图7-5）。

（2）周围肺组织广泛纤维化，胸膜也弥漫性纤维化。

（3）肺硅沉着病最常见的并发症有哪些？

6. 慢性肺源性心脏病

（1）心脏体积明显增大，肺动脉圆锥显著膨隆，心尖钝圆。

（2）右心室明显肥厚，后期右心室腔扩张。通常以肺动脉瓣下2cm处右心室壁厚度超过0.5cm（正常为0.3~0.4cm）作为诊断肺心病的病理学标准（图7-6）。

（3）引起慢性肺源性心脏病的常见原因有哪些？

7. 肺癌

（1）中央型：肺门部可见灰白色巨大肿块，周围可有卫星灶，破坏支气管壁并向周围肺组织浸润，有的区域癌组织向管腔内生长，使支气管腔狭窄或阻塞（图7-7）。该肿瘤常起源于何种细胞？

（2）周围型：肿瘤位于肺叶的近周边区域，呈球形或不规则形结节，直径2~8cm。边界较清楚，但无包膜，可侵犯胸膜（图7-8）。

（3）肺癌的大体类型有哪些？

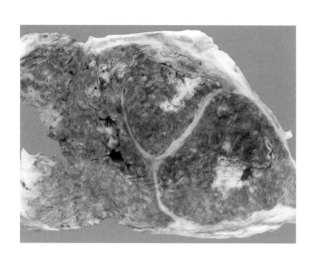

图 7-5 肺硅沉着病

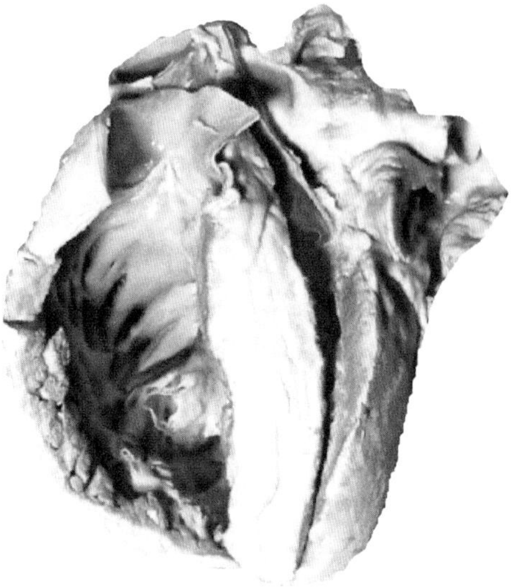

图 7-6 慢性肺源性心脏病

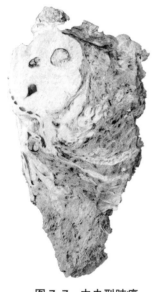

图 7-7 中央型肺癌

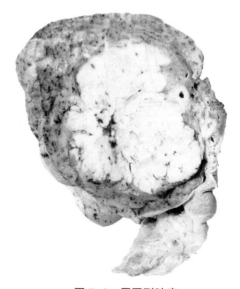

图 7-8 周围型肺癌

8. 鼻咽癌

（1）鼻咽部正中矢状面,肿瘤呈结节状占据整个鼻咽部,边缘界线不清。

（2）肿瘤侵犯颅骨,其中央可见坏死并形成溃疡（图 7-9）。

（3）鼻咽癌最常好发于哪个部位?

（二）组织切片观察

1. 慢性支气管炎（图 7-10）

（1）低倍镜下见支气管管壁增厚,管腔内可见大量渗出物。

（2）支气管壁充血、水肿,黏膜上皮的纤毛粘连、变性、坏死、脱落,杯状细胞增生,伴鳞状上皮化生,固有层黏液腺增生肥大,浆液腺泡发生黏液化生,淋巴细胞和浆细胞浸润;平滑肌束可断裂、萎缩;软骨可萎缩、变性、钙化,甚至骨化。

（3）慢性支气管炎咳嗽、咳痰的病理基础是什么?

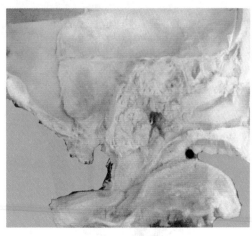

图 7-9　鼻咽癌

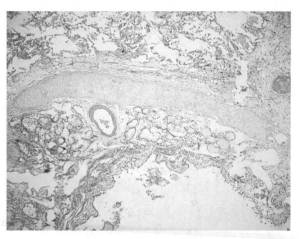

图 7-10　慢性支气管炎

2. 肺气肿（图 7-11）

（1）低倍镜下见肺组织基本结构尚存，末梢肺组织膨胀，肺泡扩张。

（2）肺间隔变窄、断裂，毛细血管较少，相邻肺泡融合成肺大疱，形成较大囊腔，细小支气管可有慢性炎症改变。

（3）肺泡性肺气肿按部位和范围可分为哪几型？

3. 大叶性肺炎（图 7-12）

（1）低倍镜下见多数肺泡腔内充满渗出物。

（2）肺泡腔内可见大量纤维蛋白网，网眼中充满大量中性粒细胞。肺间隔变窄，其间毛细血管受压呈贫血状。

（3）根据镜下所见，此期病人可有哪些临床表现？

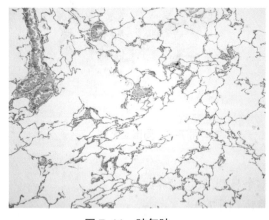

图 7-11　肺气肿

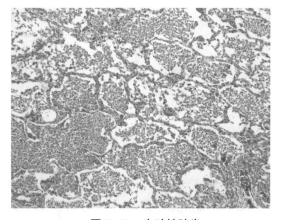

图 7-12　大叶性肺炎

4. 小叶性肺炎（图 7-13）

（1）低倍镜下见病变以细支气管为中心，累及周围所属肺泡，呈多发性灶状分布。

（2）细支气管管壁及肺间隔明显充血、水肿，黏膜上皮部分坏死脱落，支气管腔内及肺泡腔内可见大量中性粒细胞、巨噬细胞等渗出，病灶周边肺泡腔呈代偿性肺气肿。

（3）镜下观察时，小叶性肺炎与大叶性肺炎的肺泡有何不同？

5. 间质性肺炎（图 7-14）

（1）低倍镜下见肺间隔明显增宽，部分肺泡腔内可见少量渗出物。

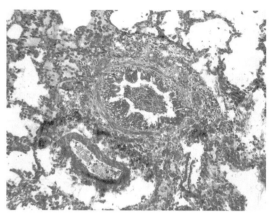

图 7-13 小叶性肺炎

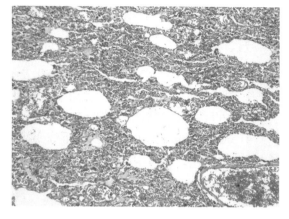

图 7-14 间质性肺炎

（2）肺间隔毛细血管扩张、充血,其间可见大量淋巴细胞、巨噬细胞等炎细胞浸润及纤维细胞增生,部分肺泡腔内见少量浆液、炎细胞浸润。

（3）根据镜下所见,该病人可能的病因是什么?

6. 肺硅沉着病

（1）低倍镜下见肺组织结构破坏,可见弥漫性纤维组织增生及硅结节形成（图 7-15）。

（2）硅结节由大量胶原纤维组成,胶原纤维呈同心圆状或旋涡状排列,似"洋葱皮"样结构,部分发生玻璃样变,结节周围可见小血管内膜增厚及炎细胞浸润,周围肺组织可见不同程度的肺气肿。

（3）肺硅沉着病的特征性病变是什么?

7. 肺癌（鳞状细胞癌）（图 7-16）

（1）低倍镜可见癌细胞呈巢状排列,实质与间质分界较清。

（2）癌细胞异型性明显,可见病理性核分裂象,癌巢中可见角化珠。

（3）肺癌常见组织类型有哪些,预后如何?

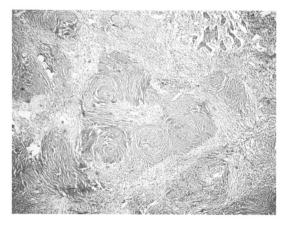

图 7-15 肺硅沉着病及硅结节

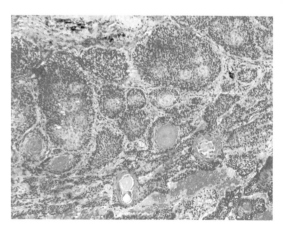

图 7-16 肺鳞状细胞癌

四、实验作业

1. 描述肺气肿、大叶性肺炎、小叶性肺炎、肺癌的形态特征。

2. 绘出大叶性肺炎灰色肝样变期的镜下结构。

五、练习题

1. 试述慢性支气管炎的基本病理变化及临床病理联系。
2. 试述慢性支气管炎与支气管扩张、肺气肿和慢性肺源性心脏病之间的病变联系与区别。
3. 大叶性肺炎与小叶性肺炎各自有何病变特点？临床上如何鉴别？
4. 试述肺硅沉着病的肉眼及镜下病变特点。
5. 简述肺癌常见的组织学类型及扩散途径。

（鲜于丽）

实验八　消化系统疾病

一、目的要求

1. 掌握溃疡病的好发部位、形态特点、结局及合并症。
2. 掌握病毒性肝炎的基本病变特点；熟悉各类型病毒性肝炎的病变和临床病理联系。
3. 掌握门脉性肝硬化的病变特点和临床病理联系；了解各型肝硬化肉眼形态的不同点。
4. 熟悉慢性浅表性胃炎及慢性萎缩性胃炎的病变特点和分级。
5. 熟悉原发性肝癌、食管癌、胃癌及大肠癌的形态特点；了解其组织学类型和临床表现。

二、实验材料

（一）大体标本

胃溃疡、急性重症型病毒性肝炎、亚急性重症型病毒性肝炎、门脉性肝硬化、坏死后性肝硬化、胆汁性肝硬化、食管癌、胃癌、大肠癌、原发性肝癌。

（二）组织切片

慢性萎缩性胃炎、胃溃疡、门脉性肝硬化、胃癌、急性普通型病毒性肝炎、原发性肝细胞癌、亚急性重症型病毒性肝炎。

三、实验内容

大体标本	
胃溃疡	gastric ulcer
急性重症型病毒性肝炎	acute severe viral hepatitis
亚急性重症型病毒性肝炎	subacute severe viral hepatitis
门脉性肝硬化	portal cirrhosis
坏死后性肝硬化	postnecrotic cirrhosis
胆汁性肝硬化	biliary cirrhosis
食管癌	esophageal carcinoma
胃癌	gastric carcinoma
大肠癌	carcinoma of large intestine
原发性肝癌	primary carcinoma of liver

组织切片	
慢性萎缩性胃炎	chronic atrophic gastritis
胃溃疡	gastric ulcer
门脉性肝硬化	portal cirrhosis
胃癌	gastric carcinoma
急性普通型病毒性肝炎	acute general viral hepatitis
亚急性重症型病毒性肝炎	subacute severe viral hepatitis primary
原发性肝细胞癌	hepatocellular carcinoma

（一）大体标本观察

1. 胃溃疡（chronic gastric ulcer）（图 8-1）

（1）胃小弯近幽门处黏膜面有一个圆形或椭圆形溃疡病灶,直径在 2.0cm 以内。

（2）溃疡边缘整齐,状如刀切。沿小弯切开溃疡,则溃疡似漏斗状,贲门端呈潜行,幽门端呈阶梯状（为什么?）。

（3）溃疡较深,底部平坦、干净。

（4）周围黏膜皱襞自溃疡向四周呈放射状排列。

（5）溃疡处的浆膜面有灰白色条纹状瘢痕。

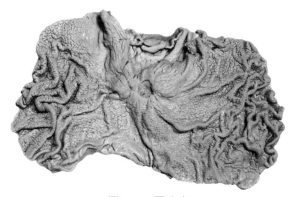

图 8-1 胃溃疡

2. 急性重型病毒性肝炎（acute severe viral hepatitis）（图 8-2）

（1）肝脏体积明显缩小,尤以左叶为甚,一般减至 600~800g（正常 1 500g 左右）。

（2）边缘变锐,质地柔软,被膜皱缩。

（3）表面及切面呈黄色或红褐色（又称红色或黄色肝萎缩）,无光泽。

（4）结合光镜所见,推测临床有何表现。

3. 亚急性重型病毒性肝炎（subacute severe viral hepatitis）（图 8-3）

（1）肝脏体积不同程度缩小,被膜皱缩。

（2）切面呈黄绿色（胆汁淤积）,并可见许多散在增生的灰白色肝细胞结节,结节周围有增生的纤维结缔组织。

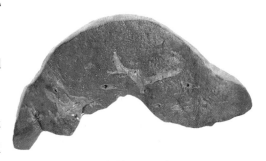

图 8-2 急性重型病毒性肝炎

4. 门脉性肝硬化（portal cirrhosis）（图8-4）

（1）肝脏体积缩小，质地稍硬。

（2）表面和切面呈小结节状，结节大小比较一致，直径小于0.5cm，最大不超过1.0cm。结节一般呈灰白色，少数显黄褐色（脂肪变性）或黄绿色（淤胆）。

（3）结节周围有灰白色纤维组织包绕，纤维间隔较窄，宽窄比较一致。

（4）分析门脉性肝硬化的病因、发病机制及临床病理联系。

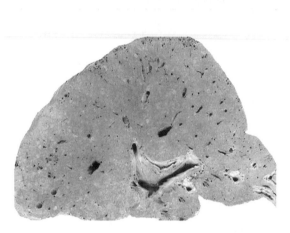

图8-3 亚急性重型病毒性肝炎

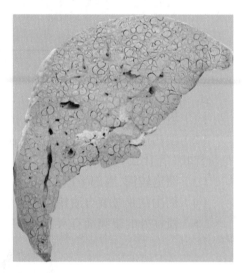

图8-4 门脉性肝硬化

5. 坏死后性肝硬化（postnecrotic cirrhosis）

（1）肝脏体积缩小，质地变硬。

（2）表面及切面布满大小不等的结节（为什么？），结节直径多在0.5~1.0cm以上，最大结节直径可达6cm。结节呈黄绿色或黄褐色。

（3）结节由较宽大的纤维组织包绕，纤维间隔宽窄不一。

6. 胆汁性肝硬化（biliary cirrhosis）

（1）肝脏体积常增大。

（2）表面平滑或呈细颗粒状，质地中等。

（3）表面及切面常被胆汁染成绿色或绿褐色。

（4）结节间纤维间隔较细。

（5）比较各型肝硬化的肉眼形态特点。

7. 食管癌（esophageal carcinoma）（中、晚期）（图8-5）

（1）髓质型：食管壁均匀增厚，管腔变窄；切面癌组织呈灰白色质地较软似脑髓，表面可有浅表溃疡形成。

（2）蕈伞型：肿瘤为卵圆形扁平肿块，如蘑菇状突入食管腔内。

（3）溃疡型：肿瘤溃疡形成，溃疡外形不整，边缘隆起，底部凹凸不平，深达肌层。

（4）缩窄型：①癌组织沿食管壁内浸润生长，常累及食管全周，形成明显的环形狭窄，黏膜皱襞消失；②近端食管腔显著扩张；③病变处食管壁增厚变硬，癌组织与周围组织分界不清。

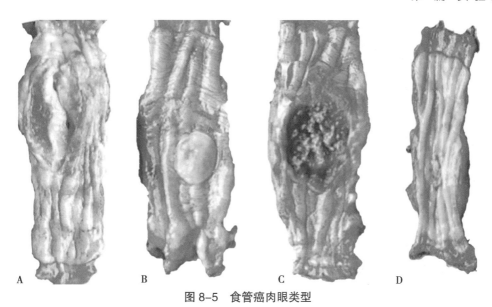

图 8-5 食管癌肉眼类型

8. 胃癌（gastric carcinoma）（进展期）

（1）息肉型或蕈伞型：癌组织向黏膜表面呈息肉状或蕈伞状突入胃腔内。癌组织呈灰白色，质脆（图 8-6）。

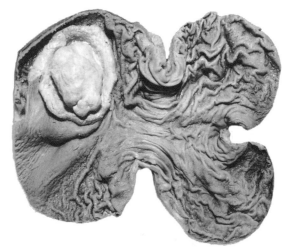

图 8-6 蕈伞型胃癌

（2）溃疡型：①胃黏膜面有一个大溃疡（直径常大于 2.0cm）；②溃疡外形不规则或呈皿状、火山口状；③边缘隆起，底部凹凸不平，有出血及坏死（图 8-7）。试比较良、恶性溃疡的肉眼形态特点。

（3）浸润型：①癌组织向胃壁内局限或弥漫浸润性生长，与周围正常组织无明显分界；②胃壁增厚、变硬；③当弥漫浸润时，胃腔变小，黏膜皱襞大部分消失，胃壁增厚、变硬，胃的形状似皮革制成的囊袋，称革囊胃（linitis plastica）（图 8-8）。

9. 大肠癌（carcinoma of large intestine）

（1）隆起型：肿瘤向肠腔内突出，呈菜花状或息肉状，灰白，质脆，可有出血、坏死。

（2）溃疡型：①肿瘤表面有明显溃疡形成，外观似火山口状，中央有坏死；②边缘呈围堤状隆起，与周围组织分界不清。

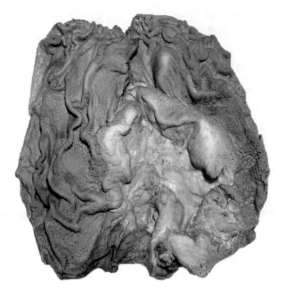

图 8-7 溃疡型胃癌图

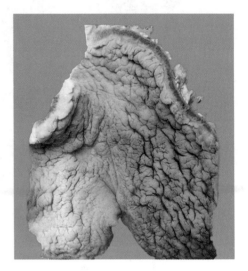

图 8-8 浸润型胃癌

（3）浸润型：①肿瘤向肠壁弥漫浸润性生长，常累及肠管全周，使局部增厚。②肿瘤伴纤维组织增生，使肠管周径缩小，形成环状狭窄。

（4）胶样型：①肿瘤组织沿肠壁浸润性生长，并向肠腔内突出；②肿瘤外观及切面呈灰白、半透明、胶冻状。

10. 原发性肝癌（primary carcinoma of liver）

（1）巨块型：①肿瘤为圆形实体巨块，似小儿头大小；②瘤组织质软、脆，常有出血坏死；③瘤体周边常有多个散在的小卫星状瘤结节。

（2）多结节型：①瘤结节有多个，散在分布，呈圆形或椭圆形，大小不一，有的可融合成较大的瘤结节；②被膜下的瘤结节向表面隆起，切面呈褐绿色，有时可见出血。

（3）弥漫型：癌组织在肝内呈弥漫性分布，无明显结节形成，常伴有肝硬化（图 8-9）。

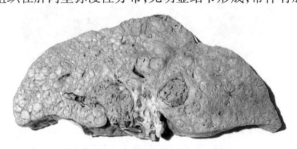

图 8-9 原发性肝癌（弥漫型）

（二）组织切片观察

1. 慢性萎缩性胃炎（chronic atrophic gastritis）（图 8-10）

（1）病变区胃黏膜萎缩变薄，黏膜固有腺萎缩消失（超过三分之二），即腺体数目减少，腺腔变小并可有囊状扩张。

（2）胃黏膜上皮有明显的肠上皮化生。

（3）固有层有不同程度的淋巴细胞和浆细胞浸润，有淋巴滤泡形成。

（4）诊断萎缩性胃炎的标准是什么？萎缩性胃炎怎样分级？

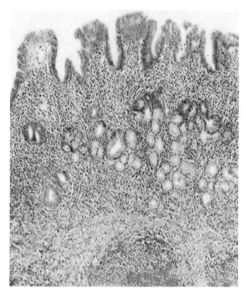

图 8-10 慢性萎缩性胃炎

2. 胃溃疡（gastric ulcer）（图 8-11）

（1）切片中央有一斜置漏斗形缺损即为溃疡,两侧为正常胃组织。

（2）溃疡底部从上至下由四层结构组成

1）炎性渗出层:主要由浅红色的纤维素网及中性粒细胞组成。

2）坏死层:为深红色、颗粒状无结构的坏死物质。

3）肉芽组织层:为大量新生的毛细血管和成纤维细胞组成的幼稚结缔组织,其间有不等量的炎细胞浸润。

4）瘢痕层:由大量致密的纤维结缔组织组成,可发生玻璃样变性,其内可见小动脉壁内膜增厚、管腔狭窄或血栓形成。

（3）溃疡边缘胃黏膜有何病变?

3. 急性普通型病毒性肝炎（acute general viral hepatitis）（图 8-12）

（1）肝细胞广泛变性,以胞质疏松化和气球样变为主。

（2）坏死轻微,肝小叶内可见散在的点状坏死。

（3）部分肝细胞有嗜酸性变,有时可见嗜酸性小体及毛细胆管腔中胆栓形成。

（4）门管区及肝小叶内点状坏死处可有炎性细胞浸润。

（5）根据镜下所见,此型肝炎病人可有哪些临床表现?

4. 门脉性肝硬化（portal cirrhosis）（图 8-13）

（1）正常肝小叶结构被破坏,由广泛增生的纤维组织将肝小叶分割包绕成大小不等、圆形或椭圆形的肝细胞团（即假小叶）。

（2）假小叶的肝细胞索排列紊乱,部分肝细胞有脂肪变性。

（3）假小叶内中央静脉缺如或偏位或有两个以上中央静脉。

（4）部分假小叶内可见门管区结构。

（5）假小叶可由结节状增生的肝细胞集团组成:肝细胞排列紊乱,有的肝细胞体积大,胞质丰富,略呈嗜碱性,核大深染,可有双核。

（6）假小叶周围纤维组织增生、包绕;门管区或假小叶周围可有胆小管增生,炎性细胞浸润。

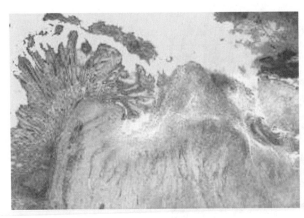

图 8-11 胃溃疡

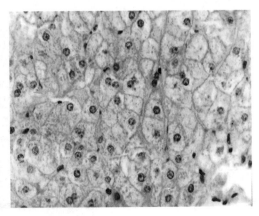

图 8-12 急性普通型病毒性肝炎

5. 胃癌（gastric carcinoma）（图 8-14）

（1）组织的一侧见较整齐染色稍蓝的正常胃黏膜层：①黏膜腺体均为单直管腺，与表面垂直，彼此互相平行排列；②腺腔大小、形状基本一致；③腺上皮细胞基本呈单层排列，细胞大小、形状、染色较一致。

（2）胃癌组织观察：①癌组织由大小不等、形状不规则、染色较深的腺腔（癌巢）组成，相邻腺体有共壁、背靠背现象；②癌组织大部分浸润至黏膜下层及肌层；③癌细胞层次增多，排列紊乱，极性消失；④癌细胞分化尚好，但其大小、形态及染色深浅不一，可见核分裂象；⑤此切片为胃管状腺癌（即高分化腺癌）。

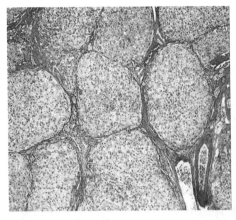

图 8-13 门脉性肝硬化（Masson 染色）

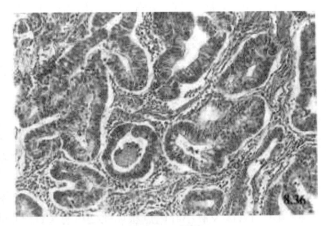

图 8-14 胃癌

6. 亚急性重型病毒性肝炎（subacute severe viral hepatitis）（图 8-15）

（1）肉眼观：切片中有红、蓝两种不同染色区域。

（2）红色区域为大片肝细胞坏死，肝细胞坏死被吸收后留下网状支架，有明显的充血出血；坏死区边缘可见再生的肝细胞，其细胞大，嗜碱性增强，核大且染色较深，可出现双核。

（3）蓝色区域为增生的结缔组织及胆小管，部分新生胆小管未形成管腔（即假胆管）。结缔组织中有大量淋巴细胞浸润。

7. 原发性肝细胞癌（primary hepatocellular carcinoma）（图 8-16）

（1）低倍镜下见大量深染的癌组织及周边部少量受压的肝组织。

（2）癌细胞排列呈条索状、片块状或小梁状（似肝细胞索），条索或小梁间为血窦（似肝窦）。

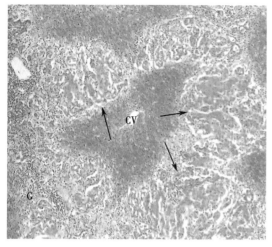

图 8-15　亚急性重型病毒性肝炎　　　图 8-16　原发性肝细胞癌

（3）癌细胞似肝细胞,但有明显的异型性。细胞大,呈多角形,胞质丰富,呈颗粒状,嗜碱性强,核大深染,核膜清楚;分化差者癌细胞异型性更明显,常有巨核、多核瘤巨细胞及核分裂象。

（4）癌巢中央可见红染无结构的颗粒状坏死物。

（5）请观察周围肝组织有何病变?

四、实验作业

1. 描述重度慢性萎缩性胃炎、慢性胃溃疡、门脉性肝硬化、胃癌、急性普通型病毒性肝炎、原发性肝细胞癌、亚急性重症型病毒性肝炎的形态特征。

2. 绘出门脉性肝硬化的镜下结构。

五、练习题

1. 慢性胃溃疡的病变特点如何? 与恶性溃疡如何鉴别?

2. 简述急性普通型病毒性肝炎的病变特点及临床病理联系。

3. 在形态学上如何区分门脉性肝硬化与坏死后性肝硬化?

4. 简述病毒性肝炎的基本病变。

5. 试述门脉性肝硬化的肉眼及镜下病变。

6. 试述门脉性肝硬化时引起门脉高压症的原因及其临床表现。

7. 简述胃癌的扩散途径及常见的组织学类型。

（柴　菲）

实验九　泌尿系统疾病

一、目的要求

1. 掌握急性弥漫性增生性肾小球肾炎、新月体性肾小球肾炎、慢性硬化性肾小球肾炎、急、慢性肾盂肾炎的病理变化特点。

2. 熟悉急性弥漫性增生性肾小球肾炎、新月体性肾小球肾炎、慢性硬化性肾小球肾炎、急、慢性肾盂肾炎的病理临床联系及机制。

3. 了解泌尿系统常见肿瘤的病理变化特点。

二、实验材料

（一）大体标本

急性弥漫性增生性肾小球肾炎、新月体性肾小球肾炎、慢性硬化性肾小球肾炎、急性肾盂肾炎、慢性肾盂肾炎、肾细胞癌、膀胱移行细胞癌。

（二）组织切片

急性弥漫性增生性肾小球肾炎、新月体性肾小球肾炎、慢性硬化性肾小球肾炎、急性肾盂肾炎、慢性肾盂肾炎、肾细胞癌、膀胱移行细胞癌。

三、实验内容

大体标本	
急性弥漫性增生性肾小球肾炎	acute diffuse glomerulonephritis
新月体性肾小球肾炎	crescentic glomerulonephritis
慢性硬化性肾小球肾炎	chronic sclerosing glomerulonephritis
急性肾盂肾炎	acute pyelonephritis
慢性肾盂肾炎	chronic pyelonephritis
肾细胞癌	renal cell carcinoma
膀胱移行细胞癌	transitional cell carcinoma of the bladder
组织切片	
急性弥漫性增生性肾小球肾炎	acute diffuse glomerulonephritis
新月体性肾小球肾炎	crescentic glomerulonephritis
慢性硬化性肾小球肾炎	chronic sclerosing glomerulonephritis
急性肾盂肾炎	acute pyelonephritis
慢性肾盂肾炎	chronic pyelonephritis
肾细胞癌	renal cell carcinoma
膀胱移行细胞癌	transitional cell carcinoma of the bladder

（一）大体标本观察

1. 急性弥漫性增生性肾小球肾炎（acute diffuse glomerulonephritis）（图 9-1）

（1）肾肿大，包膜紧张，表面光滑，暗红（充血），称大红肾。

（2）切面皮质增厚，纹理不清，皮质与髓质分界清楚。

（3）部分病例肾脏表面及切面见散在粟粒大小出血点，称蚤咬肾。

2. 新月体性肾小球肾炎（crescentic glomerulonephritis）（图 9-2）

（1）肾脏体积增大，包膜紧张，表面光滑，色苍白，称大白肾。

（2）切面皮质增厚，部分病例肾脏切面见散在出血点。

（3）结合光镜所见，推测临床有何表现。

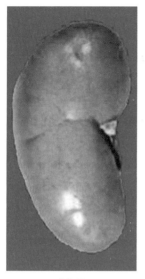
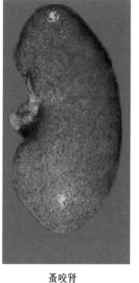
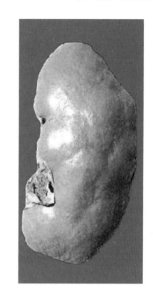

大红肾　　　　　　　　　　蚤咬肾

图 9-1　急性弥漫性增生性肾小球肾炎（肉眼观）　　　图 9-2　新月体性肾小球肾炎（肉眼观）

3. 慢性硬化性肾小球肾炎（chronic sclerosing glomerulonephritis）（图 9-3）

（1）双侧肾脏对称性缩小，质稍硬，表面见弥漫性芝麻大小均匀颗粒状突起，称继发性颗粒性固缩肾。

（2）肾包膜与肾粘连。

（3）肾切面皮质、髓质变薄，分界不清。

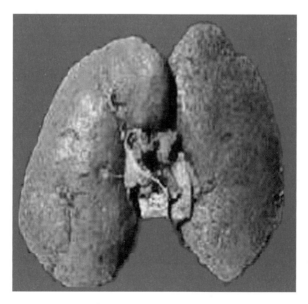

图 9-3　慢性硬化性肾小球肾炎（肉眼观）

4. 急性肾盂肾炎（acute pyelonephritis）（图 9-4）

（1）病变可单侧或双侧；病变肾脏体积增大，充血，表面见散在、微隆起的黄白色小脓肿，脓肿周围有暗红色充血带环绕。

（2）部分脓肿互相融合成较大的脓肿。

（3）切面肾髓质内见黄色条纹，并向皮质延伸，条纹融合处形成脓肿；肾盂黏膜充血、水肿，见散在出血点，黏膜表面有脓性渗出物覆盖，严重者肾盂内积脓。

（4）分析急性肾盂肾炎的病因、发病机制及临床病理联系。

5. 慢性肾盂肾炎（chronic pyelonephritis）（图9-5）

（1）病变发生于单侧或双侧肾脏。如为双侧则双肾大小形状不对称；病变肾脏体积缩小，表面见灰白不规则凹陷性瘢痕。

（2）切面皮质、髓质界线不清，肾乳头萎缩，肾盏和肾盂因瘢痕收缩而变形，肾盂黏膜粗糙、增厚。

（3）请问病人会有哪些临床表现？

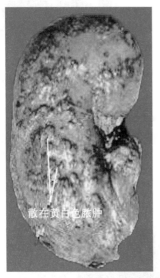

图9-4 急性肾盂肾炎（肉眼观）

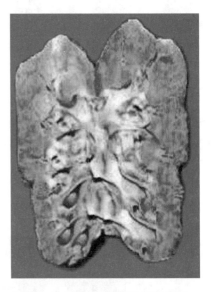

图9-5 慢性肾盂肾炎（肉眼观）

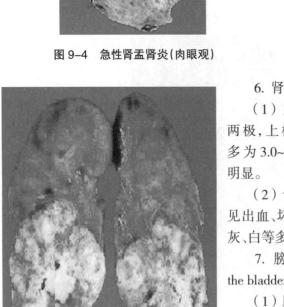

图9-6 肾细胞癌（肉眼观）

6. 肾细胞癌（renal cell carcinoma）（图9-6）

（1）肿瘤发生于肾脏各部，多见于肾脏上、下两极，上极尤多。肿瘤一般为单个，呈圆形，直径多为3.0~15.0cm，常形成假包膜，与周围组织分界明显。

（2）切面见肿瘤多为实性，呈淡黄色或灰白色，常见出血、坏死、软化和钙化等灶状改变，表现为红、黄、灰、白等多种颜色相交的多彩状。

7. 膀胱移行细胞癌（transitional cell carcinoma of the bladder）（图9-7）

（1）肿瘤好发于膀胱侧壁和三角区近输尿管开口处，单发或多发，大小不等，直径数毫米至数厘米不等，呈乳头状、息肉状或扁平状。

（2）切面灰白，有坏死。

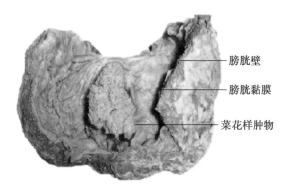

图 9-7　膀胱癌（肉眼观）

膀胱壁
膀胱黏膜
菜花样肿物

（二）组织切片观察

1. 急性弥漫性增生性肾小球肾炎（acute diffuse glomerulonephritis）（图 9-8）

（1）多数肾小球体积增大，细胞数量增多，以内皮细胞和系膜细胞为主，其间有中性粒细胞和单核细胞浸润，球囊腔变窄。

（2）近曲小管上皮细胞水肿，管腔内见各种管型（蛋白管型、细胞管型和颗粒管型等）。

（3）间质充血、水肿，有少量炎细胞浸润。

（4）急性弥漫性增生性肾小球肾炎的发生机制是什么？

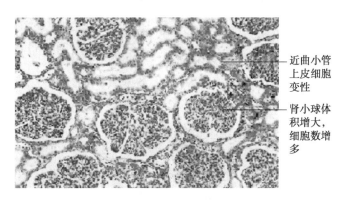

近曲小管
上皮细胞
变性

肾小球体
积增大，
细胞数增
多

图 9-8　急性弥漫性增生性肾小球肾炎（镜下观）

2. 新月体性肾小球肾炎（crescentic glomerulonephritis）（图 9-9）

（1）多数肾小球体积增大，囊腔变窄；肾小球囊壁层上皮增生，突向肾小球囊腔，形成新月状（新月体）或环状（环状体）；部分由增生的壁层细胞构成，称细胞性新月体；部分由较多纤维成分和壁层上皮细胞构成，称纤维-细胞性新月体；部分由大量胶原纤维和少量纤维细胞构成，称纤维性新月体。新月体形成的肾小球囊腔变窄、毛细血管丛萎缩，部分肾小球出现纤维化、透明变性。

（2）肾小管上皮细胞变性，管内见蛋白管型和颗粒管型，部分肾小管萎缩。

（3）间质内淋巴细胞浸润和纤维组织增生。

（4）新月体形成与病人预后的关系是什么？

3. 慢性硬化性肾小球肾炎（chronic sclerosing glomerulonephritis）（图 9-10）

（1）肾包膜明显增厚，大部分肾小球不同程度纤维化、透明变性，相应的肾小管萎缩，甚至纤维化或消失；部分残存肾小球代偿性肥大，相应肾小管扩张，管腔内见各种管型。

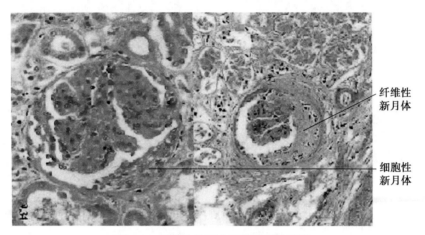

图 9-9 新月体性肾小球肾炎(镜下观)

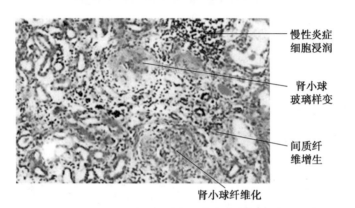

图 9-10 慢性硬化性肾小球肾炎(镜下观)

（2）肾间质纤维组织增生,淋巴细胞、浆细胞浸润,因间质纤维化、收缩,使病变肾小球相互靠拢、集中,称为肾小球集中现象。

（3）根据镜下所见,请问慢性硬化性肾小球肾炎病人可有哪些临床表现?

4. 急性肾盂肾炎(acute pyelonephritis)(图 9-11)

（1）肾组织化脓性炎或脓肿形成。

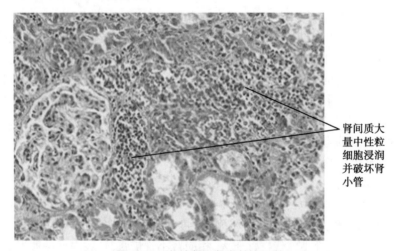

图 9-11 急性肾盂肾炎(镜下观)

（2）上行性感染者，肾盂先受累（表面化脓），再扩散至肾小管及周围组织，严重者形成脓肿。

（3）小管腔内充满中性粒细胞、脓细胞和细菌。

（4）血源性感染者先累及肾小球及其周围的间质，然后蔓延至肾小管和肾盂。

5. 慢性肾盂肾炎（chronic pyelonephritis）（图9-12）

（1）肾组织内不规则的间质纤维化和淋巴细胞、浆细胞等炎细胞浸润；部分区域肾小管萎缩，部分扩张，扩张的肾小管内有均质红染的胶样管型，状似甲状腺滤泡。

（2）瘢痕内弓形动脉和小叶间动脉见闭塞性动脉内膜炎。

（3）肾小球早期一般无明显改变，随着肾球囊周围纤维化，后期肾小球出现纤维化和透明变性，残存的肾单位出现代偿性改变。

（4）慢性肾盂肾炎急性发作时，病灶区见大量中性粒细胞浸润，小脓肿形成。

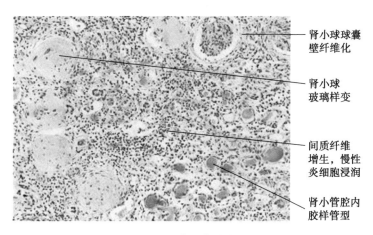

图9-12　慢性肾盂肾炎（镜下观）

6. 肾细胞癌（renal cell carcinoma）（图9-13）

（1）癌细胞排成腺泡状、乳头状、巢状或条索状，间质血管丰富，纤维成分少。

（2）根据癌细胞不同形态特点分：①透明细胞癌，瘤细胞呈圆形或多角形，胞质丰富，透明或颗粒状，核小而深染；②乳头状癌，瘤细胞呈立方形，乳头状排列。

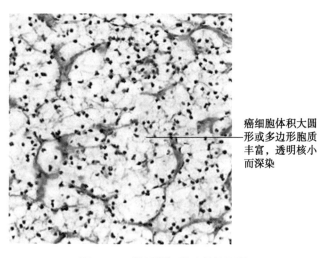

图9-13　肾透明细胞癌（镜下观）

7. 膀胱移行细胞癌（transitional cell carcinoma of the bladder） 根据肿瘤细胞的分化程度将其分为3级（图9-14）：

（1）移行细胞癌Ⅰ级，乳头状，瘤细胞多层，似移行上皮，轻度异型性，核分裂象少见。

（2）移行细胞癌Ⅱ级，乳头状，有时呈菜花状或斑块状，瘤细胞层次显著增多，排列紊乱，异型性较明显，核分裂象多，癌组织可浸润达肌层。

（3）移行细胞癌Ⅲ级，菜花状或扁平斑块状，乳头结构不明显；癌细胞异型性明显，核大且大小形状不一、深染、分裂象多，有时见瘤巨细胞。癌细胞常浸润至膀胱肌层及邻近组织。

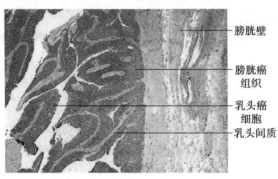

膀胱壁

膀胱癌组织

乳头癌细胞

乳头间质

图 9-14　膀胱移行细胞癌（镜下观）

四、实验作业

1. 描述急性弥漫性增生性肾小球肾炎、新月体性肾小球肾炎、慢性硬化性肾小球肾炎、急性肾盂肾炎、慢性肾盂肾炎、肾细胞癌、膀胱移行细胞癌的肉眼形态和镜下结构特征。
2. 绘出慢性硬化性肾小球肾炎镜下结构。

五、练习题

1. 简述急性弥漫性增生性肾小球肾炎的病变特点及病理临床联系。
2. 简述急性肾盂肾炎的病变特点及病理临床联系。
3. 比较慢性硬化性肾小球肾炎与慢性肾盂肾炎的异同。
4. 简述常见泌尿系统肿瘤的病变特点。

（郑晓东）

实验十　生殖系统疾病和乳腺疾病

一、目的要求

1. 掌握子宫颈癌、葡萄胎、绒毛膜癌、乳腺癌、卵巢囊腺瘤的大体形态特点。
2. 掌握葡萄胎、绒毛膜癌、子宫颈癌、乳腺癌的组织学形态特点。
3. 熟悉常见卵巢肿瘤、子宫平滑肌瘤、子宫内膜增生症、前列腺增生症等疾病的病变特点。

二、实验材料

（一）大体标本
子宫颈癌、葡萄胎、绒毛膜癌、乳腺癌、卵巢囊腺瘤、前列腺增生。

（二）组织切片
子宫颈鳞状细胞癌、乳腺单纯癌、葡萄胎、绒毛膜癌。

三、实验内容

大体标本	
子宫颈癌	cervical carcinoma
葡萄胎	hydatidiform mole
绒毛膜癌	choriocarcinoma
乳腺癌	carcinoma of breast
卵巢囊腺瘤	cyst adenoma of ovary
前列腺增生	hyperplasia of prostate
组织切片	
子宫颈鳞状细胞癌	squamous cell carcinoma of cervix
乳腺单纯癌	carcinoma simplex of breast
葡萄胎	hydatidiform mole
绒毛膜癌	choriocarcinoma

（一）大体标本观察

1. 子宫颈癌（cervical carcinoma） 在子宫颈外口处可见灰白色肿物。肿物以外生性生长为主，向宫颈表面突出呈菜花状（图 10-1）。

2. 葡萄胎（hydatidiform mole） 子宫体积明显增大，子宫沿前壁切开，宫腔内充满葡萄状物。绒毛肿大，呈透明或半透明，内含清亮液体，有蒂相连成串，形似葡萄，大小不等，小者肉眼勉强可见，大者直径可达 1cm 左右。肿大的绒毛局限于宫腔内，不侵入肌层（图 10-2）。

3. 绒毛膜癌（choriocarcinoma） 子宫呈局限性结节状增大，癌肿多发生在子宫壁的顶部。肿瘤呈结节状突向宫腔，单个或多个，其基底部向子宫壁浸润性生长，并常穿透肌壁，在浆膜下形成暗红色肿块。因出血坏死而使肿瘤呈暗红色，质软脆，颇似血肿（图 10-3）。

4. 乳腺癌（carcinoma of breast） 乳房的乳头下陷，其周围皮肤凹凸不平，状似"橘皮样"。切面可见癌组织呈灰白色，质地硬。肿瘤呈浸润性生长，呈蟹足状侵入邻近组织，与正常乳腺组织境界不清，可见坏死（图 10-4）。

5. 卵巢黏液性囊腺瘤（cyst adenoma of ovary）肿瘤表面光滑，呈灰白色，切面呈多房状；囊壁内面光滑，囊腔内充满灰白色半透明胶冻状物（图 10-5）。

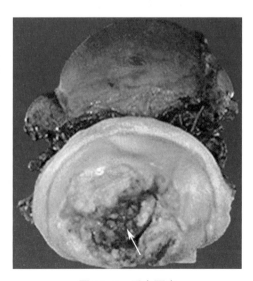

图 10-1 子宫颈癌

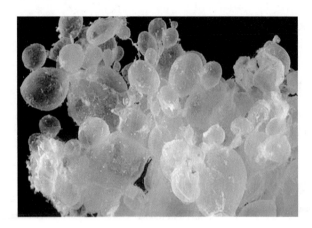

图 10-2 葡萄胎

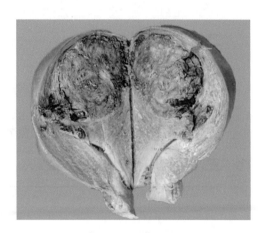

图 10-3 绒毛膜癌

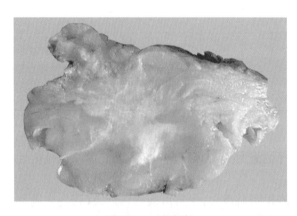

图 10-4 乳腺癌

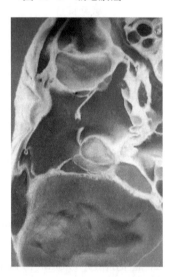

图 10-5 卵巢黏液性囊腺瘤

6. 前列腺增生（hyperplasia of prostate） 前列腺呈结节状肿大。灰白或灰黄色,质韧。切面呈蜂窝状,指压可有白色混浊液体溢出（图 10-6）。

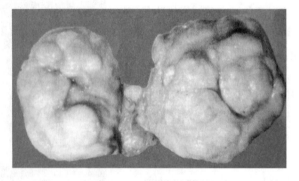

图 10-6 前列腺增生

（二）组织切片观察

1. 子宫颈鳞状细胞癌（squamous cell carcinoma of cervix） 癌细胞呈巢状分布,与间质界线清楚。在高分化鳞癌的癌巢,细胞间可见到细胞间桥;癌巢中央可出现层状的红色角化物(即角化珠或癌珠)(图10-7)。

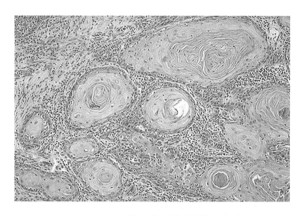

图10-7 子宫颈高分化鳞状细胞癌

2. 乳腺单纯癌(carcinoma simplex of breast) 癌细胞呈片块状及条索状排列,少数形成不规则的腺腔样结构,间质为纤维组织及血管,二者分界清楚。细胞体积较大,核大呈紫蓝色,核仁清楚,核分裂多见,可见局部肿瘤细胞坏死。肿瘤组织与间质成分的比例相当。间质中可见较多淋巴细胞浸润(图10-8)。

3. 葡萄胎(hydatidiform mole) 可见散在的绒毛断面,绒毛因间质水肿而增大;间质血管消失,或见少量没有红细胞的无功能血管;绒毛周边部滋养层细胞有不同程度增生(图10-9)。

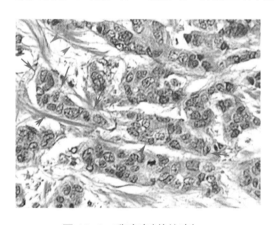

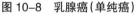

图10-8 乳腺癌(单纯癌)

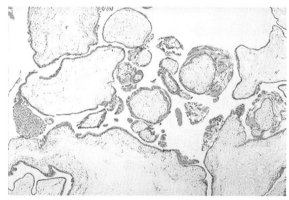

图10-9 葡萄胎

4. 绒毛膜癌(choriocarcinoma) 低倍镜观察:子宫平滑肌及凝血块中可见大量片块状、条索状排列的瘤细胞团,无绒毛结构,亦无间质(图10-10)。

高倍镜观察:肿瘤由两种瘤细胞构成。一种与细胞滋养层细胞(朗汉斯巨细胞)相似,细胞为多角形,界线清楚,核大,染色质粗细不等、分布不均,细胞具有明显异型性。另一种与合体细胞滋养层细胞(合体细胞)相似,细胞体积大,形状不规则,胞质红染,核多,核大小、形态极不一致,且致密深染呈合体性。细胞排列紊乱,呈巢状或条索状,无绒毛结构,与正常子宫平滑肌界线不清楚;癌组织无间质血管(肿瘤从何处获得营养?),癌组织有明显出血坏死(图10-11)。

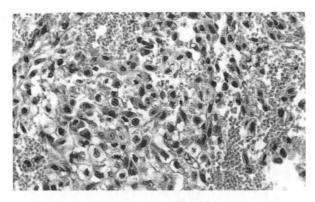

图 10-10 绒毛膜癌

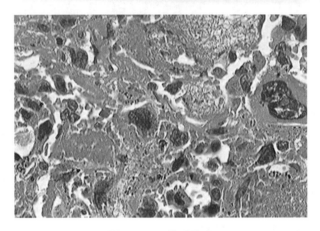

图 10-11 绒毛膜癌

四、实验作业

1. 描述子宫颈癌、葡萄胎、绒毛膜癌、乳腺癌、卵巢囊腺瘤和前列腺增生的形态特征。
2. 绘出子宫颈鳞状细胞癌、乳腺单纯癌、葡萄胎及绒毛膜癌的镜下简图。

五、练习题

1. 子宫颈癌标本属于哪一种类型的子宫颈癌？临床上会有哪些表现？
2. 绒毛膜癌的生长方式有何特点？与葡萄胎有何联系？如何进行区别？
3. 乳腺癌标本可见乳头略有下陷，皮肤呈"橘皮样"，试分析其原因。

（闵 静）

实验十一 内分泌系统疾病

一、目的要求

1. 掌握弥漫性非毒性甲状腺肿的分期及各期病变特点，熟悉其临床病理联系。
2. 熟悉弥漫性毒性甲状腺肿的病变特点及临床病理联系。

3. 掌握甲状腺腺瘤和甲状腺癌的形态特点,熟悉甲状腺癌的组织学分类。

4. 熟悉亚急性、慢性甲状腺炎的病理变化。

二、实验材料

(一)大体标本

结节性甲状腺肿、弥漫性毒性甲状腺肿、甲状腺腺瘤、甲状腺乳头状癌、甲状腺乳头状囊腺癌。

(二)组织切片

慢性淋巴细胞性甲状腺炎、弥漫性胶样甲状腺肿、结节性甲状腺肿、弥漫性毒性甲状腺肿、甲状腺乳头状癌。

三、实验内容

大体标本	
结节性甲状腺肿	nodular goiter
弥漫性毒性甲状腺肿	diffuse toxic goiter
甲状腺腺瘤	thyroid adenoma
甲状腺乳头状癌	papillary carcinoma of thyroid
甲状腺乳头状囊腺癌	papillary cystadenocarcinoma of thyroid
组织切片	
慢性淋巴细胞性甲状腺炎	chronic lymphocytic thyroiditis
弥漫性胶样甲状腺肿	diffuse colloid goiter
结节性甲状腺肿	nodular goiter
弥漫性毒性甲状腺肿	diffuse toxic goiter
甲状腺乳头状癌	papillary carcinoma of thyroid

(一)大体标本观察

1. 结节性甲状腺肿(nodular goiter) 甲状腺肿大,表面有不规则结节状突起,结节周围无包膜或包膜不完整,切面可见出血、坏死、囊性变、钙化等继发性改变(图11-1)。

2. 弥漫性毒性甲状腺肿(diffuse toxic goiter) 双侧甲状腺呈弥漫性肿大,体积可达正常甲状腺的2~4倍,质较软,切面灰红色分叶状,质实如肌肉(图11-2)。

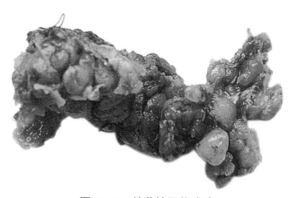

图 11-1 结节性甲状腺肿

3. 甲状腺腺瘤（thyroid adenoma） 肿瘤边界清楚，圆形或类圆形，包膜完整，切面多为实性，色暗红或棕黄，可并发出血、坏死、囊性变、纤维化、钙化等（图11-3）。

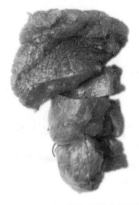

图 11-2 弥漫性毒性甲状腺肿

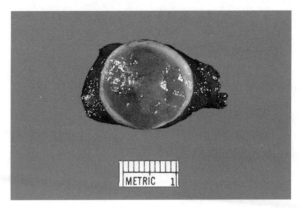

图 11-3 甲状腺腺瘤

4. 甲状腺乳头状癌（papillary carcinoma of thyroid） 肿瘤多呈圆形，直径一般为2~3cm，无包膜，与周围组织界线不清，切面呈灰白色或灰棕色，粗颗粒状，质地较硬（图11-4）。

5. 甲状腺乳头状囊腺癌（papillary cystadenocarcinoma of thyroid） 肿瘤呈囊状，囊内可见乳头（图11-5）。

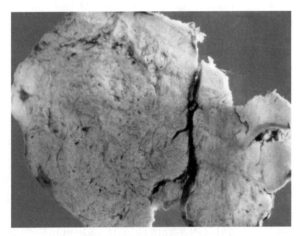

图 11-4 甲状腺乳头状癌

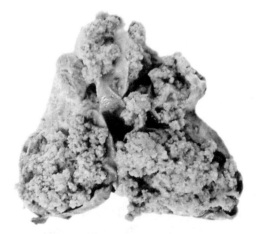

图 11-5 甲状腺乳头状囊腺癌

（二）组织切片观察

1. 慢性淋巴细胞性甲状腺炎（chronic lymphocytic thyroiditis） 甲状腺实质广泛破坏、萎缩，间质大量淋巴细胞浸润，并形成淋巴滤泡，具有明显生发中心，可见纤维组织增生（图11-6）。

2. 弥漫性胶样甲状腺肿（diffuse colloid goiter） 甲状腺滤泡高度扩张，腔内贮积大量胶质（图11-7）。

3. 结节性甲状腺肿（nodular goiter） 部分滤泡上皮增生伴小滤泡形成，部分上皮复旧或萎缩，胶质贮积；间质纤维组织增生并有间隔包绕，形成大小不一的结节状病灶（图11-8）。

4. 弥漫性毒性甲状腺肿（diffuse toxic goiter） 滤泡上皮增生呈高柱状，可形成乳头突入腔内，并有小滤泡形成；滤泡腔内胶质稀薄，周边可见大小不一吸收空泡；间质血管丰富、充血，淋巴组织增生（图11-9）。

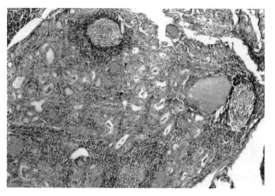

图 11-6 慢性淋巴细胞性甲状腺炎

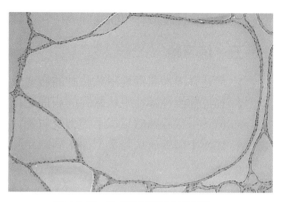

图 11-7 弥漫性胶样甲状腺肿

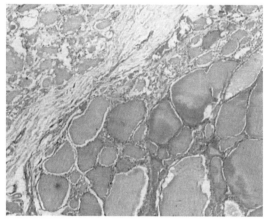

图 11-8 结节性甲状腺肿

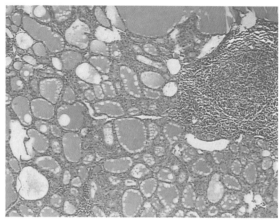

图 11-9 弥漫性毒性甲状腺肿

5. 甲状腺乳头状癌（papillary carcinoma of thyroid） 癌细胞呈乳头状排列,乳头中心有纤维血管间质,间质内常见同心圆状钙化小体,即砂粒体。癌细胞分化程度不一,核染色质少,常呈透明或毛玻璃状,无核仁（图 11-10）。

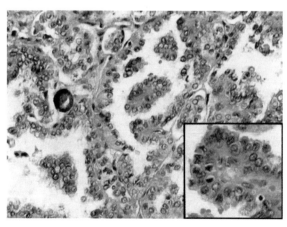

图 11-10 甲状腺乳头状癌

四、实验作业

1. 描述结节性甲状腺肿、弥漫性毒性甲状腺肿、甲状腺腺瘤、甲状腺乳头状癌的形态特征。

2. 绘出弥漫性胶样甲状腺肿或甲状腺乳头状癌的镜下结构。

五、练习题

1. 简述弥漫性非毒性甲状腺肿的病变分期及各期病理变化。
2. 描述弥漫性毒性甲状腺肿的病理变化，简述其临床表现。
3. 简述甲状腺癌的组织学类型及病变特点。
4. 比较 1 型糖尿病与 2 型糖尿病的异同。

（吴新刚）

实验十二　传 染 病

一、目的要求

1. 掌握结核病的基本病理变化及其转归；原发性肺结核的病变特征及其发展；继发性肺结核的类型及其病变特征。
2. 掌握伤寒、细菌性痢疾的病变特征，熟悉其临床病理联系。
3. 熟悉肺外器官结核病（肠、腹膜、肾、骨等）的病变特征。
4. 熟悉流行性乙型脑炎、流行性脑脊髓膜炎的基本病变。
5. 了解钩端螺旋体病、流行性出血热、狂犬病、手足口病、尖锐湿疣、梅毒和艾滋病的主要病变特征。

二、实验材料

（一）大体标本

原发性肺结核、血行播散型肺结核、浸润性肺结核、慢性纤维空洞性肺结核、肺结核球、干酪样肺炎、肠结核、肾结核、脊椎结核、肠伤寒。

（二）组织切片

结核结节、干酪样肺炎、肠伤寒、细菌性痢疾

三、实验内容

大体标本	
原发性肺结核	primary pulmonary tuberculosis
血行播散型肺结核	hematogenous disseminated pulmonary tuberculosis
浸润性肺结核	infiltrative pulmonary tuberculosis
慢性纤维空洞性肺结核	chronic fibrocavitary pulmonary tuberculosis
肺结核球	tuberculoma
干酪样肺炎	caseous pneumonia
肠结核	intestinal tuberculosis
肾结核	renal tuberculosis
脊椎结核	tuberculosis of vertebral bodies typhoid
肠伤寒	fever of intestine

组织切片	
结核结节	tubercle
干酪样肺炎	caseous pneumonia
肠伤寒	typhoid fever of intestine
细菌性痢疾	bacillary dysentery

（一）大体标本观察

1. 原发性肺结核（primary pulmonary tuberculosis）（图 12-1）

（1）病变位于肺上叶下部或下叶上部靠近胸膜处，原发灶呈圆形，直径多在 1cm 左右，色灰黄。

（2）原发灶通常只有一个，偶见两个或两个以上者，以右肺多见。

（3）病变开始时是渗出性病变，继而发生干酪样坏死，坏死组织周围有结核性肉芽组织形成。

（4）另可见肺门淋巴结出现肿大和干酪样坏死，原发灶和肺门淋巴结之间的淋巴管发生结核病。肺的原发灶、结核性淋巴管炎和肺门淋巴结结核合称为原发综合征。

2. 血行播散型肺结核（hematogenous disseminated pulmonary tuberculosis）（图 12-2）

（1）两肺布满粟粒状灰白色结节，主要为干酪样坏死。

（2）病灶为何呈弥散分布？

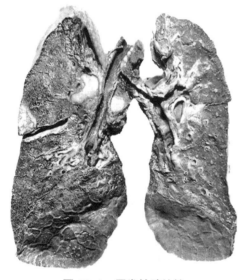 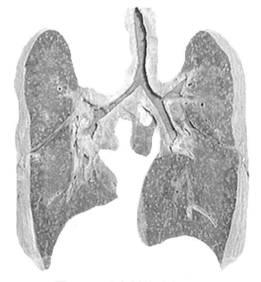

图 12-1　原发性肺结核　　　　　　图 12-2　血行播散型肺结核

3. 浸润性肺结核（infiltrative pulmonary tuberculosis）（图 12-3）

（1）病变多位于肺尖或锁骨下区，表现为结核性渗出性肺炎，中央常有较小的干酪样坏死区。

（2）坏死物液化经支气管排出后形成急性空洞，洞壁薄。

（3）急性空洞的结局包括哪些？

4. 慢性纤维空洞性肺结核（chronic fibrocavitary pulmonary tuberculosis）（图 12-4）

（1）病变由多个厚壁空洞形成。空洞大小不一，不规则形。

（2）空洞分为三层：内层是干酪样坏死层，内含大量结核杆菌；中层为结核性肉芽组织；外层为纤维结缔组织。

（3）病变可经支气管播散到同侧和对侧肺的其他部位,形成新旧不一、大小不等的病变。

（4）肺组织遭到严重破坏,发生广泛的纤维化,演变为硬化型肺结核,肺体积缩小、变形、变硬、胸膜广泛增厚并与胸壁粘连。

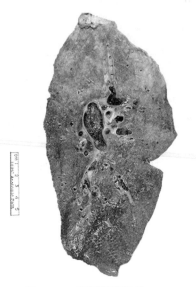 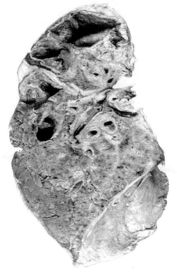

图 12-3　浸润性肺结核　　　　　　　　图 12-4　慢性纤维空洞性肺结核

5. 肺结核球（tuberculoma）（图 12-5）

（1）境界清楚、直径 2~5cm 孤立的球形灰白结节。

（2）常为单个,多位于肺上叶。

（3）临床上为何要将其切除?

6. 干酪样肺炎（caseous pneumonia）（图 12-6）

（1）病变侵犯肺大叶,呈大叶性干酪样坏死性炎。

（2）肺叶实变,切片呈黄色干酪样。

（3）此型肺结核病人病情危重,病死率高。

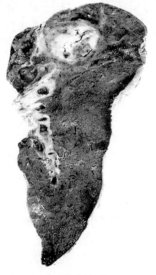 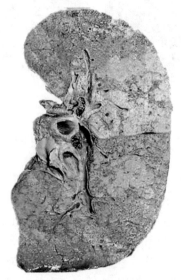

图 12-5　肺结核球　　　　　　　　　　图 12-6　干酪样肺炎

7. 肠结核（intestinal tuberculosis）

（1）溃疡型：干酪样坏死融合、破溃形成溃疡。溃疡长径与肠纵轴垂直,边缘不整齐,底部有干酪样坏死,下为结核性肉芽组织,可达肌层。溃疡愈合后因瘢痕收缩而致肠腔狭窄（图 12-7）。

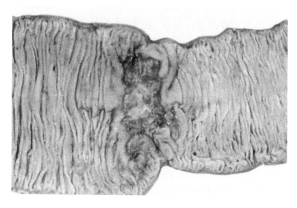

图 12-7 肠结核

（2）增生型：回盲部结核性肉芽组织增生,引起肠壁纤维化,致肠壁增厚、肠腔狭窄。病灶处黏膜可有浅溃疡和息肉形成。

8. 肾结核（renal tuberculosis）

（1）常单侧发病,病变位于皮质和髓质交界处或肾乳头内。

（2）病变由初期的结核性肉芽肿发展为干酪样坏死,坏死物向皮质扩展,破入肾盂,肾内形成多个空洞（图 12-8）。

9. 脊椎结核（tuberculosis of vertebral bodies）

（1）结核病灶多发生于第 10 胸椎至第 2 腰椎。

（2）常破坏椎间盘和邻近椎体,引起椎体塌陷（图 12-9）。

（3）根据形态变化,推测其临床表现。

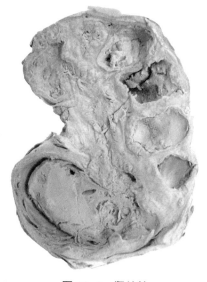

图 12-8 肾结核

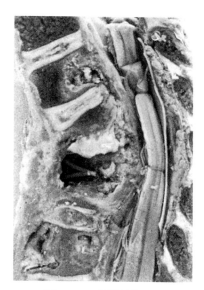

图 12-9 脊椎结核

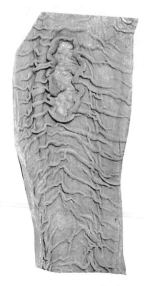

图 12-10 肠伤寒

10. 肠伤寒（typhoid fever of intestine）（图 12-10）

（1）髓样肿胀期：病变处淋巴组织明显肿胀，色灰红，质软，隆起于黏膜表面，形似脑回。

（2）坏死期：增生肿胀的淋巴滤泡中心和肠黏膜发生小灶性坏死，以后坏死区逐渐扩大并相互融合，使得病变肠黏膜变得高低不平。

（3）溃疡期：坏死肠壁组织脱落后形成溃疡。集合淋巴小结处发生的溃疡，其长轴与肠的长轴平行。孤立淋巴小结处的溃疡小而圆。溃疡一般深及黏膜下层，严重的病例可达肌层或浆膜层。

（4）愈合期：溃疡内坏死组织完全脱落，从溃疡底部长出肉芽组织并逐渐将其填平，溃疡边缘上皮通过再生而愈合。

（二）组织切片观察

1. 结核结节（tubercle）（图 12-11）

（1）结核结节中央为干酪样坏死。

（2）周围有大量由巨噬细胞转变而来的上皮样细胞、Langhans 巨细胞，在外围有大量淋巴细胞聚集和纤维组织增生。

（3）局部形成肉芽肿结构。

2. 干酪样肺炎（caseous pneumonia）

（1）肺组织呈现大面积干酪样坏死。

（2）周围肺泡腔内有大量的纤维素性渗出物，内含巨噬细胞，淋巴细胞和 Langhans 巨细胞（图 12-12）。

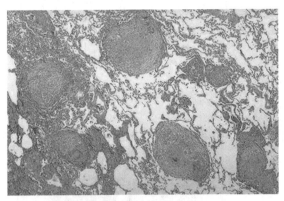

图 12-11 结核结节

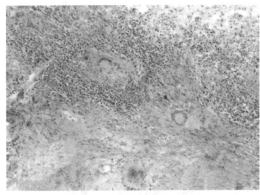

图 12-12 干酪样肺炎（镜下）

3. 肠伤寒（typhoid fever of intestine）

（1）巨噬细胞增生，体积变大，吞噬的伤寒杆菌、红细胞、淋巴细胞和坏死细胞碎片等形成伤寒细胞。

（2）伤寒细胞聚集成团，形成结节状的伤寒肉芽肿（图 12-13）。

4. 细菌性痢疾（bacillary dysentery）

（1）肠表面有炎性渗出，大量纤维素渗出，与坏死的黏膜组织、中性粒细胞等一起形成特征性的假膜。

（2）部分假膜溶解、液化而脱落，形成大小不等，形状不规则的浅表溃疡（图 12-14）。

（3）溃疡与溃疡之间的黏膜充血、水肿，有炎细胞浸润，并有假膜性渗出物覆盖。

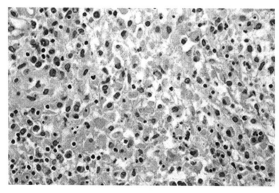

图 12-13　肠伤寒(镜下)

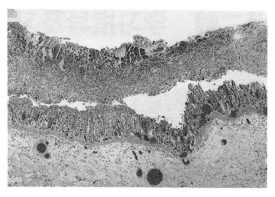

图 12-14　细菌性痢疾(镜下)

四、实验作业

1. 描述原发性肺结核、血行播散型肺结核、浸润性肺结核、慢性纤维空洞性肺结核、肺结核球、干酪样肺炎、肠结核、结核性腹膜炎、肾结核、脊椎结核、肠伤寒的形态特征。

2. 绘出结核结节的镜下结构。

五、练习题

1. 试比较原发性肺结核和继发性肺结核的特点。

2. 简述各型继发性肺结核的病灶特点。

3. 比较肠结核、肠伤寒和细菌性痢疾的肠道溃疡的特点。

第二篇　学习指导及习题集

第一章	疾 病 概 论

一、内容要点

（一）健康与疾病

1. **健康**　正确理解健康的概念，首先是要建立"生物 – 心理 – 社会医学模式"的观念。健康的基本标准包括：身体健康、心理健全和社会适应能力强。

2. **疾病**　疾病是指机体在一定条件下，由病因作用与机体自稳调节功能发生紊乱而导致的异常生命活动过程。疾病的主要特征是内环境紊乱和生命活动障碍；疾病是由病因引起的；疾病是损伤与抗损伤斗争的过程；疾病的发生发展是有规律的。

3. **亚健康**　亚健康是介于健康与疾病之间的"第三状态"，即机体处于非病、非健康的状态，可以向健康或疾病转化。亚健康概念的建立对于早期预防疾病，提高人群健康水平具有积极的意义。

（二）病因学

1. **病因**　病因是引起疾病必不可少的特异性并决定疾病特征的因素。病因在所有疾病发生中起决定作用，没有病因就没有疾病的发生；不同疾病各有其特征性变化，这种疾病的特征是由病因所决定的。要注意与疾病的条件、诱因和危险因素的区别与联系。

2. **疾病发生的条件**　疾病发生的条件不能直接引起疾病，但可以影响疾病的发生、发展和结局。其影响作用包括促进和阻碍疾病发生发展两方面的作用。疾病的诱因是指促进或加速疾病发生发展的因素。疾病的危险因素与疾病的发生关系密切，目前还无法确定其是病因还是条件的一类因素的统称。

（三）发病学

1. **疾病发生发展的一般规律**　任何疾病都有其特定发生、发展规律，疾病发生发展的一般规律，主要是指在各种疾病过程中一些普遍存在的共同的基本规律。疾病发生的普遍规律包括：损伤与抗损伤、因果交替和局部与整体规律。损伤与抗损伤规律阐明疾病的发生发展是由损伤与抗损伤的矛盾斗争所推动的，矛盾双方力量对比决定疾病的发展和转归，损伤与抗损伤是可以相互转化的。因果交替规律认为疾病在原始病因的作用下，机体发生结构或功能变化，这些变化结果又作为病因引起另一结果，从而形成因果循环交替，并贯穿于疾病发生发展的全过程。局部与整体规律揭示任何疾病都有局部表现和全身反应，局部和整体互相影响和制约。

2. **疾病发生的基本机制**　疾病基本机制包括神经机制、体液机制、细胞机制和分子机制四方面，这些机制从不同角度和水平阐明疾病的发生，提高对疾病本质的认识。病因无论通过何种途径引起疾病,最终都会表现出分子水平上的生物大分子多聚体与小分子的异常。细胞分子的异常变化必然会引起细胞代谢、功能和结构的改变,影响细胞正常生命活动,从而导致疾病的发生。

（四）疾病转归

疾病发生发展过程中,所呈现的发展趋向和结局。疾病的转归包括:完全康复、不完全康复和死亡。

1. 死亡　死亡是生命,也是疾病的最终归宿,传统认为死亡是一个过程,包括濒死期、临床死亡期与生物学死亡期。目前提出了死亡的标志是脑死亡,并制定了脑死亡的判断标准,现在仍在试行阶段。

2. 判断脑死亡的指标

（1）持续、不可逆性深昏迷:用拇指分别强力压迫病人两侧眶上切迹或针刺面部,没有任何面部肌肉活动,无肌肉张力和任何自主运动。

（2）自主呼吸停止:判断自主呼吸停止必须通过自主呼吸诱发试验。进行人工呼吸15min 以上、停止人工呼吸 8min 仍无自主呼吸。

（3）脑干神经反射消失:主要包括瞳孔对光反射消失（瞳孔一般散大）,角膜反射、头眼反射、咳嗽反射、前庭眼反射、头眼反射等也均消失。

（4）脑血流完全停止。

二、习题

（一）单选题（A1 型题）

1. 关于疾病下列哪项描述最为确切
   A. 疾病即指身体不舒服
   B. 疾病是机体在一定病因的损害下,因自稳调节紊乱而发生的异常生命活动
   C. 疾病就是不健康
   D. 疾病是机体对内环境的协调障碍
   E. 细胞是生命的基本单位,疾病是细胞受损的表现

2. 基本病理过程是指
   A. 整个功能代谢变化的经过 　　　　B. 疾病发生时病理变化的过程
   C. 不同疾病出现的共同的、成套的变化 　　D. 发热、发症、休克、电解质紊乱等
   E. 疾病发生发展、转归的过程

3. 疾病发生必备因素是
   A. 疾病发生的危险因素 　　　　B. 疾病发生的病因
   C. 疾病发生的调节 　　　　D. 疾病发生的诱因
   E. 以上所有因素

4. 促进疾病发生发展的因素是
   A. 疾病发生的危险因素 　　　　B. 疾病发生的病因
   C. 疾病发生的条件 　　　　D. 疾病发生的诱因
   E. 以上所有因素

5. 健康的正确理解是
   A. 不生病就是健康

B. 健康是身体健全

C. 健康是精神上的完全良好状态

D. 健康是身体、精神和社会上的完全良好状态

E. 健康是社会适应能力的完全良好状态

6. 死亡的概念是

A. 呼吸、心跳停止,反射消失

B. 包括濒死期至生物学死亡期的过程

C. 组织细胞代谢完全停止之时

D. 机体作为一个整体的功能永久停止

E. 大脑的功能丧失

7. 下列哪项**不是**脑死亡的可靠依据

A. 深昏迷和大脑无反应性

B. 血管造影证明脑血液循环停止

C. 自主呼吸停止

D. 脑干神经反射消失

E. 心跳停止

8. 下列哪项**不属于**生物性致病因素

A. 结核杆菌

B. 衣原体

C. 三聚氰胺

D. 梅毒螺旋体

E. 立克次氏体

9. 下列哪项**不属于**基本病理过程

A. 心力衰竭

B. 缺氧

C. 发热

D. 酸碱平衡紊乱

E. 电解质平衡紊乱

10. 疾病发生的基本机制**不包括**

A. 神经机制

B. 体液机制

C. 细胞机制

D. 因果交替机制

E. 分子机制

（二）名词解释

1. 健康　2. 疾病

（三）简答题

1. 举例说明因果交替规律。

2. 脑死亡的判断标准及意义。

三、参考答案

（一）单选题（A1 型题）

1. B　2. C　3. B　4. D　5. D　6. D　7. E　8. C　9. A　10. D

（二）名词解释

1. 健康不仅是没有疾病和衰弱,而且是躯体上、精神上和社会上处于完好状态。强调健康应该是躯体上、心理上和社会关系方面均处于完好状态。

2. 疾病是指机体在一定条件下由病因作用,机体自稳态调节发生紊乱而导致的异常生命活动过程。

（三）简答题

1. 举例说明因果交替规律。

以外伤引起的大出血为例,大出血造成循环血量减少,导致血压下降与交感神经兴奋,大量儿茶酚胺释放入血,引起皮肤、腹腔内脏、肾脏的小血管和微血管收缩,毛细血管前阻力明显升高,微循环灌流急剧减少;持续一定时间后,内脏微血管的自律运动现象首先消失,终末血管

床对儿茶酚胺的反应性降低,同时微动脉和后微动脉痉挛也较之前减轻,血液不再局限于流经直捷通路,而是由扩张的毛细血管前括约肌大量进入真毛细血管网,微循环血液多灌少流,毛细血管中血流淤滞,处于低灌流状态,回心血量锐减,进一步造成心输出量减少,使有效循环血量进一步减少,血压明显下降形成恶性循环,从而使疾病不断恶化,直到死亡。但若经过恰当的治疗,在疾病康复的过程中也可形成良性循环,从而促进机体的康复。在不同的疾病中以及在疾病的不同阶段,因果交替的内容是不同的,如果能及早采取措施,在疾病发展的某一环节上中断因果转化和恶化循环,就可使疾病向有利于康复的方向发展。

2. 脑死亡的判断标准及意义。

判断脑死亡的标准:

(1)持续、不可逆性深昏迷:用拇指分别强力压迫病人两侧眶上切迹或针刺面部,没有任何面部肌肉活动,无肌肉张力和任何自主运动。

(2)自主呼吸停止:判断自主呼吸停止通过自主呼吸诱发试验。进行人工呼吸 15min 以上、停止人工呼吸 8min 仍无自主呼吸。

(3)脑干神经反射消失:主要包括瞳孔对光反射消失(瞳孔一般散大),角膜反射、头眼反射、咳嗽反射、前庭眼反射、头眼反射等也均消失。

(4)脑血流完全停止。

判断脑死亡的意义:

(1)可以及时科学判断死亡时间和中断徒劳无益的治疗,节约人力和医疗经费。

(2)器官移植的发展在极大程度上要依赖于脑死亡病人提供器官,从而促进医疗事业的发展。

(程相朝)

第二章 细胞和组织的适应、损伤与修复

一、内容要点

（一）细胞和组织的适应

机体内外环境发生变化时，细胞和组织会改变自身的代谢、功能和结构，这一过程称为适应。形态变化表现为萎缩、肥大、增生和化生。

1. 萎缩是已发育正常的细胞、组织或器官的体积缩小。可分为生理性萎缩和病理性萎缩。病理性萎缩按其发生原因分为：营养不良性萎缩、压迫性萎缩、失用性萎缩、去神经性萎缩、内分泌性萎缩。

2. 肥大是指细胞、组织和器官的体积增大。组织和器官的肥大，通常是由于实质细胞的体积增大所致。在性质上，肥大可分为生理性肥大或病理性肥大两种。在原因上，肥大若因器官和组织功能负荷过重所致称为代偿性肥大；若因内分泌激素过多作用于效应器所致，称为内分泌性（或激素性）肥大。

3. 增生是指组织、器官的实质细胞数量增多，常导致组织或器官的体积增大。其种类与肥大类似。增生具有更新、代偿、防御和修复的功能。

4. 一种分化成熟的细胞转化为另一种分化成熟的细胞的过程，称为化生。一般只发生在同源细胞之间，即上皮组织之间或间叶组织之间。上皮组织的化生（鳞状上皮化生、肠上皮化生）是可逆的，间叶组织的化生是不可逆的。

（二）损伤的原因

损伤的原因包括缺氧、生物因素、物理因素、化学因素、免疫因素、遗传因素及其他因素等，生物因素是引起细胞损伤的最常见原因。

（三）变性

变性是指细胞或细胞间质出现异常物质或正常物质显著增多，常伴有功能降低。细胞变性通常是可逆的，但严重的细胞变性可发展为细胞死亡。间质的变性可逆性很差。

1. 细胞水肿又称水变性，是细胞损伤中最常见的早期变化。常见于心肌细胞、肝细胞和肾小管上皮细胞等。水肿细胞体积增大，胞质内出现许多红染细颗粒，至极期细胞膨胀如气球，称气球样变，常见于病毒性肝炎。

2. 中性脂肪蓄积于非脂肪细胞，称为脂肪变性。常发生于肝细胞、心肌细胞、肾小管上皮细胞等。肝细胞是脂肪代谢的重要场所，最常发生脂肪变性。当肝脏出现显著弥漫性脂肪变性时，称为脂肪肝，最常见的原因是酗酒，其次是糖尿病和肥胖等。

3. 细胞内或间质中出现半透明状的蛋白质蓄积，称为玻璃样变，又称透明变性。常见类型有：细动脉壁玻璃样变、结缔组织玻璃样变、细胞内玻璃样变。

4. 病理情况下,某些色素沉积在细胞内外,称为病理性色素沉着。外源性色素如炭尘、煤尘及文身色素等;内源性色素主要有含铁血黄素、脂褐素、胆红素、黑色素等。

5. 病理性钙化是指在骨与牙齿以外的组织内有固体性钙盐沉积。可分为:营养不良性钙化和转移性钙化。

(四)坏死

活体内局部组织、细胞的死亡,称为坏死。细胞核的变化是细胞坏死的主要形态学标志,有核固缩、核碎裂、核溶解三种形式。组织坏死后苍白混浊,失去弹性,温度较低,摸不到血管搏动,切割无新鲜血液流出,失去痛觉、触觉及运动功能(如肠管蠕动),临床上称为失活组织,应及时予以切除。

一般分为凝固性坏死、液化性坏死和纤维素样坏死三个基本类型及干酪样坏死、脂肪坏死和坏疽等特殊类型的坏死。干酪样坏死是一种坏死更为彻底的特殊类型凝固性坏死,主要见于结核病。脂肪坏死是一种特殊类型的液化性坏死。大块组织坏死继发腐败菌感染,称为坏疽,分为干性坏疽、湿性坏疽和气性坏疽三种类型。干性坏疽常见于动脉阻塞但静脉回流通畅的四肢末端,坏死区干燥皱缩,呈黑色;湿性坏疽多发生在与外界相通的内脏,如肺、肠、子宫、阑尾及胆囊等,坏死区水分较多,腐败菌易生长繁殖,呈暗绿色或污黑色;气性坏疽为湿性坏疽的一种特殊类型,主要见于深部组织的开放性创伤合并产气荚膜杆菌等厌氧菌感染。

坏死的结局有溶解吸收、分离排出、机化和包裹、钙化。坏死组织排出可出现糜烂、溃疡、窦道、瘘管、空洞形成。

(五)凋亡

凋亡是活体内单个细胞的程序性死亡。既可见于生理状态,又可见于病理状态。凋亡细胞的质膜(细胞膜和细胞器膜)不破裂,不引发死亡细胞的自溶,也不引起急性炎症反应。

(六)再生

损伤造成机体局部细胞和组织丧失,由邻近健康细胞对所形成的缺损进行修补恢复的过程称为修复。由同种细胞来完成修复,称为再生。再生可分为生理性再生和病理性再生。一般来说,幼稚细胞比成熟细胞再生能力强,功能简单的细胞比功能复杂的细胞再生能力强,平时易受损的组织以及生理状态下经常更新的组织有较强的再生能力。按再生能力强弱,可将机体细胞分为三类:不稳定细胞(持续分裂细胞)、稳定细胞(静止细胞)、永久性细胞(非分裂细胞)。

(七)纤维性修复

由纤维结缔组织来完成修复,称为纤维性修复,属于不完全再生,依赖于肉芽组织的形成完成修复过程。肉芽组织由新生的成纤维细胞和毛细血管组成的幼稚纤维结缔组织组成。肉眼观为鲜红色,细颗粒状,柔软湿润,触之易出血,无痛觉,形似鲜嫩的肉芽。肉芽组织具有抗感染保护创面,填补伤口和其他组织缺损,机化或包裹坏死组织、血栓、炎症渗出物以及其他异物的重要功能。

肉芽组织经改建成熟所形成的纤维结缔组织称为瘢痕组织。

(八)创伤愈合

创伤愈合是指机体遭受外力作用,组织离断或缺损后的修复过程。根据创面大小、深度及有无感染等,可将皮肤创伤的愈合分为一期愈合、二期愈合和痂下愈合三种类型。一期愈合伤口缺损小,无感染,愈合时间短,瘢痕小;二期愈合伤口缺损大或伴有感染,愈合时间长,瘢痕大。

骨折愈合大致可分为血肿形成、纤维性骨痂形成、骨性骨痂形成、骨痂改建 4 个阶段。

二、重点难点解析

（一）萎缩的概念和类型

1. 概念 萎缩是已发育正常的细胞、组织或器官的体积缩小。

2. 类型 可分为生理性萎缩和病理性萎缩。生理性萎缩是机体的某些组织、器官随着年龄的增长而发生的萎缩。病理性萎缩按其发生原因分为：营养不良性萎缩、压迫性萎缩、失用性萎缩、去神经性萎缩、内分泌性萎缩。

（二）肥大、增生的概念和类型

1. 肥大是指细胞、组织和器官的体积增大。组织和器官的肥大，通常是由于实质细胞的体积增大所致。肥大可分为生理性和病理性两种，每种又可分为代偿性和内分泌性两类。肥大若由组织和器官的功能负荷过重而引起，称为代偿性肥大。

2. 增生是指组织、器官的实质细胞数量增多，常导致组织或器官的体积增大。其种类与肥大类似。

（三）化生的概念、常见类型、意义

1. 概念 一种分化成熟的细胞转化为另一种分化成熟的细胞的过程，称为化生。

2. 常见类型 包括上皮组织的化生（鳞状上皮化生、肠上皮化生）、间叶组织的化生。上皮组织的化生是可逆的，间叶组织的化生是不可逆的。

3. 意义 化生虽然是机体对不良刺激的适应性反应，但在多数情况下对机体不利。如支气管黏膜鳞化，尽管对慢性刺激的抵御能力有所增强，但却削弱了呼吸道的自净防御功能。重要的是，上皮组织的化生常是细胞恶性变的病变基础。如支气管黏膜鳞化、胃黏膜肠化和 Barrett 食管，分别与肺鳞状细胞癌、胃腺癌和食管下段腺癌的发生有密切关系。

（四）肝脂肪变性的机制、病理变化

1. 发生机制 主要有载脂蛋白、脂蛋白合成减少，中性脂肪合成过多，脂肪酸氧化利用障碍。

2. 病理变化 肝脏体积肿大，重量增加，颜色变黄。镜下可见细胞肿大，细胞质内出现大小不等的圆形脂滴；大脂滴可充满整个细胞而将胞核挤至一侧，状似脂肪细胞。

（五）玻璃样变性的概念、类型

细胞内或间质中出现半透明状的蛋白质蓄积，称为玻璃样变，又称透明变性。常见类型有：细动脉壁玻璃样变、结缔组织玻璃样变、细胞内玻璃样变。

（六）坏死的概念、形态学标志、类型

活体内局部组织、细胞的死亡，称为坏死。细胞核的变化是细胞坏死的主要形态学标志，有核固缩、核碎裂、核溶解三种形式。

一般分为凝固性坏死、液化性坏死和纤维素样坏死三个基本类型。干酪样坏死是一种坏死更为彻底的特殊类型。凝固性坏死主要见于结核病。脂肪坏死是一种特殊类型的液化性坏死。大块组织坏死继发腐败菌感染，称为坏疽，分为干性坏疽、湿性坏疽和气性坏疽三种类型。干性坏疽常见于动脉阻塞但静脉回流通畅的四肢末端；湿性坏疽多发生于与外界相通的内脏，如肺、肠、子宫、阑尾及胆囊等；气性坏疽为湿性坏疽的一种特殊类型。

（七）糜烂与溃疡、窦道与瘘管的区别

皮肤黏膜的坏死组织被分离，可形成组织缺损，浅者称为糜烂，深者称为溃疡；组织坏死后

形成的只开口于皮肤黏膜表面的深在性盲管,称为窦道;连接两个内脏器官或从内脏器官通向体表的具有两端开口的通道样缺损,称为瘘管。

（八）细胞凋亡与坏死的比较

细胞凋亡与坏死的比较

	凋亡	坏死
发生机制	基因调控的程序性细胞死亡,主动进行(自杀性)	细胞意外死亡,被动进行(他杀性)
发生原因	生理性或轻微病理性刺激因子,如生长因子缺乏	病理性刺激因子,如感染、缺氧、中毒
死亡范围	散在的单个细胞	多为大片细胞
形态特征	细胞固缩,核染色质边聚,胞质生芽,形成凋亡小体	核固缩、核碎裂、核溶解
周围反应	不引发炎症反应和修复再生,凋亡小体可被吞噬细胞吞噬	引发周围炎症反应和修复再生

（九）机体组织细胞再生能力强弱分类

1. 不稳定细胞又称持续分裂细胞,是一类再生能力相当强的细胞。这类细胞在生理情况下不断地进行更新,如表皮细胞、呼吸道和消化道黏膜被覆细胞、泌尿生殖器官管腔的被覆细胞、淋巴细胞及造血细胞、间皮细胞等。

2. 稳定细胞又称静止细胞,这类细胞在生理情况下一般较稳定,一旦受到刺激或损伤后,则表现出较强的再生能力。属于这类细胞的有各种腺体和腺样器官的实质细胞(如肝细胞、肾小管上皮细胞、肺泡上皮细胞)、间充质干细胞及其衍生细胞(成纤维细胞、内皮细胞、骨细胞等)。平滑肌细胞和软骨细胞也属于这类细胞,但一般情况下再生能力很弱。

3. 永久性细胞又称非分裂细胞,这类细胞无再生能力,属于这类细胞的有神经细胞、心肌细胞和骨骼肌细胞。

（十）肉芽组织的成分及形态与功能

肉芽组织是由新生的毛细血管和增生的成纤维细胞构成的一种幼稚结缔组织,并伴有炎细胞浸润。外观为鲜红色,颗粒状,柔软湿润,触之易出血,形似鲜嫩的肉芽而得名。

肉芽组织在损伤修复过程中的重要功能是:抗感染保护创面,填补伤口及其他组织缺损,机化或包裹坏死组织、血栓、炎症渗出物及其他异物。

（十一）一期愈合与二期愈合

一期愈合与二期愈合的比较

	一期愈合	二期愈合
伤口状态	缺损小,无感染	缺损大,常伴有感染
创缘情况	可缝合,创缘整齐、对合紧密	不能缝合,创缘无法整齐对合、哆开
炎症反应	炎症反应轻,再生与炎症反应同步	炎症反应重,待感染控制坏死清除后,开始再生
再生顺序	先由上皮覆盖,然后肉芽组织生长	先由肉芽组织填平伤口,再由上皮覆盖
愈合特点	愈合时间短,瘢痕小	愈合时间长,瘢痕大

三、习题

（一）单选题（A1 型题）

1. 属于生理性萎缩的是
   - A. 营养不良性萎缩
   - B. 老年性萎缩
   - C. 压迫性萎缩
   - D. 神经性萎缩
   - E. 内分泌性萎缩

2. 属于失用性萎缩的是
   - A. 神经损伤后的肌肉萎缩
   - B. 恶性肿瘤病人出现的恶病质
   - C. 骨折固定后相应肌肉的萎缩
   - D. 肿瘤压迫引起的邻近组织萎缩
   - E. 垂体病变引起的性腺萎缩

3. 软组织中出现骨和软骨组织,应考虑是
   - A. 再生性增生
   - B. 内分泌性增生
   - C. 上皮组织化生
   - D. 间叶组织化生
   - E. 癌前病变

4. 细胞水肿时细胞器的主要变化是
   - A. 细胞核损伤
   - B. 细胞膜损伤
   - C. 中心粒受损
   - D. 线粒体肿大和内质网扩张
   - E. 高尔基体损伤

5. 脂肪变性细胞质内出现
   - A. 水分增多
   - B. 出现脂肪滴或脂肪滴过多
   - C. 糖原增多
   - D. 蛋白质增多
   - E. 高尔基体数量增多

6. 下列哪种变性最为常见
   - A. 脂肪变性
   - B. 细胞水肿
   - C. 结缔组织玻璃样变
   - D. 淀粉样变性
   - E. 黏液样变性

7. 血管壁的玻璃样变性主要发生在
   - A. 毛细血管
   - B. 细动脉
   - C. 小动脉
   - D. 中动脉
   - E. 大动脉

8. 酒精性肝病时,肝细胞质内形成 Mallory 小体,其本质是
   - A. 脂肪变性
   - B. 细胞水肿
   - C. 玻璃样变
   - D. 淀粉样变性
   - E. 黏液样变性

9. 下列哪一项**不属于**内源性色素
   - A. 含铁血黄素
   - B. 炭末
   - C. 黑色素
   - D. 胆色素
   - E. 脂褐素

10. 脂褐素大量增加最常见于
    - A. 细胞萎缩
    - B. 细胞坏死
    - C. 细胞水样变
    - D. 细胞凋亡
    - E. 细胞玻璃样变

11. 以下哪项通常**不出现**黏液样变性
    - A. 间叶性肿瘤
    - B. 动脉粥样硬化
    - C. 急性风湿病
    - D. 甲状腺功能低下
    - E. 急性支气管炎

12. 细胞坏死时的特征性变化是

A. 细胞核浓染   B. 核固缩、核碎裂、核溶解

C. 细胞内出现异常物质   D. 细胞膜增厚

E. 细胞间出现异常物质

13. 下列哪处脏器梗死后常发生液化

     A. 肾   B. 心   C. 脑

     D. 脾   E. 肝

14. 最易发生凝固性坏死的是

     A. 肾   B. 肠   C. 脑

     D. 肺   E. 子宫

15. 下列哪种器官**不易**发生坏疽

     A. 阑尾   B. 肺   C. 脑

     D. 肠   E. 子宫

16. 干性坏疽出现的部位常常是

     A. 肺   B. 手、足   C. 肠

     D. 脾   E. 肝

17. 下列哪一项**不是**坏死的结局

     A. 溶解吸收   B. 分离排出   C. 机化

     D. 包裹、钙化   E. 病因消除后细胞恢复正常

18. 坏死组织**不会**出现下列哪种变化

     A. 分化   B. 液化   C. 机化

     D. 钙化   E. 软化

19. 凋亡是指

     A. 机体内单个细胞或小团细胞死亡,并引发炎症反应

     B. 机体内大片细胞死亡

     C. 机体内单个细胞的死亡,质膜不破裂

     D. 机体内大片细胞死亡,形成碎片状坏死

     E. 机体内大片细胞死亡,并连接成带状

20. 下列哪种组织的再生能力最强

     A. 平滑肌   B. 骨骼肌   C. 神经细胞

     D. 神经胶质细胞   E. 软骨

21. 组织的再生能力从强到弱依次是

     A. 结缔组织 > 神经细胞 > 肝细胞

     B. 软骨 > 肌腱 > 肾小管上皮细胞

     C. 骨 > 平滑肌 > 神经细胞

     D. 鳞状上皮细胞 > 横纹肌 > 周围神经

     E. 肾小管上皮细胞 > 骨髓细胞 > 脂肪细胞

22. 男,35 岁,因肝损伤急症手术。术中见肝右叶外侧 5cm 裂口。术后肝功能检查正常,体力恢复正常。肝脏损伤得以顺利修复,从内环境分析,主要起再生作用的是

     A. 不稳定细胞   B. 肥大细胞   C. 纤维细胞

     D. 稳定细胞   E. 永久性细胞

23. 下列各种情况,**不属于**机化的是
    A. 皮肤缺损植皮　　　　　　　B. 脾脏梗死后形成梗死瘢痕
    C. 血管内血栓再通　　　　　　D. 浆膜腔纤维性粘连
    E. 肺肉质变形成

24. 坏死组织逐渐由肉芽组织取代的过程称为
    A. 化生　　　　　　B. 再生　　　　　　C. 适应
    D. 修复　　　　　　E. 机化

25. 肉芽组织发挥抗感染作用的主要成分是
    A. 毛细血管内皮细胞　　B. 成纤维细胞　　　　C. 肌成纤维细胞
    D. 炎症细胞　　　　　　E. 胶原纤维

26. 完成瘢痕修复的物质基础是
    A. 上皮组织　　　　　　B. 毛细血管网　　　　C. 肉芽组织
    D. 纤维蛋白网架　　　　E. 炎性渗出物

27. 下列哪项**不符合**一期愈合的条件
    A. 组织缺损小　　　　　B. 创缘整齐　　　　　C. 对合严密
    D. 伤口内存在少量异物　E. 不伴有感染

28. 创伤愈合的过程中,**错误**的是
    A. 缺损部位形成血凝块、伤口收缩　　B. 吞噬细胞清除坏死组织
    C. 底部及周边生长肉芽组织　　　　　D. 上皮细胞覆盖、形成瘢痕
    E. 局部组织细胞过度增生

29. 组织对缺血的耐受性从强到弱依次是
    A. 骨骼肌、脑、心肌　　　　　B. 心肌、脑、骨骼肌
    C. 脑、心肌、骨骼肌　　　　　D. 骨骼肌、心肌、脑
    E. 心肌、骨骼肌、脑

30. 一般手术切口在第 7d 左右拆线的原因主要是
    A. 肉芽组织已形成　　　　　B. 胶原纤维已产生
    C. 表皮已再生　　　　　　　D. 炎症已消退
    E. 伤口已愈合

（二）名词解释

1. 萎缩　2. 肥大　3. 增生　4. 化生　5. 变性　6. 坏死　7. 坏疽　8. 溃疡　9. 空洞　10. 机化　11. 细胞凋亡　12. 修复　13. 肉芽组织　14. 创伤愈合

（三）简答题

1. 病理性萎缩包括哪些类型?
2. 举例说明化生的类型。
3. 肥大的分类有哪些?
4. 举例说明玻璃样变的类型。
5. 常见的病理性色素沉积包括哪些种类?
6. 坏死的类型和结局有哪些?
7. 肉芽组织的结构与功能有哪些?
8. 一期愈合的条件是什么?

9. 二期愈合的条件是什么?

10. 影响创伤愈合的局部因素和全身性因素有哪些?

四、参考答案

(一)单选题(A1 型题)

1. B 2. C 3. D 4. D 5. B 6. B 7. B 8. C 9. B 10. A 11. B 12. B
13. C 14. A 15. C 16. B 17. E 18. A 19. C 20. D 21. C 22. D 23. A 24. E
25. D 26. C 27. D 28. E 29. D 30. B

(二)名词解释

1. 已发育正常的细胞、组织或器官的体积缩小称为萎缩。

2. 细胞、组织和器官的体积增大称为肥大。

3. 组织或器官内实质细胞数量的增多,常导致组织或器官的体积增大称为增生。

4. 一种分化成熟的细胞转化为另一种分化成熟细胞的过程称为化生。

5. 细胞物质代谢障碍引起的一类形态学变化,指细胞或细胞间质内出现一些异常物质或正常物质含量异常增多的现象称为变性。

6. 机体内局部组织、细胞的死亡称为坏死。

7. 较大范围组织坏死合并不同程度的腐败菌感染称为坏疽。

8. 皮肤黏膜脱落后该处遗留较深的组织缺损称为溃疡。

9. 肺、肾等器官的坏死组织液化后,可经气管或输尿管等自然管道排出,在该处留有的空腔称为空洞。

10. 由肉芽组织取代坏死组织、血栓、炎性渗出物以及其他异物的过程称为机化。

11. 活体内单个细胞的死亡称为凋亡。

12. 损伤造成机体局部细胞和组织丧失,由邻近健康细胞对所形成的缺损进行修补恢复的过程称为修复。

13. 新生的成纤维细胞和毛细血管组成的幼稚纤维结缔组织称为肉芽组织。

14. 机体在外力作用下,引起的组织离断或缺损后,通过再生进行修复的过程称为创伤愈合。

(三)简答题

1. 病理性萎缩包括哪些类型?

病理性萎缩包括营养不良性萎缩、压迫性萎缩、失用性萎缩、去神经性萎缩、内分泌性萎缩。

2. 举例说明化生的类型。

化生是一种分化成熟的细胞转化为另一种分化成熟细胞的过程。由具有分裂能力的未分化细胞分化为性质相似的组织所致。例如:气管和支气管黏膜的纤毛柱状上皮转化为鳞状上皮。

3. 肥大的分类有哪些?

在性质上,肥大可分为生理性肥大或病理性肥大两种。在原因上,肥大若因器官和组织功能负荷过重所致,称为代偿性肥大;若因内分泌激素过多作用于效应器所致,称为内分泌性(或激素性)肥大。

4. 举例说明玻璃样变的类型。

结缔组织玻璃样变,如瘢痕。

细动脉壁玻璃样变,如高血压病的细小动脉。

细胞内玻璃样变,如蛋白尿的肾小管上皮细胞。

5. 常见的病理性色素沉积包括哪些种类?

内源性色素:含铁血黄素、胆色素、脂褐素、黑色素。

外源性色素:炭末及文身所用的色素。

6. 坏死的类型和结局有哪些?

一般分为凝固性坏死、液化性坏死和纤维素样坏死三个基本类型。还有干酪样坏死、脂肪坏死、坏疽等特殊类型。坏疽分为干性、湿性和气性三种类型。结局:溶解吸收、分离排出、机化与包裹、钙化。

7. 肉芽组织的结构与功能有哪些?

抗感染,保护创面;机化或包裹坏死组织、血栓、炎症渗出物以及其他异物;填补伤口及组织缺损。

8. 一期愈合的条件是什么?

组织缺损少,创缘整齐,无感染,经黏合或缝合后创面对合严密的伤口。

9. 二期愈合的条件是什么?

组织缺损大,创缘不整,哆开,无法整齐对合,或伴有感染,继续引起局部组织变性、坏死,炎症反应明显的伤口;有多量的肉芽组织填平伤口;愈合时间长,形成较大瘢痕。

10. 影响创伤愈合的局部因素和全身性因素有哪些?

影响创伤愈合的全身因素有年龄、营养、激素或药物;局部因素有感染、异物、局部血液供应、神经支配。

(王化修)

第三章　局部血液循环障碍

一、内容要点

1. **充血**　指因动脉血流入过多引起器官或局部组织血管内血液含量增多的状态,分为生理性充血和病理性充血。充血的器官、组织轻度肿胀,颜色淡红或鲜红,温度升高,功能增强。镜下见器官、组织内的小动脉和毛细血管扩张、充血。

2. **淤血**　指因为静脉血回流受阻引起器官或局部组织的血管内血液含量增多的状态。由静脉阻塞、静脉受压或心力衰竭引起。淤血器官体积肿大,包膜紧张,温度降低,颜色呈紫红色。镜下可见淤血器官和组织的小静脉、细静脉和毛细血管扩张、充血。常导致组织器官水肿、出血、细胞萎缩、变性、坏死及硬化。

肺淤血由左心衰引起,肺体积增大,重量增加,呈现紫红色,质地硬,镜下可见肺小静脉、肺泡壁毛细血管高度扩张充血,肺泡腔内有水肿液及心力衰竭细胞。肝淤血由右心衰引起,肝脏体积增大,重量增加,包膜紧张,称为槟榔肝,镜下可见肝小叶中央静脉及其附近的肝窦高度扩张充血;肝小叶中央区的肝细胞因为淤血缺氧而发生脂肪变性。长期淤血可致淤血性肝硬化。

3. **血栓形成**　指在活体的心、血管内,血液成分发生凝固或有形成分析出、黏集形成固体质块的过程。心、血管内膜的损伤、血流状态的改变及血液性质的改变是血栓形成的条件。血栓按形态可分为白色血栓、混合血栓、红色血栓和透明血栓。血栓的结局为溶解、吸收、软化脱落形成血栓栓子、机化与再通或钙化。血栓可止血、防止细菌扩散,但也能阻塞血管腔,导致血栓栓塞、心脏瓣膜变形和出血等不利后果。

4. **栓塞**　指在循环的血液中出现不溶于血液的异常物质,随血流动,阻塞相应血管腔、心腔的现象。栓子运行途径与血流一致。血栓栓塞最为常见,分为肺动脉栓塞和体循环的动脉栓塞。肺动脉栓塞栓子95%来源于下肢,较小的血栓栓塞不会引起严重后果,较大的栓子栓塞在肺动脉的较大分支处,可以引起肺梗死,甚至死亡。体循环的动脉栓塞的栓子来源于左心及动脉系统。栓塞后果取决于栓子的大小以及栓塞的部位;脂肪栓子来源于长骨骨折、脂肪组织严重挫伤,常栓塞肺,少数情况下可通过肺静脉进入体循环,造成全身不同器官的栓塞;空气栓塞见于大静脉的破裂,可造成严重循环衰竭和呼吸困难,甚至迅速死亡;氮气栓塞由人体周围的压力迅速减低造成;羊水栓塞见于产科意外,易导致 DIC。

5. **梗死**　指机体器官或局部组织由于动脉血流阻断而发生的缺血性坏死。贫血性梗死好发于心、肾、脾,多为凝固性坏死,坏死组织为灰白色,与正常组织的分界清楚,分界处有一条充血出血带,梗死区的形状取决于该器官的血管分布情况:脾、肾梗死区的形状呈楔形或者扇形,心肌梗死为不规则形;出血性梗死好发于组织疏松,通常在梗死之前已有严重的静脉淤血,如肺和肠。由于梗死区出血较多,梗死组织为暗红色,与周围组织分界不清。

二、重点难点解析

(一)血栓形成的条件和机制

1. 心血管内膜损伤 内皮细胞变性、坏死、脱落,暴露出内皮下胶原纤维。由此所致:①内皮细胞膜电荷发生改变,易于吸附血小板;②受损的内皮细胞释出 ADP 与血小板膜上的 ADP 受体结合,促进血小板黏附;③黏附的血小板也可释放出 ADP,促使更多的血小板黏附、凝集;④血小板凝集后发生释放反应,释放出多种促凝物质,促进凝血过程;⑤内皮下胶原纤维暴露使Ⅶ因子活化以及损伤的内皮释放组织因子,启动外源性凝血系统。

2. 血流缓慢及涡流形成 当血流缓慢或者有涡流形成时,轴流与边流被打破。首先,血小板得以进入边流,血小板黏附于内膜的可能性增大;其次,血流缓慢引起内膜缺氧,导致内皮细胞变性、坏死、脱落,暴露出内皮下胶原纤维,触发凝血过程;再次,血流缓慢时,被激活的凝血因子可在局部达到较高浓度,易促发凝血过程。

3. 血液凝固性增强 血液的黏稠度增高。幼稚的血小板黏性较大,容易发生相互黏集。

(二)栓子运行途径

1. 来自左心和体循环动脉系统的栓子 最终栓塞于口径与其相当的动脉分支。常见于脑、脾、肾、下肢等处。

2. 来自右心和体循环静脉系统的栓子 栓子沿血流方向常在肺动脉主干或其分支处形成栓塞。

3. 门静脉系统的栓子 由肠系膜静脉等门静脉系统来源的栓子,经门静脉进入肝,引起肝内门静脉分支的栓塞。

三、习题

(一)单选题(A1 型题)

1. 关于慢性肝淤血描述**错误**的是
   A. 肝细胞萎缩消失
   B. 肝细胞脂肪变性
   C. 肝细胞坏死
   D. 肝间质纤维素渗出
   E. 肝小叶中央静脉扩张充血

2. 下述可引起槟榔肝的是
   A. 右心衰
   B. 左心衰
   C. 门静脉高压
   D. 缩窄性心包炎
   E. 肠系膜静脉血栓形成

3. 栓塞中最常见类型为
   A. 血栓栓塞
   B. 脂肪栓塞
   C. 羊水栓塞
   D. 气体栓塞
   E. 瘤细胞栓塞

4. 下列哪一项**不是**血栓的结局
   A. 化生
   B. 机化
   C. 再通
   D. 钙化
   E. 溶解吸收

5. 透明血栓的主要成分是
 A. 血小板 + 纤维素　　　　　　　　　B. 纤维素
 C. 血小板 + 白细胞　　　　　　　　　D. 白细胞 + 纤维素
 E. 血小板 + 红细胞

6. 白色血栓形成的主要成分是
 A. 纤维素　　　　　　B. 中性粒细胞　　　　　　C. 血小板
 D. 单核细胞　　　　　E. 红细胞

7. 下列**不会**引起空气栓塞的是
 A. 头颈部创伤　　　　　　　　　　　B. 胸部手术
 C. 大隐静脉切开插管　　　　　　　　D. 分娩时子宫强烈收缩
 E. 胸部创伤

8. 下列对于慢性肺淤血的病变叙述**错误**的是
 A. 肺泡隔增厚　　　　　　　　　　　B. 肺泡壁毛细血管充血
 C. 肺泡腔内有红细胞　　　　　　　　D. 肺泡腔内可见大量中性粒细胞
 E. 肺组织内可见大量心衰细胞

9. 出血性梗死容易发生在
 A. 心　　　　　　B. 肾　　　　　　　C. 肺
 D. 脑　　　　　　E. 脾

10. 发生梗死最常见的原因是
 A. 血栓形成　　　　　B. 动脉腔狭窄　　　　　C. 血管受压
 D. 动脉痉挛　　　　　E. 静脉石

11. 下列哪个器官的梗死灶常为地图形
 A. 肺脏　　　　　　B. 心脏　　　　　　C. 肝脏
 D. 脾脏　　　　　　E. 肠管

12. 引起脑栓塞的血栓性栓子多来自
 A. 左心　　　　　　　　　　　　　　B. 右心
 C. 骨盆静脉　　　　　　　　　　　　D. 肾动脉
 E. 下肢深静脉

13. 下列关于贫血性梗死的描述**错误**的是
 A. 常发生于组织结构致密的器官　　　B. 梗死灶灰白色
 C. 梗死灶边缘有充血出血带　　　　　D. 坏死灶引起炎症反应
 E. 常发生于有双重血液供应的器官

14. 有关血栓形成,下列**不正确**的是
 A. 下肢血栓多于上肢血栓　　　　　　B. 静脉血栓多于动脉血栓
 C. 静脉内多为混合血栓　　　　　　　D. 心脏内多为红色血栓
 E. 毛细血管内多为纤维素血栓

15. 易发生贫血性梗死的器官是
 A. 心、脑、肠　　　　　　　　　　　B. 肾、肠、脑
 C. 心、脾、肾　　　　　　　　　　　D. 脾、心、肺
 E. 肾、心、肺

（二）名词解释

1. 充血 2. 淤血 3. 心力衰竭细胞 4. 槟榔肝 5. 血栓形成 6. 栓塞 7. 梗死

（三）简答题

1. 简述淤血的原因和后果。

2. 简述血栓形成的条件。

3. 请列出栓子的种类及栓子的运行途径。

4. 试从形成条件和病理特征两个方面比较出血性梗死和贫血性梗死。

四、参考答案

（一）单选题（A1 型题）

1. D 2. A 3. A 4. A 5. B 6. C 7. D 8. D 9. C 10. A 11. B 12. A 13. E 14. D 15. C

（二）名词解释

1. 因为动脉血流入过多引起器官或局部组织血管内血液含量增多的状态,称为动脉性充血。

2. 因为静脉血回流受阻引起器官或局部组织的血管内血液含量增多的状态,称为静脉性充血。简称为淤血。

3. 肺泡腔内的红细胞被肺内的巨噬细胞吞噬后,红细胞内的血红蛋白转变成棕黄色颗粒状的含铁血黄素,这种含有含铁血黄素的巨噬细胞称为心力衰竭细胞。

4. 淤血的肝脏切面呈现红（淤血）黄（脂肪变性）相间的花纹状结构,酷似槟榔的切面,故称为槟榔肝。

5. 在活体的心、血管内,血液成分发生凝固或有形成分发生析出、黏集形成固体质块的过程,称为血栓形成。

6. 在循环的血液中出现不溶于血液的异常物质,随血流动,阻塞相应血管腔、心腔的现象,称为栓塞。

7. 机体器官或局部组织由于动脉血流阻断而发生的缺血性坏死。

（三）简答题

1. 简述淤血的原因和后果。

原因：①静脉阻塞,静脉内血栓形成、栓塞、静脉管壁增厚；②静脉受压,肿瘤、炎症包块压迫其周围的静脉,妊娠的子宫压迫髂静脉；③心力衰竭,左心衰导致肺静脉淤血；右心衰导致全身静脉淤血。

后果：①淤血性水肿或积液；②淤血性出血；③组织细胞萎缩、变性、坏死；④淤血性硬化。

2. 简述血栓形成的条件。

心、血管内膜的损伤、血流状态的改变、血液凝固性增高。

3. 请列出栓子的种类及栓子的运行途径。

固体（血栓栓子、细胞栓子）、气体（空气）和液体（脂肪、羊水）。

栓子运行途径：①来自左心和体循环动脉系统的栓子栓塞在脑、脾、肾、四肢等处；②来自右心和体循环静脉系统的栓子栓塞在肺；③门静脉系统的栓子引起肝内门静脉分支的栓塞。

4. 试从形成条件和病理特征两个方面比较出血性梗死和贫血性梗死。

贫血性梗死好发于心、肾、脾。这些器官组织致密,侧支循环不丰富,梗死区出血量少。多为凝固性坏死,坏死组织为灰白色,与正常组织的分界清楚,分界处有一条充血出血带。出血性梗死组织疏松、梗死之前已有严重的静脉淤血,如肺和肠,由于梗死区出血较多,梗死组织为暗红色,与周围组织分界不清,无充血出血带。

（张　忠）

第四章　炎　症

一、内容要点

炎症是具有血管系统的活体组织对致炎因子所致的局部损伤发生的以防御为主的反应。

任何能够引起组织损伤的因素都能引起炎症，统称为致炎因子。致炎因子种类繁多，包括生物性因子、物理性因子、化学性因子、坏死组织、变态反应，其中以生物性因子最为常见。

炎症反应主要是通过一系列化学因子的作用而实现的。这些参与并诱导炎症发生、发展的具有生物活性的化学物质称为炎症介质。炎症介质可来自于细胞，也可来自于血浆。

炎症的基本病理变化包括变质、渗出和增生，其中心环节是血管反应。炎症根据局部组织基本病变可分为变质性炎症、渗出性炎症和增生性炎症；也可根据发病缓急和病变特点分为急性炎症、慢性炎症等。在急性炎症过程中血流动力学改变、血管通透性增高和白细胞渗出这三种改变非常明显，通过充血、渗出将抵抗病原生物的白细胞和抗体、补体等运输到炎症局部，以稀释、杀伤和包围致炎因子，清除、运走有害物质，为炎症修复创造良好的条件，使疾病得以康复。

炎症的局部表现有红、肿、热、痛和功能障碍，全身反应有发热、血沉加快、外周血白细胞数目改变等。

炎症的病理变化复杂多样。大多数急性炎症经过适当治疗能够痊愈，少数可迁延为慢性炎症，极少数通过局部蔓延、淋巴道蔓延、血行蔓延可扩散到全身，引起菌血症、毒血症、败血症、脓毒血症等。

二、重点难点解析

（一）炎症的基本病理变化

炎症的基本病理变化包括变质、渗出和增生。

变质是指炎症局部组织细胞发生的变性和坏死。变质可发生在实质细胞，如实质细胞发生水肿、脂肪变性和凝固性坏死或液化性坏死等；也可发生在间质，如间质细胞发生黏液样变、纤维素样坏死等。渗出是指炎症局部组织血管内的液体成分、纤维素等蛋白质和白细胞通过血管壁进入组织、体腔、体表和黏膜表面的过程。渗出是炎症的特征性病变，在局部发挥着重要的防御作用。增生性炎多为慢性，少数呈急性经过，如急性肾小球肾炎、伤寒等。分为一般增生性炎、肉芽肿性炎、炎性息肉和炎性假瘤。局部以巨噬细胞及其演变的细胞增生为主，形成境界清楚的结节状病灶称为肉芽肿。

在炎症过程中三者之间存在内在的密切联系，互相影响，构成一个复杂的炎症反应过程。炎症早期以变质或渗出为主，后期以增生为主。变质是损伤过程，而渗出和增生则是抗损伤和修复过程。

（二）液体渗出的意义

渗出液对机体具有重要的防御作用：①稀释毒素及有害物质，减轻对局部组织的损伤；②为炎症区域带来营养物质，运走有害物质；③渗出物含有抗体、补体，有利于消灭病原体；④渗出物中的纤维素交织成网，不仅可限制病原体扩散，还有利于白细胞发挥表面吞噬作用，在炎症后期纤维素网架可成为修复的支架，并有利于成纤维细胞产生胶原纤维；⑤渗出物内病原微生物和毒素随淋巴液被带至局部淋巴结，可刺激机体产生体液免疫和细胞免疫。

但是如果渗出物过多，会产生压迫和阻塞等不利影响。例如，严重的喉头水肿可引起窒息；大量心包积液或胸腔积液可压迫心脏或肺；渗出的纤维素过多，若不能完全吸收，则发生机化，可引起器官和组织的粘连，如心包粘连、胸膜粘连和肠粘连等。

（三）急性炎症的类型及其病理变化

根据基本病理变化的不同，炎症的组织学类型包括：变质性炎、渗出性炎和增生性炎。渗出性炎是以液体渗出为主的炎症，根据渗出液的成分不同，又可分为浆液性炎、纤维素性炎、化脓性炎和出血性炎。

1. 浆液性炎　浆液性炎以浆液渗出为主要特征，浆液性炎常发生于疏松结缔组织、黏膜和浆膜等处。

浆液性炎的病变一般较轻，易于消退。但浆液性渗出物过多也会产生不良影响，甚至严重后果，如急性喉炎引起的喉头水肿、胸腔或心包腔大量积液等。

2. 纤维素性炎　纤维素性炎以纤维蛋白渗出为主要特征。纤维素性炎主要发生于黏膜、浆膜和肺组织。发生在黏膜者，渗出的纤维素与坏死组织、中性粒细胞共同形成灰白色膜状物，此膜状物称为假膜，此种纤维素性炎又称假膜性炎，如白喉、细菌性痢疾。浆膜的纤维素性炎可引起体腔纤维性粘连。如发生于心包膜的纤维素性炎由于心脏不停地搏动，使渗出于心包脏、壁两层表面的纤维素形成绒毛状物，故称"绒毛心"，听诊时可闻及心包摩擦音。发生在肺的纤维素性炎主要见于大叶性肺炎，病变肺组织各级支气管和肺泡内充满渗出物，不含气体，从而使病变的组织发生肺实变。

渗出的纤维素可被中性粒细胞释放的蛋白水解酶分解或被吞噬细胞搬运清除，病变组织修复愈合。若纤维素渗出过多，而中性粒细胞渗出过少，或组织内 α_1- 抗胰蛋白酶含量过多，可致纤维素清除、吸收障碍，纤维素则发生机化，形成浆膜的纤维性粘连，或大叶肺炎的肉质变，造成器官、组织的功能受到影响。

3. 化脓性炎　化脓性炎以中性粒细胞渗出为主，伴有不同程度的组织坏死和脓液形成为特点。脓性渗出物称为脓液，是一种混浊的凝乳状液体，呈灰黄色或黄绿色。脓液中的中性粒细胞除极少数仍有吞噬能力外，大多数已变性坏死，称为脓细胞。根据化脓性炎发生的原因和部位不同，可将其分为以下三种类型。

（1）脓肿：为器官或组织内的局限性化脓性炎症，其主要特征是局部组织发生溶解坏死，形成充满脓液的囊腔。

（2）蜂窝织炎：是疏松结缔组织发生的弥漫性化脓性炎，常见于皮下组织、黏膜下、肌肉间和阑尾。

（3）表面化脓和积脓：表面化脓是指发生在黏膜或浆膜的化脓性炎，中性粒细胞主要向表面渗出，深部组织不发生明显坏死。黏膜的化脓性炎如化脓性尿道炎、化脓性支气管炎等，渗出的脓液可沿尿道、支气管排出脓尿或脓痰，又称化脓性卡他性炎。当渗出的脓液蓄积在浆膜腔、输卵管或胆囊等部位时，称为积脓。

4. 出血性炎　由于血管壁损伤严重,红细胞大量漏出,导致渗出物中含有多量红细胞时,称为出血性炎。严格来说,出血性炎不是一种独立的炎症类型,常与其他类型的炎症混合出现。

（四）一般慢性炎症的病变特征

慢性炎症最重要的特点是:①炎症灶内浸润的炎细胞主要为淋巴细胞、浆细胞和单核细胞,反映机体对损伤的持续反应;②主要由炎细胞引起的组织破坏;③常有明显的纤维结缔组织、血管以及上皮细胞、腺体或实质细胞的增生,以替代和修复损伤的组织。有的一般慢性炎症可形成局部肿块,表现为炎性息肉或炎性假瘤。

1. 炎性息肉　致炎因子长期刺激,局部黏膜上皮、腺体和肉芽组织局限性增生而形成向表面突出的带蒂的肿物。

2. 炎性假瘤　局部组织的炎性增生形成的境界较清楚的肿瘤样团块。常见于肺和眼眶。

3. 肉芽肿性炎　慢性肉芽肿性炎是一种特殊的慢性炎症,以肉芽肿形成为特点。所谓肉芽肿是一类以巨噬细胞及其演化细胞增生形成的境界清楚的结节状病灶。慢性肉芽肿性炎的常见原因有:①病原体感染,如结核杆菌、麻风杆菌、梅毒螺旋体、血吸虫等;②外源性或内源性异物,如手术缝线、石棉、滑石粉和尿酸盐以及脂类物质等;③原因不明,如结节病。

肉芽肿一般分为感染性肉芽肿和异物性肉芽肿两类:①感染性肉芽肿,由病原体引起,形成具有特殊结构的巨噬细胞结节,如结核肉芽肿(结核结节);②异物性肉芽肿,在不易消化的较大异物周围,聚集数量不等的巨噬细胞、异物巨细胞。

三、习题

（一）单选题（A1型题）

1. 最常见的致炎因子是
   - A. 物理性因子
   - B. 化学性因子
   - C. 生物性因子
   - D. 机械性因子
   - E. 免疫性因子

2. 炎症反应的核心是
   - A. 变质
   - B. 渗出
   - C. 增生
   - D. 充血
   - E. 水肿

3. 炎症过程中,组织损伤的主要表现为
   - A. 变质
   - B. 充血
   - C. 渗出
   - D. 间质增生
   - E. 实质增生

4. 炎症的概念是
   - A. 致炎因子诱发的机体血管反应
   - B. 具有血管系统的活体组织的损伤反应
   - C. 具有血管系统的活体组织对损伤因子所发生的防御反应
   - D. 具有血管系统的活体组织发生的防御反应
   - E. 具有血管系统的活体组织对致炎因子的反应

5. 急性炎症反应中,最先出现的血管变化是
   - A. 血管扩张
   - B. 血流缓慢
   - C. 血流加快
   - D. 血管收缩
   - E. 血流停滞

6. 急性炎症时,组织肿胀的主要原因是
   - A. 纤维组织增生
   - B. 肉芽组织增生
   - C. 充血及血液成分渗出

D. 实质细胞增生　　　　　E. 实质细胞肿胀

7. **不符合**炎症性增生的描述是

    A. 具有抗损伤的作用　　　B. 具有修复功能　　　　　C. 可引起间质增生

    D. 可引起实质增生　　　　E. 对机体有益无害

8. 急性炎症反应中,最先渗出的是

    A. 纤维蛋白　　　　　　　B. 球蛋白　　　　　　　　C. 白蛋白

    D. 淋巴细胞　　　　　　　E. 单核细胞

9. 渗出液的描述中,哪项是**错误的**

    A. 血管通透性升高引起　　　　　　　　B. 液体比重高

    C. 液体静置后不凝固　　　　　　　　　D. 液体内含纤维蛋白原

    E. 液体内多量炎细胞

10. **不符合**渗出液作用的描述是

    A. 稀释毒素　　　　　　　B. 带来抗体　　　　　　　C. 带来补体

    D. 带来营养物质和氧　　　E. 对机体有益无害

11. 下列对炎症时血管壁通透性增加的描述,哪项是**错误的**

    A. 内皮细胞间隙增大　　　B. 内皮细胞变性坏死　　　C. 内皮细胞吞饮增加

    D. 血管平滑肌收缩　　　　E. 基底膜受损

12. 下列有关炎症的理解,哪项**不正确**

    A. 血管反应是炎症的中心环节

    B. 对机体损害的任何因素均可为致炎因子

    C. 炎症对机体有利,又有潜在危害性

    D. 凡是炎症都应该使用抗生素抗感染

    E. 炎症既有局部反应,又有全身反应

13. 趋化作用是指

    A. 白细胞靠边　　　　　　B. 白细胞附壁　　　　　　C. 白细胞游出

    D. 白细胞定向运动　　　　E. 白细胞吞噬作用

14. 病毒感染的病灶内最常见的炎细胞是

    A. 中性粒细胞　　　　　　B. 嗜酸性粒细胞　　　　　C. 淋巴细胞、单核细胞

    D. 浆细胞　　　　　　　　E. 肥大细胞

15. 寄生虫感染时,病灶内最多见的炎细胞是

    A. 中性粒细胞　　　　　　B. 嗜酸性粒细胞　　　　　C. 淋巴细胞、单核细胞

    D. 浆细胞　　　　　　　　E. 肥大细胞

16. 金黄色葡萄球菌感染常引起

    A. 蜂窝织炎　　　　　　　B. 脓肿　　　　　　　　　C. 出血性炎

    D. 浆液性炎　　　　　　　E. 纤维素性炎

17. 溶血性链球菌感染最常引起

    A. 蜂窝织炎　　　　　　　B. 脓肿　　　　　　　　　C. 出血性炎

    D. 浆液性炎　　　　　　　E. 纤维素性炎

18. 肉芽肿性炎增生的细胞主要是

    A. 巨噬细胞及其衍生细胞　　　　　　　B. 淋巴细胞

C. 中性粒细胞　　　　　　　　　　　　　D. 浆细胞

E. 肥大细胞

19. 有关炎症介质特点的描述**错误的**是

　　A. 可由体液释放　　　　B. 可由细胞释放　　　　C. 具有趋化作用

　　D. 可引起发热和疼痛　　E. 半衰期较长

20. 在慢性炎症中,下列哪种细胞最常见

　　A. 嗜酸性粒细胞　　　　B. 淋巴细胞　　　　　　C. 中性粒细胞

　　D. 肥大细胞　　　　　　E. 巨噬细胞

21. 炎症介质的主要作用是

　　A. 导致实质细胞变性坏死　　　　　　B. 引起发热

　　C. 扩张血管、增高血管壁通透性　　　D. 引起疼痛

　　E. 导致组织细胞代谢障碍

22. **不属于**化脓性炎症的是

　　A. 急性细菌性痢疾　　　　　　　　　　B. 疖

　　C. 痈　　　　　　　　　　　　　　　　D. 急性蜂窝织炎性阑尾炎

　　E. 输卵管积脓

23. 小腿烫伤后红肿、疼痛,数小时后起水疱,其病变为

　　A. 出血性炎症　　　　　B. 变质性炎症　　　　　C. 炎性水肿

　　D. 浆液性炎症　　　　　E. 蜂窝织炎

24. 下列关于纤维素性炎症的论述**不正确**的是

　　A. 多见于黏膜、浆膜和肺　　　　　　B. 渗出有大量白细胞

　　C. 发生在黏膜时,为假膜性炎　　　　D. 可发生机化,引起粘连

　　E. 渗出大量纤维蛋白原

25. 假膜性炎的特征性渗出物是

　　A. 浆液　　　　　　　　B. 纤维蛋白原　　　　　C. 中性粒细胞

　　D. 巨噬细胞　　　　　　E. 淋巴细胞

26. 巨噬细胞、纤维母细胞和淋巴细胞最常见于

　　A. 急性炎症　　　　　　B. 肉芽组织　　　　　　C. 伤口愈合处

　　D. 慢性炎症　　　　　　E. 化脓性炎症

27. 以变质为主的炎症是

　　A. 多发性栓塞性肝脓肿　B. 乙型肝炎　　　　　　C. 伤寒

　　D. 急性细菌性痢疾　　　E. 肝血吸虫病

28. 下列哪种物质被认为是炎症介质

　　A. 甲状腺素　　　　　　B. 生长激素　　　　　　C. 前列腺素

　　D. 类固醇激素　　　　　E. 降钙素

29. 在炎症中,哪种**不是**巨噬细胞的衍生细胞

　　A. 类上皮细胞　　　　　B. 伤寒细胞　　　　　　C. 风湿细胞

　　D. 异物巨细胞　　　　　E. 心力衰竭细胞

30. 哪一项**不属于**渗出性炎症

　　A. 浆液性炎　　　　　　B. 假膜性炎　　　　　　C. 化脓性炎

D. 感染性肉芽肿性炎　　E. 出血性炎

31. **不符合慢性炎症**的病变是
    A. 中性粒细胞为主的炎细胞浸润　　B. 炎症性息肉
    C. 炎性假瘤　　　　　　　　　　　D. 多量结缔组织增生
    E. 炎性肉芽肿形成

32. 炎症最重要的特征表现为
    A. 细胞变性　　　　B. 细胞坏死　　　　C. 白细胞渗出
    D. 充血　　　　　　E. 增生

33. 白细胞的吞噬过程**不包括**
    A. 识别　　　　　　B. 黏着　　　　　　C. 吞入
    D. 附壁　　　　　　E. 杀伤降解

34. 慢性炎症组织内浸润的主要细胞是
    A. 淋巴细胞　　　　B. 中性粒细胞　　　C. 嗜酸性粒细胞
    D. 嗜碱性粒细胞　　E. 肥大细胞

35. 葡萄球菌感染的炎症灶内主要的炎细胞是
    A. 淋巴细胞　　　　B. 中性粒细胞　　　C. 嗜酸性粒细胞
    D. 嗜碱性粒细胞　　E. 肥大细胞

36. 下列哪项病变**不是**浆液性炎
    A. 胸膜炎积液　　　　　　　　　　B. 感冒初期的鼻黏膜炎
    C. 肾盂积水　　　　　　　　　　　D. 昆虫毒素引起的皮肤水肿
    E. 皮肤烧伤引起的水疱

37. 感染是指
    A. 物理因子引起的炎症　　　　　　B. 化学因子引起的炎症
    C. 生物因子引起的炎症　　　　　　D. 免疫反应引起的炎症
    E. 排斥反应引起的炎症

38. 下述哪种物质在炎症中有强致痛作用
    A. 组胺　　　　　　B. 溶酶体酶　　　　C. 缓激肽
    D. C3a　　　　　　E. 细菌产物

39. 有关浆液性炎的描述**不正确**的是
    A. 在浆膜腔多形成积液　　　　　　B. 渗出液内有少量白细胞
    C. 多形成积脓　　　　　　　　　　D. 多见于疏松组织、浆膜和黏膜
    E. 在黏膜多表现为"卡他性炎"

40. 急性炎症时血流动力学的变化一般按下列顺序发生
    A. 血流速度减慢→血管扩张,血流加速→细动脉短暂收缩→白细胞附壁
    B. 血管扩张,血流加速→细动脉短暂收缩→白细胞附壁→血流速度减慢
    C. 细动脉短暂收缩→血流加速→血管扩张,血流速度减慢→白细胞附壁
    D. 细动脉短暂收缩→血管扩张,血流加速→白细胞附壁→血流速度减慢
    E. 细动脉短暂收缩→血流速度减慢→血管扩张,血流加速→白细胞附壁

(二)名词解释

1. 炎症　2. 变质　3. 渗出　4. 趋化作用　5. 假膜性炎　6. 化脓性炎症　7. 脓

肿 8. 蜂窝织炎 9. 炎症介质 10. 绒毛心

（三）简答题

1. 简述炎症渗出的防御作用。

2. 急性炎症局部血管壁通透性增高的机制有哪些？

3. 何为化脓性炎症？简述其类型并举例。

4. 何为纤维素性炎症？简述黏膜纤维素性炎症的主要特点。

5. 简述漏出液和渗出液的区别。

6. 比较脓肿和蜂窝织炎的区别。

7. 试述炎症时细胞渗出的过程及意义。

8. 何为肉芽肿性炎症？简述肉芽肿性炎症的主要特点。

9. 炎症的基本病变有哪些？它们之间的相互关系是怎样的？

四、参考答案

（一）单选题（A1 型题）

1. C 2. B 3. A 4. C 5. D 6. C 7. E 8. C 9. C 10. E 11. D 12. D
13. D 14. C 15. B 16. B 17. A 18. A 19. E 20. E 21. C 22. A 23. D 24. B
25. B 26. D 27. B 28. C 29. E 30. D 31. A 32. C 33. D 34. A 35. B 36. C
37. C 38. C 39. C 40. C

（二）名词解释

1. 炎症是机体对致炎因子引起的局部组织损伤所发生的防御反应。

2. 炎症局部组织和细胞发生的变性和坏死称为变质。

3. 炎症局部组织血管内的液体成分和白细胞通过血管壁进入组织、体腔、体表和黏膜表面的过程称为渗出。

4. 白细胞游出后，受某些化学物质的吸引，沿组织间隙，向着炎症灶定向游走称为趋化作用。

5. 假膜性炎是一种发生在黏膜的炎症，发生炎症时渗出的纤维素、坏死组织和中性粒细胞共同形成灰白色膜状物，又称为伪膜性炎。

6. 炎症病灶以中性粒细胞渗出为主，伴不同程度的组织坏死和脓液形成为特点，称为化脓性炎症。

7. 器官或组织内局限性化脓性炎症称为脓肿。

8. 在疏松结缔组织中发生的弥漫性化脓性炎称为蜂窝织炎。

9. 炎症过程中由细胞释放或体液产生的参与或引起炎症反应（如血管扩张、通透性增强和白细胞渗出）的一类化学介质。

10. 心包的纤维蛋白性炎，由于心脏不断搏动，导致渗出在心包膜上的纤维蛋白形成无数绒毛状物，覆盖于心脏表面，称为绒毛心。

（三）简答题

1. 简述炎症渗出的防御作用。

炎症过程中的渗出具有重要的防御作用：①液体渗出可以稀释毒素，减轻损伤；②为炎症局部组织带来营养物质和带走代谢产物；③渗出液中含有的抗体、补体有利于消灭病原体；④渗出液中的纤维蛋白，可限制病原微生物的扩散，还有利于白细胞的吞噬作用，渗出的炎细胞能吞噬消灭病原体,降解组织碎片;⑤机体发热、血白细胞增多和单核吞噬细胞系统增生能提高机体抗病能力,炎症局部组织细胞的增生一方面可修复损伤,另一方面可以提高局部组织的抗病能力。

2. 急性炎症局部血管壁通透性增高的机制有哪些?

急性炎症局部血管壁通透性增高的机制有:①某些致炎因子直接损伤内皮细胞之间的连接以及某些炎症介质的作用导致内皮细胞连接缝隙扩大。②白细胞激活并释放具有活性氧代谢产物和蛋白水解酶,引起内皮细胞损伤脱落。③穿细胞作用是指通过内皮细胞中的囊泡性细胞器相互连接形成穿胞通道。④新生毛细血管内皮细胞分化不成熟,细胞间连接不健全,故通透性较高。

3. 何为化脓性炎症?简述其类型并举例。

以中性粒细胞渗出为主,伴不同程度的组织坏死和脓液形成为特点的炎症称为化脓性炎症。根据化脓性炎症发生的原因和部位不同,可将其分为三种类型:①脓肿,如肺脓肿、肝脓肿;②蜂窝织炎,如阑尾蜂窝织炎;③表面化脓和积脓,如化脓性支气管炎、化脓性尿道炎。

4. 何为纤维素性炎症?简述黏膜纤维素性炎症的主要特点。

纤维素性炎以纤维蛋白原渗出为主,继而形成纤维蛋白,即纤维素。发生在黏膜者,渗出的纤维素、坏死组织和中性粒细胞共同形成灰白色膜状物,又称为假膜性炎,如白喉、细菌性痢疾均能形成假膜。白喉的假膜性炎,若发生在喉、口腔不易脱落称为固膜性炎;而发生在气管则较易脱落称为浮膜性炎,可引起窒息。细菌性痢疾的假膜易脱落引起浅而不规则的溃疡。

5. 简述漏出液和渗出液的区别。

漏出液为非炎症性,外观澄清透明,细胞少,比重轻,蛋白含量低,不能自凝;渗出液为炎症性,外观混浊,细胞多,比重大,蛋白含量高,易自凝。

6. 比较脓肿和蜂窝织炎的区别。

脓肿为器官或组织内局限性化脓性炎症,其主要特征是局部组织发生坏死溶解,形成充满脓液的腔。可发生在皮下或内脏,常由金黄色葡萄球菌引起。脓肿破溃后可形成溃疡、窦道和瘘管。

蜂窝织炎是疏松结缔组织中发生的弥漫性化脓性炎,常见于皮下组织、黏膜下、肌肉间和阑尾,主要由溶血性链球菌引起,该细菌能分泌透明质酸酶,分解结缔组织基质中的透明质酸;分泌的链激酶,能溶解纤维蛋白,因此,细菌易于扩散。炎症区组织间隙有明显水肿和大量中性粒细胞浸润。原有组织早期不发生明显坏死和溶解,炎症灶与周围正常组织分界不清。单纯的蜂窝织炎痊愈后一般不留痕迹。

7. 试述炎症时细胞渗出的过程及意义。

白细胞渗出是一种主动游出过程,大致步骤为白细胞边集、附壁、游出、趋化到达炎症区,对病原体和组织崩解碎片进行吞噬与消化。吞噬细胞的吞噬过程是识别和黏附、吞入、杀伤和降解。炎症时白细胞渗出是炎症防御反应最重要的特征,以此消灭病原体,清除异物,有利于组织修复。

8. 何为肉芽肿性炎症?简述肉芽肿性炎症的主要特点。

肉芽肿以巨噬细胞及其演化细胞增生为主,形成境界清楚的以结节状病灶为特征的炎症。它是一种特殊增生性炎症。肉芽肿可分为异物性肉芽肿和感染性肉芽肿。异物不易被消化,异物刺激长期存在形成慢性炎症导致异物性肉芽肿。感染性肉芽肿除了有某些病原微生物不易被消化外,还可引起免疫反应,如结核性肉芽肿,中心常为干酪样坏死,周围有放射状排列的上皮样细胞,并可见数量不等的 Langhans 巨细胞掺杂其中,外围为大量淋巴细胞浸润,还可见纤维结缔组织包绕;伤寒肉芽肿由巨噬细胞吞噬了伤寒杆菌、淋巴细胞、红细胞和坏死组织碎片集结而成;异物性肉芽肿是由巨噬细胞、异物巨细胞、淋巴细胞和成纤维细胞围绕手术缝线、粉尘等异物形成的。

9. 炎症的基本病变有哪些? 它们之间的相互关系是怎样的?

炎症的基本病理变化包括变质、渗出和增生。在炎症过程中三者之间存在内在的密切联系,互相影响,它们以一定的先后顺序发生、发展,也可以有重叠,或以某种病变为主,有时也可相互转化,构成一个复杂的炎症反应过程。炎症早期以变质或渗出为主,后期以增生为主。

(仇 容)

第五章　肿　瘤

一、内容要点

（一）肿瘤的概念

肿瘤是机体局部组织的正常细胞受到各种致瘤因子的作用,在基因水平上失去了对细胞生长的正常调控,导致异常增生而形成的新生物。肿瘤细胞是由正常细胞转化来的,它表现出与机体不协调的无限制增生和丧失分化成熟的能力,这种肿瘤细胞所特有的克隆性异常增生称为肿瘤性增生。恶性肿瘤还具有明显的侵袭破坏能力及转移特性,即使致瘤因子的作用停止后,肿瘤细胞仍可持续增生。

肿瘤性增生与非肿瘤性增生有本质的区别。非肿瘤性增生包括创伤愈合中血管和表皮细胞的再生和适应性增生(包括炎症增生)等。

（二）肿瘤的大体形态

肿瘤的形态多种多样,其形状、体积、颜色、质地和数目等,可在一定程度上反映肿瘤的良恶性,是临床上初步判断肿瘤性质和来源的重要依据。

（三）肿瘤的组织结构

肿瘤的基本组织结构都可分为实质和间质两部分。

1. 肿瘤的实质　即瘤细胞的总称,是肿瘤的主要成分和特异性成分。实质反映了肿瘤组织的来源、性质和分化程度,并决定肿瘤的生物学行为。

2. 肿瘤的间质　主要是由血管和结缔组织构成,对实质起着支持、营养作用。不同肿瘤的间质没有质的差别,只有量的不同。

（四）肿瘤的分化与异型性

肿瘤的分化是指肿瘤细胞与其起源的正常细胞比较,在组织形态、功能、代谢、细胞生长和增殖等生物学行为上的相似程度。两者相似性大,表明肿瘤的分化程度高(分化好或分化较成熟);两者相似性小,表明肿瘤的分化程度低(分化差或分化不成熟);两者缺乏相似之处,则称为未分化。

由于分化异常,肿瘤的组织形态(细胞形态和组织结构)与其起源的正常组织比较,存在不同程度的差异,这种差异称为异型性。异型性大小是病理学诊断和鉴别良、恶性肿瘤及肿瘤恶性程度的重要形态学依据。肿瘤的异型性表现为"细胞形态奇特"和"结构紊乱"。

1. 细胞的异型性　包括细胞的多形性、核的多形性。良性肿瘤通常分化较好,细胞异型性小。恶性肿瘤细胞分化差,常具有明显的异型性。恶性肿瘤的瘤细胞大小不等,形态各异,常见瘤巨细胞。细胞核明显增大,形态颇不一致,染色加深,核质比例增大,可出现双核、多核、分叶核等,核分裂象增多,可出现不对称性、多级、顿挫型等病理性核分裂象。

2. 组织结构的异型性　主要是指肿瘤细胞丧失了正常的排列规则或极性以及与间质的关系紊乱等。任何肿瘤都不同程度存在组织结构的异型性。

（五）肿瘤的命名与分类

1. 肿瘤的命名

（1）良性肿瘤的命名：命名方法是在组织或细胞的名称后面加一个"瘤"字。如腺瘤、平滑肌瘤等。

（2）恶性肿瘤的命名：①起源于上皮组织的恶性肿瘤统称为癌。命名方法是：部位＋组织来源＋癌。②起源于间叶组织的恶性肿瘤统称为肉瘤。命名方法是：部位＋组织来源＋肉瘤。

（3）特殊命名：①母细胞瘤多为恶性，如肝母细胞瘤、肾母细胞瘤等，少数为良性，如骨母细胞瘤、软骨母细胞瘤等。②在肿瘤名称前冠以"恶性"二字：如恶性淋巴瘤、恶性纤维组织细胞瘤等。③以"瘤"字结尾的恶性肿瘤：如精原细胞瘤、黑色素瘤等。④以"人名"或"病"命名的恶性肿瘤：如白血病、霍奇金淋巴瘤等。⑤后缀"瘤病"的肿瘤，表示肿瘤的多发性，如神经纤维瘤病、脂肪瘤病等。

2. 肿瘤的分类　通常根据肿瘤的组织来源将肿瘤分为五类：①上皮组织肿瘤；②间叶组织肿瘤；③淋巴造血组织肿瘤（无良性肿瘤）；④神经组织肿瘤；⑤其他肿瘤。每类又按其分化程度和生物学行为分为良性肿瘤与恶性肿瘤两大类。

（六）肿瘤的生长

1. 肿瘤的生长速度　一般来说，良性肿瘤生长较慢，病程可长达数年甚至数十年。当一个生长较缓慢的良性肿瘤短期内体积迅速增大时，应考虑恶变的可能。

2. 肿瘤的生长方式　主要有以下三种。

（1）膨胀性生长：膨胀性生长是良性肿瘤的典型生长方式。随着肿瘤体积的缓慢增大，犹如逐渐膨胀的气球推挤周围组织，肿块常呈结节状，大都具有纤维性包膜，与周围组织分界清楚。触诊时肿块活动度良好，手术容易完整切除，不易复发。

（2）浸润性生长：浸润性生长是恶性肿瘤的典型生长方式。肿瘤细胞如同树根扎入土壤般侵入并破坏周围组织，此种现象称为肿瘤浸润。浸润性生长的肿瘤缺少包膜，与周围组织没有明显界线，触诊时肿块固定或活动度小。由于周围组织可能有瘤细胞浸润，手术不易彻底切除，容易复发。

（3）外生性生长：发生在体表、体腔或管道器官（如消化道、泌尿生殖道）腔面的良性和恶性肿瘤均可呈外生性生长。但恶性肿瘤在向表面生长的同时，亦向底部浸润。

（七）肿瘤的扩散

恶性肿瘤的扩散方式包括局部浸润和转移两种。肿瘤的转移途径包括淋巴道转移、血道转移和种植性转移。

（八）肿瘤的分级

恶性肿瘤的分级是病理学根据肿瘤的异型性（有时还根据核分裂象的数目），判定其恶性程度的指标。一般分为三级：Ⅰ级为高分化，恶性程度低；Ⅱ级为中等分化，中度恶性；Ⅲ级为低分化，恶性程度高。分级是临床确定治疗方案和判断预后的重要依据之一。

（九）肿瘤的分期

临床上根据恶性肿瘤大小、浸润范围和转移的情况，确定肿瘤的分期。肿瘤体积越大，浸润范围越广，病人的预后越差。一般将常见的癌分为早期浸润癌和中晚期浸润癌，每种常见的癌都有各自的早期癌定义。

国际上广泛采用 TNM(Tumor, Node, Metastasis)分期系统。T 指原发瘤的大小,随着肿瘤体积的增加和浸润的范围扩大,依次用 T_1~T_4 表示;N 指区域淋巴结转移情况,N_0 表示无淋巴结转移,N_1~N_3 表示淋巴结转移的程度和范围;M 指远处转移情况,通常指血道转移,M_0 表示无血道转移,有血道转移者用 M_1、M_2 表示。

(十)肿瘤对机体的影响

1. 良性肿瘤对机体的影响 ①局部压迫和阻塞,是良性肿瘤对机体的最主要影响;②表面可发生溃疡、出血和感染等继发改变;③内分泌腺的良性肿瘤可分泌过多激素而引起症状。

2. 恶性肿瘤对机体的影响 恶性肿瘤由于分化不成熟,生长快,常发生浸润和转移,因而对机体影响严重。恶性肿瘤除可引起与良性肿瘤相似的局部压迫症状和激素增多症状外,还可引起:①出血、感染及病理性骨折;②疼痛:癌症晚期还可压迫、浸润局部神经而引起顽固性疼痛,非毒麻药不能缓解;③恶病质:恶性肿瘤晚期,机体严重消瘦、贫血、厌食和全身衰竭的状态,称为恶病质,常导致病人死亡;④副肿瘤综合征:广义的副肿瘤综合征是指由肿瘤的产物(如异位激素)或异常免疫反应(如交叉免疫)等原因引起的看似与肿瘤(包括转移瘤)本身无关的病变和临床表现,可表现为内分泌、神经、消化、造血、骨关节、肾脏及皮肤等系统的异常。

3. 恶性肿瘤致死原因 癌症病人的主要死因有感染、器官衰竭、梗死、癌病、出血。

(十一)肿瘤的良恶性鉴别

良性肿瘤与恶性肿瘤的区别

	良性肿瘤	恶性肿瘤
分化程度	分化好,异型性小	分化差,异型性大
核分裂象	无或少,无病理性核分裂象	常见增多,可见病理性核分裂象
生长速度	缓慢	较快
生长方式	膨胀性、外生性	浸润性、外生性
大体表现	有包膜,界线清楚,活动度好	无包膜,界线不清,活动度差
继发改变	少见	常见,如肿瘤出血、坏死、溃疡
转移	不转移	会转移
复发	不复发(或极少复发)	易复发
对机体影响	较小,主要为局部压迫或阻塞	较大,如合并感染、器官衰竭、恶病质

肿瘤虽有良性与恶性之分,但两者之间的区别是相对的。如血管瘤虽为良性,但无包膜,常呈侵袭性生长;生长在要害部位(如颅内)的良性肿瘤也可危及病人的生命。转移率低的肿瘤(如皮肤基底膜细胞癌),其生物学行为接近良性;复发率高的良性肿瘤(如唾液腺多形性腺瘤)其生物学行为接近恶性。良恶性之间客观存在一些中间型肿瘤,它们在形态学和生物学行为上介于良性与恶性之间,称之为交界性肿瘤。如膀胱乳头状瘤、唾液腺多形性腺瘤等。

(十二)常见肿瘤举例

1. 良性上皮组织肿瘤

(1)乳头状瘤:由被覆上皮发生的良性肿瘤,肉眼观为手指状或乳头状突。镜下见乳头的表面为增生的被覆上皮(肿瘤实质),乳头轴心是由纤维结缔组织和血管构成肿瘤的间质。发生于外耳道、阴茎、膀胱等处的乳头状瘤易恶变。

(2)腺瘤:由腺体、导管或分泌上皮发生的良性肿瘤,腺瘤的腺体与其起源的腺体形态上相似,但具有组织结构异型性(诊断腺瘤的病理学依据)。病理类型分为囊腺瘤、纤维腺瘤、多形性腺瘤和息肉状腺瘤等。

2. 恶性上皮组织肿瘤

(1)鳞状细胞癌:常发生于原有鳞状上皮被覆的部位或在鳞化基础上发生。鳞状细胞癌分化程度高低的诊断标准:①在癌巢的中央是否形成角化珠或癌珠;②癌细胞间是否可见到细胞间桥。

(2)基底细胞癌:基底细胞癌来自表皮原始上皮芽或基底细胞。本瘤特点:呈低度恶性,生长缓慢,表面常形成溃疡,可局部浸润,几乎不发生转移,对放疗很敏感。

(3)移行细胞癌:移行细胞癌来自膀胱或肾盂等处的移行上皮,临床上常有无痛性血尿。肿瘤呈乳头状或菜花状,可形成溃疡或广泛浸润深层组织。病理学上分为Ⅰ、Ⅱ、Ⅲ级。

(4)腺癌:腺癌是由腺体、导管或分泌上皮发生的恶性肿瘤。根据其形态结构和分化程度,可分为管状或乳头状腺癌、实性癌和黏液癌。

1)管状或乳头状腺癌:癌细胞形成大小不等、形状不一、排列不规则的腺样结构(癌巢)。当腺癌伴有大量乳头状结构时称为乳头状癌。

2)实性癌:实性癌属于低分化腺癌。癌巢为实体性,无腺样结构,癌细胞异型性明显,核分裂象多见。根据癌巢与间质的比例多少可分为硬癌、髓样癌及单纯癌。

3)黏液癌:黏液癌又称为胶样癌。镜下可分为:①黏液腺癌,黏液堆积在腺腔内,腺体崩解后形成黏液湖,当癌组织中黏液成分超过50%,称为黏液腺癌;②印戒细胞癌,黏液聚积在癌细胞内,将核挤向一侧,细胞呈印戒状,称为印戒细胞癌。

3. 良性间叶组织肿瘤

(1)纤维瘤:瘤细胞由分化良好的纤维细胞和成纤维细胞构成。此瘤生长缓慢,术后不再复发。

(2)脂肪瘤:此瘤镜下与正常脂肪组织的主要区别在于有包膜和纤维间隔。脂肪瘤极少恶变,手术易切除。

(3)脉管瘤:①血管瘤多为先天性,非真性肿瘤,多由血管异常所致,病理学将血管瘤分为毛细血管瘤、海绵状血管瘤及混合型血管瘤。②淋巴管瘤由增生的淋巴管构成,内含淋巴液。淋巴管可呈囊性扩大并互相融合,内含大量淋巴液,称为囊状水瘤。

(4)平滑肌瘤:最多见于子宫。瘤组织由形态比较一致的梭形平滑肌细胞构成。

4. 恶性间叶组织肿瘤

(1)脂肪肉瘤:脂肪肉瘤是肉瘤中较常见的一种。常发生在大腿及腹膜后等深部软组织。组织学类型:高分化脂肪肉瘤、黏液样型脂肪肉瘤、圆形细胞型脂肪肉瘤及多形性脂肪肉瘤。后二者恶性程度高,易有复发和转移。

(2)横纹肌肉瘤:横纹肌肉瘤是常见的恶性肿瘤之一,包括胚胎性横纹肌肉瘤、腺泡状横纹肌肉瘤和多形性横纹肌肉瘤三种病理类型。本瘤恶性程度均很高,生长迅速,易早期发生血道转移,预后极差。

(3)平滑肌肉瘤:平滑肌肉瘤在子宫及胃肠道中较多见。镜下肉瘤细胞多呈梭形,异型性不等。核浆比值增大,核分裂象多少对判定其恶性程度有重要意义。恶性程度高者术后易复发,可经血道转移至肺、肝及其他器官。

（4）骨肉瘤：骨肉瘤是最常见的骨恶性肿瘤。在 X 线上形成的 Codman 三角与日光放射状阴影对诊断本病具有特异性。瘤细胞形成肿瘤性骨样组织或骨组织是病理学上诊断骨肉瘤最重要的组织学依据。

5. 多种组织构成的肿瘤

（1）畸胎瘤：畸胎瘤是来源于生殖细胞的肿瘤,大多数肿瘤含有至少两个或三个胚层组织成分。常发生于卵巢和睾丸,根据其组织分化程度不同,又分为成熟畸胎瘤（良性畸胎瘤、皮样囊肿）和不成熟畸胎瘤（恶性畸胎瘤）。

（2）癌肉瘤：同一肿瘤中既有癌又有肉瘤成分者称为癌肉瘤。癌肉瘤被认为是上皮组织和间叶组织同时发生恶变或多能干细胞向癌和肉瘤方向分化而成。

（十三）癌前疾病及其相关病变

1. 癌前疾病　某些疾病具有癌变的潜在危险,如果长期存在,病人发生相关癌症的风险较大,这些疾病称为癌前疾病或癌前病变。临床上常见的癌前疾病有:慢性子宫颈炎伴子宫颈糜烂、子宫内膜增生症、乳腺增生性纤维囊性变、慢性溃疡性结肠炎、慢性结肠血吸虫病、慢性萎缩性胃炎、肠上皮化生、胃黏膜相关淋巴瘤、慢性病毒性肝炎（HCV、HBV）、结节性肝硬化、皮肤慢性溃疡、日光性角化病、口腔和外阴黏膜白斑、包茎、隐睾等。

有些良性肿瘤可转变为恶性肿瘤,称为恶变。如家族性腺瘤性结肠息肉病、绒毛状腺瘤、乳腺导管乳头状瘤、胃息肉状腺瘤、交界痣等。

并非所有的癌前疾病都必然转变为癌,也不是所有的癌都有明确的癌前疾病。

2. 非典型增生　非典型增生是指上皮细胞增生并有异型性,但还不足以诊断为肿瘤。增生的上皮细胞排列紊乱,细胞形态奇特,核分裂象增多,但一般不见病理性核分裂象。根据病变程度,可分为轻度、中度和重度三级。

3. 原位癌　癌细胞累及上皮的全层,但尚未突破基底膜向下浸润者,称为原位癌,也称为上皮内癌。

4. 上皮内瘤变　上皮内瘤变用来描述上皮从异型增生到原位癌这一连续的过程。上皮内瘤变也分为三级,其中Ⅰ级、Ⅱ级分别与轻度、中度异型增生相对应,而Ⅲ级则包括重度异型增生和原位癌。如外阴上皮内瘤变（VIN）、子宫颈上皮内瘤变（CIN）等。

（十四）肿瘤的病因

1. 外环境致癌因素

（1）化学致癌因素：可分为直接致癌物和间接致癌物两类。前者较少见,主要为烷化剂与酰化剂类,如环磷酰胺,氮芥,亚硝基脲等;间接致癌物多见,常见的有多环芳烃类化合物、氨基偶氮染料、芳香胺类化合物、亚硝胺类、真菌毒素（如黄曲霉毒素等）、氯乙烯等。

（2）物理性致癌因素：包括电离辐射、紫外线、热辐射、慢性刺激与创伤等。

（3）生物性致癌因素：①肿瘤病毒中 1/3 是 DNA 病毒,2/3 为 RNA 病毒。重要的有:HBV和 HCV、HPV、单纯疱疹病毒、巨细胞病毒、EBV 等;②幽门螺杆菌（Hp）;③已知日本血吸虫病与结肠癌、埃及血吸虫病与膀胱癌、华支睾吸虫病与胆管细胞性肝癌的发生有关。

2. 肿瘤发生的内在因素　主要包括：①遗传因素;②免疫因素;③种族因素;④性别和年龄;⑤激素因素。

（十五）肿瘤的发病机制

细胞内存在的原癌基因和肿瘤抑制基因对细胞的增殖和分化起着正负调控作用。各种致癌因素通过不同机制,可导致原癌基因激活和肿瘤抑制基因失活,使细胞的增生和分化调控失常,发生失控性增生和分化障碍,最终发生恶性肿瘤。目前认为肿瘤的本质是一类克隆性基因病。

二、重点难点解析

(一)肿瘤的扩散

1. 局部浸润　恶性肿瘤细胞沿着组织间隙连续地浸润性生长,破坏邻近的组织和器官,称为局部浸润或直接蔓延,是恶性肿瘤的重要生物学特性之一。局部浸润使肿块扩大、蔓延,由于界线不清而增加了手术切除的难度,并为转移创造了条件。

2. 转移　恶性肿瘤细胞从原发部位侵入脉管或体腔,被带到他处继续生长,形成与原发瘤同种类型的肿瘤,这个过程称为转移,所形成的肿瘤称转移瘤。转移是恶性肿瘤最重要的生物学特性。常见转移途径有以下三种。

(1)淋巴道转移:淋巴道转移是癌最常见的转移途径。癌细胞首先侵入局部淋巴管,大多按淋巴液引流方向到达局部淋巴结,形成淋巴结内转移癌。

(2)血道转移:血道转移是肉瘤最常见的转移途径。但是,间质富含薄壁血管的癌(如肝细胞癌、肾细胞癌、甲状腺滤泡性癌)和绒毛膜上皮癌等也易较早发生血道转移,各种癌的晚期均可发生血道转移。血道转移瘤的发生部位通常与栓子运行途径有关。转移瘤常形成多发性、边界较清楚、散在分布的球形结节。肺、肝、骨是最常累及的器官。心肌、脾、骨骼肌和软骨组织很少形成转移瘤。

(3)种植性转移:当体腔内器官的恶性肿瘤侵袭器官浆膜时,瘤细胞可脱落并像播种一样散落于体腔的浆膜或其他器官表面,继续生长并形成多个转移瘤,称为种植性转移。

(二)癌与肉瘤的区别

癌与肉瘤的区别

	癌	肉瘤
组织起源	上皮组织	间叶组织
发病率	很常见,多见于40岁以上	较少见,多见于青少年
大体特点	质较硬,色灰白,较干燥	质较软,色灰红,鱼肉状
镜下特点	癌细胞常排列成癌巢,实质与间质分界清楚	肉瘤细胞弥漫无序,实质与间质交织混杂,血管丰富
网状纤维染色	网状纤维只见于癌巢周围	网状纤维见于肉瘤细胞之间
转移途径	多经淋巴道转移	多经血道转移
相对预后	相对较好	相对较差

三、习题

(一)单选题(A1型题)

1. 关于肿瘤的描述,哪一项是**错误**的

    A. 恶性肿瘤多呈浸润性生长　　　　　　B. 肉瘤常经血道转移

    C. 癌比肉瘤常见　　　　　　　　　　　　D. 凡称为"瘤"的都是良性肿瘤

E. 癌多发生于中老年人

2. 癌与肉瘤的根本区别是

    A. 发病年龄   B. 组织来源   C. 转移途径

    D. 生长方式   E. 对机体的危害

3. 下列良性肿瘤中哪一种呈浸润性生长

    A. 甲状腺腺瘤   B. 平滑肌瘤   C. 血管瘤

    D. 表皮乳头状瘤   E. 脂肪瘤

4. 原位癌是指

    A. 未发生转移的癌   B. 侵袭深度 <5mm 的癌

    C. 未突破基底膜的上皮层内的癌   D. 原发部位的癌

    E. 早期癌

5. 肿瘤血道转移最常累及的器官是

    A. 肺和肝   B. 肝和肾   C. 脾和肝

    D. 肺和脑   E. 脑和脾

6. 恶性肿瘤血道转移的确切依据是

    A. 瘤细胞侵入血管内

    B. 瘤细胞侵入淋巴管内

    C. 远隔器官内瘤细胞栓塞

    D. 血液中发现肿瘤细胞

    E. 远隔器官内形成与原发瘤同样组织类型的肿瘤

7. 肿瘤性增生与炎性增生重要的区别是

    A. 细胞增生活跃   B. 可见核分裂象

    C. 增生的细胞有异型性   D. 生长速度快

    E. 常形成肿块

8. 关于癌前疾病,正确的描述是

    A. 具有癌变潜在可能性的良性肿瘤   B. 癌变前的良性肿瘤

    C. 具有癌变潜在可能性的良性病变   D. 已发生癌变的良性肿瘤

    E. 癌变前必然出现的病变

9. 肿瘤的异质性是指

    A. 不同类型肿瘤之间的差异

    B. 肿瘤内不同瘤细胞亚克隆生物学行为的差异

    C. 不同类型肿瘤细胞形态上的差异

    D. 肿瘤组织与起源正常组织之间的差异

    E. 良性与恶性肿瘤之间的差异

10. 诊断恶性肿瘤的依据是

    A. 迅速增大的肿块   B. 疼痛   C. 细胞异型性

    D. 局部淋巴结肿大   E. 恶病质

11. 恶性肿瘤最重要的生物学特征是

    A. 切除后复发   B. 出血坏死   C. 出现转移

    D. 肿瘤边界不清   E. 体积较大

12. 哪种形态是癌的可能性最大

　　A. 菜花状　　　　　　　　B. 火山口状溃疡　　　　　C. 息肉状

　　D. 乳头状　　　　　　　　E. 分叶状

13. 肺癌一般不会转移至

　　A. 骨　　　　　　　　　　B. 脑　　　　　　　　　　　C. 心

　　D. 肝　　　　　　　　　　E. 肾

14. 良性肿瘤的异型性主要表现在

　　A. 瘤组织结构紊乱　　　　　　　　　　B. 细胞异型性

　　C. 瘤细胞核的多形性　　　　　　　　　D. 瘤组织中出现病理核分裂

　　E. 瘤细胞的核质比例增大

15. 女,45岁,左乳腺癌6个月,近日发现左腋下淋巴结肿大,最大可能是

　　A. 乳腺癌直接蔓延　　　　　　　　　　B. 淋巴结炎

　　C. 淋巴管炎　　　　　　　　　　　　　D. 癌淋巴结转移

　　E. 恶性淋巴瘤

16. "癌症"是指

　　A. 所有恶性瘤的统称　　　　　　　　　B. 所有肿瘤的统称

　　C. 癌肉瘤的统称　　　　　　　　　　　D. 上皮组织发生的恶性瘤的统称

　　E. 间叶组织发生的恶性瘤的统称

17. 肿瘤的实质是指

　　A. 神经组织　　　　　　　　B. 纤维组织　　　　　　　　C. 血管

　　D. 肿瘤细胞　　　　　　　　E. 浸润的炎细胞

18. 下述病变中**不会**癌变的是

　　A. 黏膜白斑　　　　　　　　　　　　　B. 慢性溃疡性结肠炎

　　C. 结肠多发性息肉状腺瘤　　　　　　　D. 乳腺纤维囊性变

　　E. 十二指肠溃疡

19. 下列对于肿瘤的叙述**错误**的是

　　A. 肿瘤组织具有异常形态、代谢和功能

　　B. 局部组织增生所形成的肿块

　　C. 肿瘤具有不同程度的异型性

　　D. 肿瘤不一定形成局部肿块

　　E. 肿瘤对机体有害无益

20. 交界性肿瘤是指

　　A. 介于良性和恶性之间的肿瘤

　　B. 癌前病变

　　C. 同时具有癌和肉瘤结构的肿瘤

　　D. 发生于表皮和真皮交界处的肿瘤

　　E. 以上都不是

21. 下列哪种肿瘤无血管及间质

　　A. 葡萄胎　　　　　　　　B. 恶性葡萄胎　　　　　　C. 绒毛膜上皮细胞癌

　　D. 血管瘤　　　　　　　　E. 骨肉瘤

22. 良性肿瘤对机体的影响主要取决于

    A. 生长方式　　　　　　B. 生长部位　　　　　　C. 生长速度

    D. 有无复发　　　　　　E. 有无转移

23. 关于肿瘤的间质,正确的是

    A. 不具有特异性　　　　B. 具有特异性　　　　　C. 不含有血管

    D. 任何肿瘤都有间质　　E. 神经丰富

24. 胃癌的癌细胞穿透浆膜,脱落于腹膜上继续生长形成的转移瘤称为

    A. 远处转移　　　　　　B. 种植性转移　　　　　C. 血道转移

    D. 直接蔓延　　　　　　E. 淋巴道转移

25. 肿瘤的特性取决于

    A. 肿瘤的生长部位　　　B. 肿瘤的生长速度　　　C. 肿瘤的生长方式

    D. 肿瘤的实质　　　　　E. 肿瘤的间质

26. 肿瘤细胞分化程度越高

    A. 肿瘤的恶性程度越低　　　　　　　　B. 对放射治疗越敏感

    C. 肿瘤转移越早　　　　　　　　　　　D. 预后越差

    E. 肿瘤细胞的异型性越大

27. 纤维组织来源的恶性肿瘤应命名为

    A. 恶性纤维瘤　　　　　B. 纤维肉瘤　　　　　　C. 纤维瘤

    D. 纤维母细胞瘤　　　　E. 恶性纤维组织细胞瘤

28. 胃肠道的恶性肿瘤经血道首先转移到

    A. 肺　　　　　　　　　B. 淋巴结　　　　　　　C. 肝

    D. 骨　　　　　　　　　E. 脑

29. 目前诊断肿瘤最可靠的方法是

    A. 细胞学检查法　　　　B. 活体组织检查法　　　C. 彩色超声检查法

    D. 磁共振检查法　　　　E. CT 检查法

30. 恶性肿瘤最常见的致死原因

    A. 心力衰竭　　　　　　B. 感染　　　　　　　　C. 脑出血

    D. 肺梗死　　　　　　　E. 肝性脑病

31. 主要诱发肝癌的致癌物

    A. 黄曲霉毒素　　　　　B. 9,10- 二甲基苯蒽　　C. 乙萘胺

    D. 联苯胺　　　　　　　E. 3,4- 苯并芘

32. 目前认为,肿瘤发生机制中的关键问题是

    A. 原癌基因的激活和抑癌基因的失活

    B. 免疫功能降低

    C. 内分泌功能紊乱

    D. 抑癌基因激活和癌基因失活

    E. 致癌物与促癌物的协同作用

33. 肉瘤的转移途径主要是

    A. 直接蔓延　　　　　　B. 血道转移　　　　　　C. 淋巴道转移

    D. 种植性转移　　　　　E. 医源性转移

34. Krukenberg 瘤的本质是

    A. 直肠腺癌   B. 卵巢癌   C. 胃黏液癌

    D. 乳腺癌   E. 肾细胞癌

35. 腺癌与实体癌的区别在于

    A. 间质的多少   B. 是否有腺腔样结构形成

    C. 是否有癌巢形成   D. 发生的部位

    E. 生长的速度

36. 下述哪一项**不符合**肉瘤的特征

    A. 间叶组织发生的恶性肿瘤

    B. 发病年龄多为青少年

    C. 切面为灰红色鱼肉状

    D. 肉瘤细胞弥漫分布,与间质分界清楚

    E. 多由血道转移

37. 下列哪一项是畸胎瘤的特性

    A. 良性肿瘤   B. 由三个胚层组成   C. 发生于卵巢或睾丸

    D. 有囊腔形成   E. 不发生转移

38. 下列哪一种是上皮组织源性肿瘤

    A. 平滑肌瘤   B. 纤维瘤   C. 乳头状瘤

    D. 畸胎瘤   E. 血管瘤

39. 高分化鳞癌的组织学特点是

    A. 癌巢与间质分界清楚   B. 癌巢周围有网状纤维围绕

    C. 癌细胞似鳞状上皮细胞   D. 有癌巢形成

    E. 癌巢中央出现角化珠

40. 下列哪种肿瘤**不属于**间叶组织肿瘤

    A. 平滑肌瘤   B. 纤维瘤   C. 骨瘤

    D. 血管瘤   E. 腺瘤

41. 下列良性肿瘤中哪一种易发生癌变

    A. 膀胱乳头状瘤   B. 皮肤乳头状瘤   C. 多形性腺瘤

    D. 甲状腺乳头状瘤   E. 乳腺腺瘤

42. 关于基底细胞癌特点的描述**错误**的是

    A. 好发于面部   B. 少发生转移

    C. 多见于老年人   D. 对放射治疗敏感

    E. 发生缓慢,不形成溃疡

43. 下述哪项是恶性肿瘤的主要诊断依据

    A. 肿瘤界线不清   B. 肿瘤有出血坏死

    C. 肿瘤生长迅速   D. 肿瘤发生转移

    E. 肿瘤切除后复发

44. 胫骨上端的巨大肿块,切面呈鱼肉状,已侵犯骨组织,镜检瘤细胞异型性明显,梭形或多边形,由肿瘤性骨样组织形成,拟诊断为

    A. 纤维肉瘤   B. 横纹肌肉瘤   C. 骨肉瘤

D. 脂肪肉瘤　　　　　　　E. 纤维瘤

45. 下列哪一项**不属于**硬癌特征

A. 肉眼呈灰白色,质硬　　　　　B. 间质成分多

C. 发生于柱状上皮或腺上皮　　　D. 实质不形成腺腔样结构

E. 细胞分化好,很少发生转移

46. 下列哪一项**不是**纤维腺瘤的特点

A. 属于混合瘤　　　　　　　B. 由上皮及纤维组织构成

C. 好发于乳腺　　　　　　　D. 瘤实质无腺腔形成

E. 有包膜

47. 关于黏液癌的描述,下列哪项**除外**

A. 是一种低分化腺癌　　　　　B. 可形成不同程度的黏液池

C. 可有印戒细胞　　　　　　　D. 肉眼往往呈半透明的胶冻状

E. 预后较好

48. 来源于间叶组织的恶性肿瘤是

A. 纤维肉瘤　　　　　　　　B. 恶性黑色素瘤

C. 霍奇金淋巴瘤　　　　　　D. 癌肉瘤

E. 甲状腺乳头状癌

49. 关于恶性肿瘤细胞核的异型性,下列**错误**的是

A. 核固缩、核碎裂、核溶解　　　B. 核、浆比例失调

C. 核的形状不规则　　　　　　D. 核仁肥大

E. 核分裂象增多,可有病理性核分裂象

50. 下列哪项**不是**真正的肿瘤

A. 霍奇金淋巴瘤　　　B. 白血病　　　　　C. 结核瘤

D. 尤因肉瘤　　　　　E. 黑色素瘤

（二）名词解释

1. 肿瘤　2. 异型性　3. 交界性肿瘤　4. 直接蔓延　5. 癌前疾病　6. 原位癌　7. 非典型增生　8. 种植性转移　9. 角化珠　10. 髓样癌　11. 癌肉瘤　12. 畸胎瘤

（三）简答题

1. 肿瘤性增生与非肿瘤性增生有何区别?

2. 何谓肿瘤的异型性? 主要表现在哪些方面?

3. 简述良、恶性肿瘤的区别。

4. 为什么说良、恶性肿瘤的区别是相对的?

5. 简述肿瘤异型性与肿瘤分化程度及良恶性的关系。

6. 肿瘤的生长方式有哪几种? 各自的形态特征和临床意义是什么?

7. 何谓癌前疾病? 请列举 5 种常见的癌前疾病。

8. 何谓肿瘤的转移? 常见的转移途径有哪几种?

9. 简述肿瘤对机体的影响。

10. 试述高分化鳞癌的结构特点。

11. 何谓转移瘤? 简述肝脏和肺转移性肿瘤的临床病理特点。

12. 简述癌与肉瘤的区别。

四、参考答案

（一）单选题（A1 型题）

1. D　2. B　3. C　4. C　5. A　6. E　7. C　8. C　9. B　10. C　11. C　12. B　13. C
14. A　15. D　16. A　17. D　18. E　19. B　20. A　21. C　22. B　23. A　24. B　25. D
26. A　27. B　28. C　29. B　30. B　31. A　32. A　33. B　34. C　35. B　36. D　37. B
38. C　39. E　40. E　41. A　42. E　43. D　44. C　45. E　46. D　47. E　48. A　49. A
50. C

（二）名词解释

1. 肿瘤是机体局部组织的正常细胞受到各种致瘤因子的作用,在基因水平上失去了对细胞生长的正常调控,导致异常增生而形成的新生物。

2. 由于分化异常,肿瘤的组织形态与其起源的正常组织比较,存在不同程度的差异,这种差异称为异型性。

3. 交界性肿瘤指在细胞形态和生物学行为上介于良性与恶性之间的肿瘤。

4. 恶性肿瘤细胞沿着组织间隙连续地浸润性生长,破坏邻近的组织、器官,称直接蔓延。

5. 某些疾病具有癌变的潜在危险,如果长期存在,病人发生相关癌症的风险较大。这些疾病称为癌前疾病或癌前病变。

6. 当癌细胞累及上皮的全层,但尚未突破基底膜向下浸润者,称为原位癌。

7. 非典型增生又称为异型增生。有一定程度异型性,但还是不足以诊断为癌。

8. 发生于体腔内器官的恶性肿瘤,浸润至器官表面的瘤细胞可以脱落,像播种一样种植在体腔其他器官的表面,形成转移瘤。

9. 分化好的鳞状细胞癌在癌巢的中央可出现层状的角化物,称为角化珠或癌珠,是病理学确定鳞状细胞癌分化程度的形态学标志之一。

10. 髓样癌为低分化的腺癌,癌巢较大而多,间质结缔组织相对较少,并可伴有较丰富的淋巴细胞浸润,质软如脑髓,称为髓样癌。

11. 同一肿瘤组织中既有癌又有肉瘤成分者称为癌肉瘤（carcinosarcoma）。

12. 畸胎瘤是来源于生殖细胞的肿瘤,具有向体细胞分化的潜能,大多数畸胎瘤含有至少两个或三个胚层组织成分。

（三）简答题

1. 肿瘤性增生与非肿瘤性增生有何区别?

肿瘤性增生与非肿瘤性增生的区别见下表。

	肿瘤性增生	非肿瘤性增生
增生性质	单克隆性:过度增生	多克隆性:炎症性、修复性、代偿性
分化程度	不同程度失去分化成熟能力	分化成熟,与正常组织相似
与机体协调	自主性,失去控制,不相协调	增生受到控制,与机体协调
消除原因	消除原因仍继续生长	消除原因可停止增生

2. 何谓肿瘤的异型性? 主要表现在哪些方面?

由于分化异常,肿瘤的组织形态与其起源的正常组织比较,存在不同程度的差异,这种差异称为异型性。主要表现在：

（1）组织结构的异型性：是指肿瘤细胞丧失了正常的排列规则或极性以及与间质的关系紊乱等，一般在恶性肿瘤表现更明显。

（2）肿瘤细胞的异型性：分化差，常具有更明显的异型性。常表现为瘤细胞的多形性，即大小不等，形态各异，可见瘤巨细胞；瘤细胞核的多形性，即核明显增大，且大小、形态颇不一致，可见双核、多核、巨核等，核浆比例增大，染色深，常见病理核分裂象；细胞质多呈嗜碱性。

3. 简述良、恶性肿瘤的区别。

良性肿瘤与恶性肿瘤的区别见下表。

	良性肿瘤	恶性肿瘤
分化程度	分化好，异型性小	分化差，异型性大
核分裂象	无或少，无病理性核分裂象	常见增多，可见病理性核分裂象
生长速度	缓慢	较快
生长方式	膨胀性、外生性	浸润性、外生性
大体表现	有包膜，界线清楚，活动度好	无包膜，界线不清，活动度差
继发改变	少见	常见，如肿瘤出血、坏死、溃疡
转移	不转移	会转移
复发	不复发（或极少复发）	易复发
对机体影响	较小，主要为局部压迫或阻塞	较大，如合并感染、器官衰竭、恶病质

4. 为什么说良、恶性肿瘤的区别是相对的？

有的肿瘤，如血管瘤虽为良性，但无包膜，常呈浸润性生长；个别良性肿瘤如涎腺多形性腺瘤，可见数次复发；生长在颅内等要害部位的良性肿瘤也可危及生命。恶性肿瘤的恶性程度也各不相同，有的较早发生转移，如鼻咽癌；有的转移较晚，如子宫内膜腺癌；有的几乎不转移，如皮肤基底细胞癌。有些良性肿瘤可发生恶变，恶性肿瘤也并非一成不变。个别恶性肿瘤如黑色素瘤可因机体免疫力增强等原因，会停止生长甚至完全消退；又如儿童神经母细胞瘤的瘤细胞有时能发育为成熟的神经细胞。此外，还有一些肿瘤，在生物学行为上介于良性与恶性之间，称之为交界性肿瘤，如膀胱乳头状瘤、卵巢交界性浆液性囊腺瘤或黏液性囊腺瘤。

5. 简述肿瘤异型性与肿瘤分化程度及良恶性的关系。

肿瘤的异型性越大，其分化成熟度越低，越倾向于恶性；反之，肿瘤的异型性越小，分化程度越高，越倾向于良性。

6. 肿瘤的生长方式有哪几种？各自的形态特征和临床意义是什么？

（1）生长方式：主要有三种。①膨胀性生长：膨胀性生长是良性肿瘤的典型生长方式。随着肿瘤体积缓慢增大，犹如逐渐膨胀的气球推挤周围组织。②浸润性生长：大多数恶性肿瘤都呈浸润性生长。宛如树根长入泥土一样，侵入、破坏周围正常组织。③外生性生长：良、恶性肿瘤都可呈外生性生长，后者在外生性生长的同时，伴有浸润性生长。

（2）形态特点：①膨胀性生长的肿瘤多呈结节状或分叶状，与周围组织分界清楚，常有完整包膜；②浸润性生长的肿瘤与周围正常组织粘连,分界不清,多无包膜；③外生性生长的肿瘤多呈乳头状、息肉状或菜花状。

（3）生长方式：①肿块常呈结节状,大都具有纤维性包膜,与周围组织分界清楚。触诊时肿块活动度良好,手术容易完整切除,不易复发。②浸润性生长的肿瘤缺少包膜,与周围组织没有明显界线,触诊时肿块固定或活动度小。因此,临床上对恶性肿瘤常采取大范围手术切除加放疗、化疗等综合性肿瘤治疗措施,以避免复发。③外生性生长的肿瘤多发生于体表、体腔和管状器官,常出现阻塞、坏死、溃疡、出血等症状,早期容易发现。

7. 何谓癌前疾病? 请列举 5 种常见的癌前疾病。

某些疾病(或病变)具有癌变的潜在危险,如果长期存在,病人发生相关癌症的风险较大。这些疾病(或病变)称为癌前疾病或癌前病变。常是肿瘤形成过程中的一个阶段,处于不稳定状态,如能及时治愈,病变可能恢复正常。反之,则有可能发展为癌。临床上常见的癌前病变有：慢性子宫颈炎伴宫颈糜烂、子宫内膜增生症、慢性溃疡性结肠炎、慢性萎缩性胃炎及肠上皮化生和包茎。

8. 何谓肿瘤的转移? 常见的转移途径有哪几种?

恶性肿瘤细胞从原发部位侵入淋巴管、血管和体腔,迁徙到其他部位继续生长,形成与原发瘤同样类型的肿瘤,这个过程称为转移,所形成的肿瘤称为转移瘤。转移是恶性肿瘤最重要的生物学特性,是铁证。常见的转移途径有三种：

（1）淋巴道转移：淋巴道转移是癌最常见的转移途径。

（2）血道转移：血道转移是肉瘤最常见的转移途径,但是,间质富含薄壁血管的癌(如肝细胞癌、肾细胞癌、甲状腺滤泡性癌)和绒毛膜上皮癌等也易较早发生血道转移,各种癌的晚期均可发生血道转移。

（3）种植性转移：发生于体腔内器官的恶性肿瘤,浸润至器官表面的瘤细胞可以脱落,像播种一样种植在体腔其他器官的表面,形成转移瘤。如穿破浆膜的胃癌,可种植到大网膜、腹膜及卵巢(Krukenberg 瘤)等处。

9. 简述肿瘤对机体的影响。

良性肿瘤对机体影响小,主要为局部压迫和阻塞,此外,也可发生继发性改变如出血和感染等。有的良性肿瘤还可分泌激素引起相应的临床表现,如胰岛细胞瘤等。恶性肿瘤对机体影响大,除了以上影响外,还常浸润破坏器官,易形成溃疡、出血、穿孔,引起机体发热、疼痛及副肿瘤综合征等,晚期常发生肿瘤转移与恶病质。

10. 试述高分化鳞癌的结构特点。

来源于鳞状上皮的恶性肿瘤称为鳞癌,因此它具有癌的一般特点,即肿瘤实质与间质界线清楚,实质细胞形成癌巢,间质围绕在癌巢周边。高分化鳞癌癌巢中的细胞仍具有鳞状上皮的组织结构特点,癌巢中央可见粉红色呈同心圆排列的角化珠,细胞间有细胞间桥。

11. 何谓转移瘤? 简述肝脏和肺转移性肿瘤的临床病理特点。

恶性肿瘤从原发部位侵入淋巴管、血管或体腔,迁徙到其他部位继续生长,形成与原发瘤相同类型的肿瘤称为转移瘤。恶性肿瘤可以通过血道转移累及许多器官,但最常受累的脏器是肺和肝。在形态上转移瘤的特点是边界清楚,常为多个,散在分布,位于器官表面的转移性肿瘤,可形成"癌脐"。

12. 简述癌与肉瘤的区别。

癌与肉瘤的区别见下表。

	癌	肉瘤
组织起源	上皮组织	间叶组织
发病率	常见,多见于 40 岁以上人群	较少见,多见于青少年
大体特点	质较硬,色灰白,较干燥	质较软,色灰红,鱼肉状
镜下特点	癌细胞常排列成癌巢,实质与间质分界清楚	肉瘤细胞弥漫无序,实质与间质交织混杂,血管丰富
网状纤维染色	网状纤维只见于癌巢周围	网状纤维见于肉瘤细胞之间
转移途径	多经淋巴道转移	多经血道转移
预后	相对较好	相对较差

（王旭光）

第六章 水、电解质代谢紊乱

一、内容要点

（一）三型脱水的比较

1. **高渗性脱水** 特征：失水多于失钠、血清钠浓度 >150mmol/L、血浆渗透压 >310mmol/L。

（1）原因和机制：①单纯失水；②失水大于失钠；③饮水不足。

（2）对机体的影响：①口渴；②尿量减少而比重增高（尿崩症病人除外）；③引起细胞脱水；④早期或轻症病人尿钠增多，晚期和重症病例尿钠减少；⑤脑细胞脱水引起一系列中枢神经系统功能障碍的症状。

2. **低渗性脱水** 特征：失钠多于失水，血清钠浓度 <130mmol/L，血浆渗透压 <280mmol/L。

（1）原因和机制：低渗性脱水的发生，往往与治疗措施不当（失钠后只补水而不补充钠）有关。但是大量体液丢失本身也可以使有些病人发生低渗性脱水。

（2）对机体的影响：①易发生低血容量性休克；②尿的变化：早期尿量减少不明显；晚期尿量明显减少、尿 Na^+ 降低或没有；③组织间液减少：临床上常出现组织脱水的征象，称之为脱水貌；④细胞内液容量增加，可因为细胞内液水分增多导致脑水肿，引起中枢神经系统功能紊乱；⑤无口渴。

3. **等渗性脱水** 特征：血钠浓度为 130~145mmol/L，血浆渗透压为 280~310mmol/L，水与钠等比例丢失。

（1）原因及机制：①小肠液丧失；②大量胸水、腹水形成；③大面积烧伤。

（2）对机体的影响：①细胞内液容量无明显变化；②若血容量迅速减少，病人也可发生休克；③若不及时处理，可通过不感蒸发继续丧失水分而转变为高渗性脱水；④若只补充水分而不补钠盐，又可转变为低渗性脱水。

（二）水肿

水肿（edema）是指过多液体在组织间隙或体腔中积聚。

1. **水肿的发病机制** 正常人体的血管内液（血浆）与血管外液（组织液）通过微血管壁不断地进行交换，维持着动态平衡，同时体内外的液体也在进行交换并维持动态平衡。如果这两个平衡失调，使组织间液生成增多和 / 或钠水潴留，即可导致水肿的发生。

（1）血管内外液体交换平衡失调——组织液生成多于回流

1）毛细血管流体静压增高。

2）血浆胶体渗透压降低。

3）微血管壁通透性增高。

4）淋巴回流受阻。

（2）体内外液体交换失衡——钠、水潴留

1）肾小球滤过率降低：①肾小球滤过总面积减少；②肾血流量减少,如患心力衰竭、肝硬化、肾病综合征等疾病时。

2）肾小管、集合管重吸收钠、水增多：①肾血流重新分布；②近曲小管重吸收钠、水增多：肾小球滤过分数升高和利钠激素分泌减少；③远曲小管、集合管重吸收钠、水增多：肾素 – 血管紧张素 – 醛固酮系统活性升高和抗利尿激素释放增多。

2. 水肿对机体的影响　水肿对机体的影响取决于水肿发生的部位、程度、速度及持续时间。

（1）细胞营养障碍：组织间液体积聚增多加大了细胞与毛细血管之间的距离,使细胞获得营养出现障碍。

（2）水肿对器官组织功能活动的影响：水肿对器官组织功能活动的影响取决于水肿发生的部位、程度与速度。急性水肿引起的功能障碍比慢性水肿严重。若生命活动的重要器官出现水肿,则可造成更为严重的后果。如脑水肿可引起颅内压升高、脑疝形成,或压迫脑干血管供应,造成病人快速死亡；喉头水肿引起气管阻塞,病人亦可窒息死亡。

（三）钾代谢紊乱

1. 低钾血症　血清钾浓度低于 3.5mmol/L 时称为低钾血症。

（1）原因和机制

1）钾摄入减少：主要见于消化道梗阻、昏迷、手术后较长时间禁食的病人。

2）钾排出过多：主要见于经胃肠道、肾、皮肤失钾。

3）细胞外钾向细胞内转移。

（2）对机体的影响

1）对骨骼肌的影响：低钾血症时肌细胞静息电位负值增大,与阈电位的距离增大,细胞兴奋性降低,严重时甚至不能兴奋,亦即细胞处于超极化阻滞状态。

2）对心脏的影响

①心肌电生理特性的影响：心肌兴奋性升高,心肌自律性增高,心肌传导性降低,心肌收缩性的改变（轻度低钾心肌收缩性增强,严重低钾心肌收缩性减弱）。

②心电图的变化：ST 段压低；T 波低平和 u 波增高；Q-T 间期延长；严重低血钾时还可以见到 P 波增高、P-Q 间期延长、QRS 波群增宽（图 2-4）。

3）对酸碱平衡的影响：低钾血症引起代谢性碱中毒,同时发生反常性酸性尿。

2. 高钾血症　血清钾浓度高于 5.5mmol/L 时称为高钾血症。

（1）原因和机制

1）钾潴留。

2）细胞内钾释出过多：见于酸中毒、缺氧、高钾性周期性瘫痪、细胞和组织损伤与破坏等。

（2）对机体的影响

1）对骨骼肌的影响：轻度高钾血症因静息电位负值减小,与阈电位的距离减小,引起兴奋所需的阈刺激也较小,即肌肉的兴奋性升高。在严重高钾血症（血清钾浓度为 7~9mmol/L）时骨骼肌细胞的静息电位过小使快钠通道失活而使细胞处于去极化阻滞状态而不能被兴奋。

2）对心脏的影响：①影响心肌电生理特性,如心肌兴奋性改变（急性轻度高钾血症时,心肌兴奋性升高；急性重度高钾血症时,心肌兴奋性降低）；心肌自律性降低；心肌传导性降低；心肌收缩性减弱。②心电图发生变化,如 P 波压低、增宽或消失,PR 间期延长,R 波降低,QRS

综合波增宽,T 波狭窄高耸,Q–T 间期轻度缩短。

　　3)对酸碱平衡的影响:高钾血症会引起代谢性酸中毒,同时发生反常性碱性尿。

二、重点难点解析

三型脱水的比较

	高渗性脱水	低渗性脱水	等渗性脱水
发病原理	水摄入不足或丢失过多	体液丢失而单纯补水	水和钠等比例丢失而未给予补充
特点	细胞外液高渗,细胞内外液均丢失	细胞外液低渗,细胞外液丢失为主,细胞内液增多	细胞外液等渗,以后高渗,细胞外液丢失为主,细胞内液变化不大
主要表现和影响	口渴、尿少、脱水热、脑细胞脱水	脱水体征、休克、脑细胞水肿	口渴、尿少、脱水体征、休克等症状均不明显
实验室检查			
血清钠	>150mmol/L	<130mmol/L	130~150mmol/L
血浆渗透压	>310mmol/L	<280mmol/L	280~310mmol/L
尿钠	减少	减少明显	减少
治疗	补充水分为主同时适当补钠	补充生理盐水或 3% 氯化钠溶液	补充偏低渗的氯化钠溶液

三、习题

(一)单选题(A1 型题)

1. 高渗性脱水病人的血浆渗透压是

　　A. 250mmol/L　　　　　B. 270mmol/L　　　　　C. 290mmol/L

　　D. 310mmol/L　　　　　E. 330mmol/L

2. 高渗性脱水病人的血清钠浓度是

　　A. >150mmol/L　　　　B. >160mmol/L　　　　C. >170mmol/L

　　D. >180mmol/L　　　　E. >190mmol/L

3. 高渗性脱水时体内出现

　　A. 细胞内液上升,细胞外液明显上升　　B. 细胞内液明显下降,细胞外液下降

　　C. 细胞内液下降,细胞外液正常　　　　D. 细胞内液明显上升,细胞外液明显下降

　　E. 细胞内液正常,细胞外液下降

4. 哪一类水电解质代谢紊乱可导致脑内出血

　　A. 等渗性脱水　　　　B. 高渗性脱水　　　　C. 低渗性脱水

　　D. 低钠血症　　　　　E. 高钾血症

5. 低钠血症是指血清钠低于

　　A. 120mmol/L　　　　B. 125mmol/L　　　　C. 130mmol/L

　　D. 135mmol/L　　　　E. 140mmol/L

6. 伴有细胞外液减少的低钠血症也可称为

A. 原发性脱水　　　　　B. 高渗性脱水　　　　　C. 等渗性脱水

D. 低渗性脱水　　　　　E. 慢性水肿

7. 低渗性脱水病人体液丢失的特点是

A. 细胞内液无丢失,仅丢失细胞外液　　　B. 细胞内液无丢失,仅丢失血浆

C. 细胞内液无丢失,仅丢失组织间液　　　D. 细胞外液无丢失,仅丢失细胞内液

E. 细胞内液和外液均明显丢失

8. 哪一类水、电解质失衡最容易发生休克

A. 低渗性脱水　　　　　B. 高渗性脱水　　　　　C. 等渗性脱水

D. 高钾血症　　　　　E. 低钾血症

9. 等渗性脱水若未经处理可转变成

A. 低渗性脱水　　　　　B. 高渗性脱水　　　　　C. 低钠血症

D. 低钾血症　　　　　E. 高钾血症

10. 低钾血症是指血清钾浓度低于

A. 1.5mmol/L　　　　　B. 2.5mmol/L　　　　　C. 3.5mmol/L

D. 4.5mmol/L　　　　　E. 5.5mmol/L

11. 某病人在消化道手术后禁食 3d,仅静脉输入大量 5% 的葡萄糖液,此病人最容易发生的电解质紊乱是

A. 低血钠　　　　　B. 低血钙　　　　　C. 低血镁

D. 低血磷　　　　　E. 低血钾

12. 高钾血症是指血清钾高于

A. 4.5mmol/L　　　　　B. 5.5mmol/L　　　　　C. 6.5mmol/L

D. 7.5mmol/L　　　　　E. 8.5mmol/L

13. 急性低钾血症对心肌电生理特性的影响表现为

A. 兴奋性↑,自律性↑,传导性↑　　　B. 兴奋性↑,自律性↓,传导性↑

C. 兴奋性↑,自律性↑,传导性↓　　　D. 兴奋性↓,自律性↑,传导性↓

E. 兴奋性↓,自律性↓,传导性↓

（二）名词解释

1. 高渗性脱水　2. 低渗性脱水　3. 高钾血症　4. 低钾血症　5. 水肿

（三）简答题

1. 为什么低渗性脱水时对病人的主要危害是引起循环衰竭?

2. 急性低钾血症和急性重度高钾血症时均可出现肌无力、麻痹症状,试比较其发生机制的异同。

3. 某病人高热昏迷 3d,未进食,可能发生哪些主要的水电解质紊乱? 为什么?

四、参考答案

（一）单选题（A1 型题）

1. E　2. A　3. B　4. B　5. C　6. D　7. A　8. A　9. B　10. C　11. E　12. B

13. C

（二）名词解释

1. 高渗性脱水是指以失水多于失钠、血清钠浓度 >150mmol/L、血浆渗透压 >310mmol/L 为

主要特征的水钠代谢紊乱。

2. 低渗性脱水是指以失钠多于失水,血清钠浓度 <130mmol/L,血浆渗透压 <280mmol/L 为主要特征的水钠代谢紊乱。

3. 高钾血症指血清钾浓度高于 5.5mmol/L 的钾代谢紊乱。

4. 低钾血症指血清钾浓度低于 3.5mmol/L 的钾代谢紊乱。

5. 水肿是指过多液体在组织间隙或体腔中积聚。

（三）简答题

1. 为什么低渗性脱水时对病人的主要危害是引起循环衰竭？

细胞外液渗透压降低,无口渴感,饮水减少;抗利尿激素（ADH）反射性分泌减少,尿量无明显减少;细胞外液向细胞内液转移,细胞外液进一步减少。

2. 急性低钾血症和急性重度高钾血症时均可出现肌无力、麻痹症状,试比较其发生机制的异同。

低钾血症时出现超极化阻滞,其机制根据 Nernst 方程,膜电位（Em）$\approx 59.5\lg[K^+]_e/[K^+]_1$,$[K^+]_e$ 减小,Em 负值增大,Em 至阈电位（Et）间的距离加大,兴奋性降低,轻者出现肌无力,重者出现肌麻痹,被称为超极化阻滞。

高钾血症时出现去极化阻滞,高钾血症使细胞内外的 K^+ 浓度差变小,按 Nernst 方程,静息膜电位负值变小,与阈电位的差距缩小,兴奋性升高。但当静息膜电位达到 $-60\sim-55$mV 时,快 Na^+ 通道失活,兴奋性反下降,被称为去极化阻滞。

3. 某病人高热昏迷 3d,未进食,可能发生哪些主要的水电解质紊乱？ 为什么？

高渗性脱水主要因经呼吸道和皮肤失水过多又未进食、饮水导致;低钾血症因未摄入钾但肾依然排钾导致。

（钱 程）

第七章 酸碱平衡紊乱

一、内容要点

(一)概述

在某些病因的作用下,因酸碱异常或调节机制障碍而导致体液酸碱稳定性被破坏,称为酸碱平衡紊乱。

血液 pH 升高称为碱中毒,pH 降低称为酸中毒。血液 pH 在正常范围,称为代偿性酸中毒或代偿性碱中毒;如果血液 pH 在异常范围,则称为失代偿性酸中毒或失代偿性碱中毒。

常用检测酸碱平衡紊乱的指标有 pH、$PaCO_2$、标准碳酸氢盐(SB)、实际碳酸氢盐(AB)、缓冲碱(BB)、碱剩余(BE)与阴离子间隙(AG)。

(二)单纯型酸碱平衡紊乱

1. 代谢性酸中毒　代谢性酸中毒是指细胞外液 H^+ 增加和 / 或血浆中 HCO_3^- 原发性减少、pH 呈降低趋势为特征的酸碱平衡紊乱。根据 AG 的变化又可将其分为两类:AG 正常型(高血氯型)代谢性酸中毒与 AG 增大型(血氯正常型)代谢性酸中毒。

(1)原因:按照 AG 的不同分为 AG 正常型和 AG 增大型。

1)AG 正常型代谢性酸中毒:见于消化道丢失 HCO_3^-、含氯酸性药物摄入过多、肾小管性酸中毒及高钾血症。

2)AG 增大型代谢性酸中毒:见于固定酸摄入过多、固定酸产生过多、乳酸酸中毒、酮症酸中毒、肾排泄固定酸减少等。

(2)机体的代偿调节:包括血浆缓冲作用、肺调节、细胞调节、肾调节。

(3)常用指标的变化趋势:pH 正常或下降,SB 降低,AB 降低,BB 降低,BE 负值增大;$PaCO_2$ 继发降低,血 K^+ 升高。

(4)对机体的影响:①心血管系统,如心肌收缩力降低、心律失常、血管对儿茶酚胺的敏感性降低;②中枢神经系统功能障碍的主要表现是抑制;③骨软化症、骨质疏松;④高钾血症(反常性碱性尿)。

2. 呼吸性酸中毒　呼吸性酸中毒是以血浆 H_2CO_3 浓度原发性增高、pH 降低为特征的酸碱平衡紊乱。

(1)原因:主要原因是 CO_2 排出减少,CO_2 吸入过多。临床上较少见。

(2)机体的代偿调节:细胞内外离子交换、细胞内缓冲和肾代偿。

(3)常用指标的变化趋势:急性呼吸性酸中毒时,血 pH 降低,$PaCO_2$ 原发性升高,AB>SB,BB 和 BE 变化不大;慢性呼吸性酸中毒时,血 pH 正常或降低,原发性改变为 $PaCO_2$ 升高,AB>SB,SB 升高,AB 升高,BB 升高,BE 为正值,血 K^+ 升高。

（4）对机体的影响：呼吸性酸中毒对心血管系统的影响与代谢性酸中毒相似，呼吸性酸中毒尤其是急性 CO_2 潴留引起的中枢神经系统功能紊乱往往比代谢性酸中毒更为明显。

3. 代谢性碱中毒　代谢性碱中毒是指细胞外液 H^+ 减少和/或血浆 HCO_3^- 原发性增多、pH 呈增高趋势为特征的酸碱平衡紊乱。

（1）原因：消化道失 H^+、肾失 H^+、碱性物质摄入过多、低钾性碱中毒等。

（2）机体的代偿：包括血浆缓冲系统、肺代偿、细胞内外离子交换、肾代偿。

（3）常用指标的变化趋势：血 pH 正常或升高，SB、AB、BB 原发性升高，BE 正值增大；$PaCO_2$ 继发性上升，血 K^+ 降低。

（4）对机体的影响：中枢神经系统兴奋，血红蛋白氧解离曲线左移，神经肌肉应激性增高，低钾血症（反常性酸性尿）。

4. 呼吸性碱中毒　呼吸性碱中毒是以血浆 H_2CO_3 浓度原发性减少为特征的酸碱平衡紊乱。

（1）原因：各种原因引起肺通气过度，导致 CO_2 排出过多，引起呼吸性碱中毒。

（2）机体的代偿：细胞内外离子交换和细胞内缓冲，肾的代偿。

（3）反映酸碱平衡的常用指标及变化趋势：急性呼吸性碱中毒时，血 pH 升高，$PaCO_2$ 原发性降低，AB<SB，BB 与 BE 基本不变；慢性呼吸性碱中毒时，血 pH 正常或升高，$PaCO_2$ 原发性降低，AB<SB；SB、AB、BB 继发性减少，BE 负值增大。

（4）对机体的影响：急性呼吸性碱中毒引起的中枢神经系统功能障碍比代谢性碱中毒更明显。

（三）混合型酸碱平衡紊乱

同一名病人有两种或两种以上单纯型酸碱平衡紊乱同时并存，称为混合型酸碱平衡紊乱。可以分为双重型酸碱平衡紊乱和三重型酸碱平衡紊乱。

二、重点难点解析

1. 呼吸性酸中毒与代谢性酸中毒对中枢神经系统影响的异同点：

相同点：呼吸性酸中毒和代谢性酸中毒都是酸中毒，且都对中枢神经系统有抑制作用。

对中枢神经系统的作用：H^+ 增多抑制生物氧化酶类的活性，使氧化磷酸化过程减弱，ATP 生成减少；酸中毒使脑内谷氨酸脱羧酶活性升高，抑制性神经递质 $\gamma-$ 氨基丁酸生成增多。因而病人表现为反应迟钝、嗜睡，严重者可出现昏迷。

不同点：呼吸性酸中毒比代谢性酸中毒更为明显。尤其是急性 CO_2 潴留对中枢神经系统的影响往往比代谢性酸中毒更突出。

因为：①由于 CO_2 为脂溶性，易通过血 - 脑屏障，而 H_2CO_3 则为水溶性，通过血 - 脑屏障极为缓慢，结果是脑脊液 pH 降低更为明显；②CO_2 潴留可使脑血管明显扩张，脑血流量增加，引起颅内压和脑脊液压力升高。

2. 代谢性碱中毒合并低钾血症对神经、肌肉兴奋性的影响有何不同点：

代谢性碱中毒使神经肌肉应激性增高。

急性代谢性碱中毒时，血清总钙量可无变化，但游离钙减少，神经肌肉应激性增高，表现为肢体肌肉抽动、腱反射亢进及手足搐搦等。

代谢性碱中毒病人同时伴有严重的低钾血症，可能掩盖碱中毒兴奋神经、肌肉的影响，出现肌肉软弱无力、麻痹等症状。

3. 高钾性酸中毒引起反常性碱性尿而低钾性碱中毒引起反常性酸性尿:

高钾性酸中毒时,因肾小管上皮细胞缺 H^+ 使 H^+–Na^+ 交换减弱,K^+–Na^+ 交换增强,尿液中排 H^+ 减少,尿呈碱性,称为反常性碱性尿。

低钾性碱中毒时,因肾小管上皮细胞缺钾使 K^+–Na^+ 交换减少,H^+–Na^+ 交换增强,尿液中 H^+ 增多,尿呈酸性,称为反常性酸性尿。

4. 各种单纯型酸碱平衡紊乱常用指标的变化及离子变化见下表。

各种单纯型酸碱平衡紊乱的血浆酸碱指标和离子变化

	pH	$PaCO_2$	AB	SB	BB	BE	Cl^-	K^+
代谢性酸中毒	↓(–)	↓	↓	↓	↓	↓	↑(–)	↑
呼吸性酸中毒								
急性	↓	↑	↑(–)	↑(–)	(–)	(–)	↓	↑
慢性	↓(–)	↑	↑	↑	↑	↑	↓	↓
代谢性碱中毒	↑(–)	↑	↑	↑	↑	↑	↓	↓
呼吸性碱中毒								
急性	↑	↓	↓(–)	↓(–)	(–)	(–)	↑	↓
慢性	↑(–)	↓	↓	↓	↓	↓	↑	↓

注:↑:升高;↓:降低;(–):无变化。

三、习题

(一)单选题(A1 型题)

1. 血液缓冲系统中最重要的是

    A. 碳酸氢盐缓冲系统   B. 氧合血红蛋白缓冲系统

    C. 血红蛋白缓冲系统   D. 磷酸盐缓冲系统

    E. 血浆蛋白缓冲系统

2. 血液中 pH 主要取决于血浆中

    A. AB   B. $PaCO_2$ C. HCO_3^-

    D. HCO_3^-/H_2CO_3 E. H_2CO_3 浓度

3. 急性代谢性酸中毒时,机体最主要的代偿方式是

    A. 细胞内缓冲   B. 呼吸代偿   C. 细胞外液缓冲

    D. 骨骼代偿   E. 肾脏代偿

4. 治疗代谢性酸中毒的首选药物是

    A. 乳酸钠   B. 三羟甲基氨基甲烷   C. 碳酸氢二钠

    D. 碳酸氢钠   E. 枸橼酸钠

5. 在代谢性酸中毒原因中下列哪一项是**错误**的

    A. 高热   B. 休克   C. 长期不进食

    D. 持续大量呕吐   E. 急性肾衰竭

6. 下列哪一项**不是**呼吸性酸中毒病因

    A. 呼吸中枢及呼吸肌麻痹   B. 气道阻塞

C. 肺部疾患通气障碍　　　　　　　　　　D. 肺泡弥散障碍

E. 通风不良

7. 呼吸衰竭时,合并下列哪一种酸碱失衡容易发生肺性脑病

A. 代谢性酸中毒　　　　　　B. 呼吸性酸中毒　　　　　　C. 混合性酸中毒

D. 呼吸性碱中毒　　　　　　E. 代谢性碱中毒

8. 肾脏重吸收碳酸氢盐的主要部位是

A. 近曲小管　　　　　　　　B. 髓袢升支　　　　　　　　C. 髓袢降支

D. 远曲小管　　　　　　　　E. 集合管

9. 碱中毒时出现神经肌肉应激性亢进、手足抽搐的主要原因是

A. 血清 K^+ 减少　　　　　　B. 血清 Cl^- 减少　　　　　　C. 血清 Ca^{2+} 减少

D. 血清 Na^+ 减少　　　　　　E. 血清 Mg^{2+} 减少

10. 血气检测结果为 SB 正常, AB>SB,提示有

A. AG 增大型代谢性酸中毒　　　　　　　　B. AG 正常型代谢性酸中毒

C. 呼吸性酸中毒　　　　　　　　　　　　　D. 代谢性碱中毒

E. 呼吸性碱中毒

11. 血气检测结果为 SB 正常, AB<SB,提示有

A. AC 增大型代谢性酸中毒　　　　　　　　B. AG 正常型代谢性酸中毒

C. 呼吸性酸中毒　　　　　　　　　　　　　D. 代谢性碱中毒

E. 呼吸性碱中毒

12. 血气检测结果为 HCO_3^- 降低, $PaCO_2$ 升高,提示有

A. 代谢性酸中毒　　　　　　　　　　　　　B. 呼吸性酸中毒

C. 代谢性碱中毒　　　　　　　　　　　　　D. 呼吸性碱中毒

E. 呼吸性酸中毒合并代谢性酸中毒

13. 糖尿病病人血气检测结果为 pH 降低, AB 降低, $PaCO_2$ 降低,提示存在

A. AG 正常型代谢性酸中毒　　　　　　　　B. AG 增大型代谢性酸中毒

C. 呼吸性酸中毒　　　　　　　　　　　　　D. 代谢性碱中毒

E. 呼吸性碱中毒

14. 某频繁呕吐病人血气检测结果为 pH 升高, SB 升高, $PaCO_2$ 升高,提示有

A. 呼吸性碱中毒　　　　　　　　　　　　　B. 呼吸性酸中毒

C. 代谢性碱中毒　　　　　　　　　　　　　D. AG 正常型代谢性酸中毒

E. AG 增大型代谢性酸中毒

15. 从动脉抽取血样后若不与大气隔绝,下列哪项指标将会受到影响

A. AB　　　　　　　　　　　B. SB　　　　　　　　　　　C. BE

D. AG　　　　　　　　　　　E. BB

16. 代谢性碱中毒时中枢抑制介质减少与下列哪些酶活性增强有关

A. 谷氨酸脱羧酶活性　　　　　　　　　　　B. 碳酸酐酶活性

C. 丙酮酸脱氢酶活性　　　　　　　　　　　D. 谷氨酰胺酶活性

E. γ- 氨基丁酸转氨酶活性

17. 反常性碱性尿见于

A. 高钾血症　　　　　　　　B. 应用利尿药　　　　　　　C. 剧烈呕吐

D. 盐皮质激素过多　　　E. 全身性水肿

18. 某肺心病病人,因受凉、肺部感染住院,血气分析结果:pH 7.3,$PaCO_2$ 70mmHg,［HCO_3^-］36mmol/L,可诊断为

    A. 代谢性酸中毒　　　　　　　　　　B. 代谢性碱中毒

    C. 慢性呼吸性酸中毒　　　　　　　　D. 急性呼吸性酸中毒

    E. 呼吸酸中毒合并代谢性碱中毒

19. 下列哪项**不是**呼吸性酸中毒的病因

    A. 呼吸中枢及呼吸肌麻痹　　　　　　B. 肺泡弥散障碍

    C. 肺部疾患通气障碍　　　　　　　　D. 呼吸道阻塞

    E. 环境通风不良

20. 下述哪一项混合型酸碱平衡紊乱**不可能**发生

    A. 代谢性酸中毒合并代谢性碱中毒　　B. 代谢性碱中毒合并呼吸性碱中毒

    C. 代谢性酸中毒合并呼吸性碱中毒　　D. 代谢性酸中毒合并呼吸性酸中毒

    E. 呼吸性酸中毒合并呼吸性碱中毒

（二）名词解释

1. 代谢性酸中毒　2. 代谢性碱中毒　3. 呼吸性酸中毒　4. 呼吸性碱中毒　5. 反常性酸性尿　6. 反常性碱性尿　7. 混合型酸碱平衡紊乱

（三）简答题

1. pH 在正常范围时是否存在酸碱平衡紊乱? 为什么? 有何表现形式?

2. 剧烈呕吐易引起何种酸碱平衡紊乱? 试分析其发生机制。

3. 急性肾衰竭少尿期可发生何种酸碱平衡紊乱? 酸碱平衡的指标会有哪些变化? 为什么?

4. 简述代谢性酸中毒对心血管系统的影响。

（四）病例分析

1. 病人,男性,46 岁,诊断为慢性肾功能衰竭,尿毒症。血液检查:pH 7.23,$PaCO_2$ 24mmHg,BB 36.1mmol/L,SB 13.6mmol/L,AB 9.7mmol/L,BE−13.9mmol/L。

分析:该病人发生了何种酸碱平衡紊乱?

2. 张某,女,48 岁,诊断为慢性阻塞性肺气肿。血液检查:pH 7.36,$PaCO_2$ 72mmHg,BB 59mmol/L,SB 31mmol/L,AB 39.5mmol/L,BE +8mmol/L。

分析:请分析会发生何种酸碱中毒。

四、参考答案

（一）单选题（A1 型题）

1. A　2. D　3. B　4. D　5. D　6. D　7. B　8. A　9. C　10. C　11. E　12. E　13. B　14. C　15. A　16. E　17. A　18. E　19. B　20. E

（二）名词解释

1. 代谢性酸中毒是指细胞外液 H^+ 增加和 / 或 HCO_3^- 丢失而引起的以血浆 HCO_3^- 浓度原发性减少、pH 呈降低趋势为特征的酸碱平衡紊乱。

2. 代谢性碱中毒是指细胞外液碱增多和 / 或 H^+ 丢失而引起的以血浆 HCO_3^- 原发性增多、pH 呈上升趋势为特征的酸碱平衡紊乱。

3. 呼吸性酸中毒是指 CO_2 排出障碍或吸入过多引起的以血浆 H_2CO_3 浓度原发性升高、pH 呈降低趋势为特征的酸碱平衡紊乱。

4. 呼吸性碱中毒是指肺通气过度引起的以血浆 H_2CO_3 浓度原发性减少、pH 呈升高趋势为特征的酸碱平衡紊乱。

5. 在低钾性碱中毒时，因肾小管上皮细胞缺钾使 K^+–Na^+ 交换减少，H^+–Na^+ 交换增强，尿液中 H^+ 增多，尿呈酸性，称为反常性酸性尿。

6. 在高钾性酸中毒时，因肾小管上皮细胞缺 H^+ 使 H^+–Na^+ 交换减弱，K^+–Na^+ 交换增强，尿液中排 H^+ 减少，尿呈碱性，称为反常性碱性尿。

7. 同一病人有两种或两种以上单纯型酸碱平衡紊乱并存，称为混合型酸碱平衡紊乱。

（三）简答题

1. pH 在正常范围时是否存在酸碱平衡紊乱？为什么？有何表现形式？

pH 在正常范围时，可以发生酸碱平衡紊乱。因为 pH 正常可能有以下几种形式：①机体的酸碱平衡是正常的；②机体发生酸碱平衡紊乱，但处于代偿期，可维持 $[HCO_3^-]$/$[H_2CO_3]$ 的比值正常；③机体有混合型酸碱平衡紊乱，因其中各型引起 pH 变化的方向相反而相互抵消。

pH 在正常范围时可以有以下几型酸碱平衡紊乱：①代偿性代谢性酸中毒；②代偿性轻度和中度慢性呼吸性酸中毒；③代偿性代谢性碱中毒；④代偿性呼吸性碱中毒；⑤呼吸性酸中毒合并代谢性碱中毒，两型引起 pH 变化的方向相反而相互抵消；⑥代谢性酸中毒合并呼吸性碱中毒，两型引起 pH 变化的方向相反而相互抵消；⑦代谢性酸中毒合并代谢性碱中毒，两型引起 pH 变化的方向相反而相互抵消。

2. 剧烈呕吐易引起何种酸碱平衡紊乱？试分析其发生机制。

剧烈呕吐常引起代谢性碱中毒。其原因如下：①H^+ 丢失，如剧烈呕吐使胃腔内 HCl 丢失，血浆中 HCO_3^- 得不到 H^+ 中和，被回吸收入血造成血浆 HCO_3^- 浓度升高；②K^+ 丢失，如剧烈呕吐导致胃液中 K^+ 大量丢失，血中 $[K^+]$ 降低，导致细胞内 K^+ 外移、细胞内 H^+ 内移，使细胞外液的 $[H^+]$ 降低，同时肾小管上皮细胞泌 K^+ 减少、泌 H^+ 增加、重吸收 HCO_3^- 增多；③Cl^- 丢失，如剧烈呕吐时胃液中 Cl^- 大量丢失，血中 $[Cl^-]$ 降低，造成远曲小管上皮细胞泌 H^+ 增加、重吸收 HCO_3^- 增多，引起缺氯性碱中毒；④细胞外液容量减少，如剧烈呕吐可造成脱水、细胞外液容量减少，引起继发性醛固酮分泌增多。醛固酮促进远曲小管上皮细胞泌 H^+、泌 K^+、重吸收 HCO_3^- 增多。以上机制共同导致代谢性碱中毒的发生。

3. 急性肾衰竭少尿期可发生何种酸碱平衡紊乱？酸碱平衡的指标会有哪些变化？为什么？

急性肾衰竭少尿期可发生代谢性酸中毒。HCO_3^- 原发性降低，AB、SB、BB 值均降低，AB<SB，BE 负值加大，pH 下降，通过呼吸代偿，$PaCO_2$ 继发性下降。

急性肾衰竭少尿期发生代谢性酸中毒的原因有：①体内分解代谢加剧，酸性代谢产物形成增多；②肾功能障碍导致酸性代谢产物不能及时排出；③肾小管产氨与排泄 H^+ 的能力降低。

4. 简述代谢性酸中毒对心血管系统的影响。

（1）心律失常：高血钾可引起心律失常，严重时可发生心脏传导阻滞或心室纤颤。酸中毒使细胞内 K^+ 外移，加之肾小管上皮细胞泌 H^+ 增加，而排 K^+ 减少，故引起高钾血症。

（2）心肌收缩力降低：①H^+ 使心肌细胞能量出现代谢障碍，ATP 减少；②H^+ 可减少心肌细胞 Ca^{2+} 内流；③H^+ 减少肌质网 Ca^{2+} 释放，竞争性抑制 Ca^{2+} 与肌钙蛋白结合，使心肌收缩力减弱。

（3）心血管系统对儿茶酚胺的反应性降低：酸中毒可以使血管平滑肌对儿茶酚胺的反应性降低，引起血管扩张、血压下降。尤其是毛细血管前括约肌扩张，真毛细血管网大量开放，微循环淤血，回心血量减少，血压降低。

（四）病例分析

1. 血液检查 pH 7.23 为酸中毒，代偿性排出 CO_2，所以 CO_2 分压降低。BB、SB、AB 均降低，表明为酸中毒。BE 负值增加，结合导致病人排酸障碍的病因，该病人为代谢性酸中毒。

2. 根据病因和 $PaCO_2$ 升高，可考虑呼吸性酸中毒。血液检查：BB、SB、AB 均出现代偿性升高，BE 正值增加，说明碱性物质 HCO_3^- 代偿性增加，结合病因及血 pH 7.36，考虑此病人出现了代偿反应，pH 可在正常范围。因此，该病人为呼吸性酸中毒。

（商战平）

第八章 缺 氧

一、内容要点

1. **缺氧** 由于组织供氧不足或利用氧障碍引起机体功能、代谢和形态结构发生异常变化的病理过程称为缺氧。

2. **常用血氧指标**

（1）血氧分压：物理状态溶解在血中的氧产生的张力。正常值：PaO_2 100mmHg，PvO_2 40mmHg。

（2）血氧容量：100ml 血液中的血红蛋白在氧分压为 150mmHg、温度为 38℃时的最大带氧量。血氧容量正常值：20ml/dl。

（3）血氧含量：100ml 血液实际含氧量。正常值：CaO_2 19ml/dl，CvO_2 14ml/dl。

（4）血氧饱和度：指血液中结合氧的血红蛋白占总血红蛋白的百分比。正常值：SaO_2 95%~98%，SvO_2 70%~75%。

3. **缺氧的类型、原因及特征**

（1）低张性缺氧：低张性缺氧也称为乏氧性缺氧。动脉血氧分压降低，使动脉血氧含量下降，导致组织供氧不足。可由吸入气氧分压过低、外呼吸功能障碍及静脉血分流入动脉引起。此类缺氧最主要的血氧指标改变为动脉血氧分压降低，进而可出现血氧含量减少和血氧饱和度降低。

（2）血液性缺氧：血液性缺氧也称为等张性缺氧。由于血红蛋白含量减少或质量改变，导致血液携带氧能力降低或血红蛋白结合的氧不易释出而引起缺氧。原因可以是贫血、一氧化碳中毒、高铁血红蛋白血症以及血红蛋白与氧的亲和力异常增高等。血氧指标中主要的变化是血氧容量和血氧含量降低，而动脉血氧分压和血氧饱和度可以正常。

（3）循环性缺氧：循环性缺氧也称为低动力性缺氧。因血液循环障碍引起组织供氧不足。可以由组织缺血或组织淤血造成。最主要的血氧指标改变是动 – 静脉血氧含量差增大。

（4）组织性缺氧：组织性缺氧也称为氧利用障碍性缺氧。因组织、细胞利用氧异常导致缺氧。致病原因可以是组织中毒、线粒体损伤和呼吸酶合成障碍。最终可以导致动 – 静脉血氧含量差减少。

4. **缺氧对机体的影响** 缺氧对呼吸系统、循环系统、血液系统、中枢神经系统以及组织细胞均能带来一定的影响。一般来说，轻度缺氧可以激发机体的代偿反应，而重度缺氧则可造成机体的功能代谢障碍，且这些变化与缺氧的原因、速度、程度和病人的反应性有关。

二、重点难点解析

1. 各型缺氧的发病机制

（1）低张性缺氧：动脉血氧含量下降，导致组织供氧不足。

（2）血液性血氧：贫血时，Hb 减少使 CaO_2 下降，毛细血管处 PO_2 降低的速度加快，导致氧向组织弥散速度迅速减慢，供给组织的氧减少。一氧化碳（CO）中毒时导致血红蛋白（Hb）与 CO 结合生产碳氧血红蛋白（HbCO），Hb 失去携氧能力；抑制正常 RBC 进行糖酵解，使 2,3-DPG 生成下降，造成氧离曲线左移。高铁血红蛋白血症，Hb（Fe^{3+}）无携氧能力；增加剩余 Hb（Fe^{2+}）与 O_2 的亲和力，造成氧离曲线左移。

（3）循环性缺氧：血流量减少使单位时间进入组织的血量下降导致组织供氧减少。

（4）组织性缺氧：氰化物（CN^-）结合 Fe^{3+} 使氰化高铁细胞色素氧化酶不能传递电子，导致呼吸链中断。

2. 氧疗　吸氧是治疗缺氧的基本方法，对各种类型的缺氧均有一定疗效，但依缺氧的类型不同其疗效也不同。因吸入较高浓度氧可以提高 PaO_2，所以低张性缺氧氧疗效果最佳。血液性缺氧、循环性缺氧和组织性缺氧的共同特点是 PaO_2 和动脉血氧饱和度正常。因此单纯吸氧疗效有限，但可以通过增加血液中溶解的氧量，改善组织供氧。

三、习题

（一）单选题（A1 型题）

1. 缺氧是由于
  - A. 血液中氧分压降低
  - B. 吸入气中的氧含量减少
  - C. 血氧容量降低
  - D. 对组织氧供应不足和/或组织利用氧障碍引起的病理过程
  - E. 血氧含量降低

2. 决定血氧饱和度最主要的因素是
  - A. 血液 pH
  - B. 血液温度
  - C. 血液氧分压
  - D. 红细胞内 2,3-DPG 的含量
  - E. 血液 CO_2 分压

3. 静脉血分流入动脉引起的缺氧属于
  - A. 血液性缺氧
  - B. 低张性缺氧
  - C. 组织性缺氧
  - D. 淤血性缺氧
  - E. 缺血性缺氧

4. 下列哪种原因**不属于**血液性缺氧的原因
  - A. 高铁血红蛋白血症
  - B. 煤气中毒
  - C. 支气管痉挛
  - D. 严重贫血
  - E. 大量输入库存血

5. 氰化物中毒导致的缺氧属于
  - A. 乏氧性缺氧
  - B. 血液性缺氧
  - C. 循环性缺氧
  - D. 组织性缺氧
  - E. 混合性缺氧

6. 对缺氧最敏感的器官是
  - A. 心脏
  - B. 脑
  - C. 肺
  - D. 肾
  - E. 胃

7. 正常人进入高原或通风不良矿井中发生缺氧的原因是
  - A. 吸入气的氧分压降低
  - B. 肺气体交换障碍
  - C. 循环血量减少
  - D. 血液携氧能力降低

E. 组织血流量减少

8. 下列何种物质可使血红蛋白变成高铁血红蛋白,失去结合氧的能力而导致缺氧

    A. 硫酸盐   B. 尿素   C. 亚硝酸盐

    D. 肌酐   E. 乳酸

9. 氧中毒发生主要取决于

    A. 氧浓度   B. 氧分压   C. 氧流量

    D. 给氧时间   E. 给氧方式

10. 呼吸功能不全而发生的缺氧,其动脉血中最具有特征性的变化是

    A. 氧容量降低   B. 氧分压降低   C. 氧含量降低

    D. 氧饱和度降低   E. 氧解离曲线右移

11. 反映组织性缺氧的最佳指标是

    A. 动脉血氧分压正常   B. 血氧容量正常

    C. 动脉血氧含量正常   D. 动脉血氧饱和度正常

    E. 动 – 静脉血氧含量差减小

12. 下列哪一种中毒**不引起**血液性缺氧

    A. 亚硝酸盐中毒   B. 煤气中毒   C. 磺胺中毒

    D. 三氧化二砷中毒   E. 过氯酸钾中毒

13. 急性低张性缺氧时机体最重要的代偿反应是

    A. 心率加快   B. 心肌收缩力加强   C. 肺通气量增加

    D. 脑血流量增加   E. 腹腔内脏血流量减少

14. 吸氧疗法改善下列何种病变引起的缺氧效果最佳

    A. 严重缺铁性贫血   B. 氰化物中毒   C. 肺间质纤维化

    D. 亚硝酸盐中毒   E. 输入大量库存血

15. 慢性缺氧可使红细胞数及血红蛋白量明显增加的主要机制是

    A. 刺激肝脏使促红细胞生成素原生成增加

    B. 增强促红细胞生成素对骨髓的生理效应

    C. 抑制肝和脾对红细胞的破坏

    D. 刺激肾脏产生释放促红细胞生成素

    E. 兴奋交感神经,肝脾储血库收缩

（二）名词解释

1. 缺氧　2. 血氧含量　3. 血氧容量　4. 发绀　5. 肠源性发绀　6. 组织性缺氧

（三）简答题

1. 简述血液性缺氧的原因。

2. 简述贫血病人引起组织缺氧的机制。

3. 煤气中毒如何导致缺氧?

4. 简述氰化物中毒引起缺氧的机制。

5. 当病人出现发绀时,如何区别是"肠源性发绀"还是低张性缺氧引起的发绀?

6. 试述低张性缺氧、血液性缺氧、循环性缺氧和组织性缺氧的血氧变化特点。

（四）病例分析

某病人,血氧指标检查为:PaO_2 95mmHg,PvO_2 55mmHg,血氧容量 10.8ml/dl,动脉血氧饱

和度 95%,动 – 静脉氧含量差 2.8ml/dl。

问:据此可排除何种类型缺氧?依据是什么?

四、参考答案

(一)单选题(A1 型题)

1. D　2. C　3. B　4. C　5. D　6. B　7. A　8. C　9. B　10. B　11. E　12. D　13. C　14. C　15. D

(二)名词解释

1. 因供氧减少或利用氧障碍引起的机体功能、代谢甚至形态结构发生异常改变的病理过程。

2. 血氧含量指 100ml 血液实际所含的氧量,包括与 Hb 结合的氧和溶解在血液中的氧。

3. 血氧容量为 100ml 血液中的血红蛋白在氧分压为 150mmHg,温度为 38℃时的最大带氧量。

4. 毛细血管中脱氧血红蛋白平均浓度超过 5g/dl 时,可使皮肤、黏膜出现青紫色,称为发绀。

5. 亚硝酸盐、过氯酸盐、硝基苯、高锰酸钾等氧化剂中毒时,使血液中形成大量高铁血红蛋白,皮肤和黏膜出现咖啡色或类似发绀的颜色称为肠源性发绀。

6. 在组织供氧正常的情况下,因组织细胞不能有效利用氧所导致的缺氧,称为组织性缺氧,也称为氧利用障碍性缺氧。

(三)简答题

1. 简述血液性缺氧的原因。

血液性缺氧的原因包括贫血、一氧化碳中毒、高铁血红蛋白血症、血红蛋白与氧的亲和力异常增高。

2. 简述贫血病人引起组织缺氧的机制。

贫血病人虽然动脉氧分压正常,但毛细血管床中平均氧分压低于正常。这是由于贫血病人 Hb 减少,血氧容量减低,致使血氧含量也减少,故病人的血液流经毛细血管时氧分压降低较快,从而导致与组织细胞的氧分压差变小,使氧分子向组织弥散的速度很快减慢导致缺氧。

3. 煤气中毒如何导致缺氧?

煤气的主要成分为 CO,由于 CO 与 Hb 的亲和力比 O_2 大 210 倍,故当吸入气中有 0.1%CO,血液中可有 50% 碳氧血红蛋白(HbCO)。HbCO 丧失携氧能力,而 Hb 与 CO 结合后,不易解离。此外,CO 还可抑制红细胞内糖酵解,使 2,3–DPG 生成减少,氧离曲线左移,使 Hb 与 O_2 亲和力增加,HbO_2 中的 O_2 不易释放。

4. 简述氰化物中毒引起缺氧的机制。

氰化物可通过消化道、呼吸道或皮肤进入机体内,迅速与细胞色素氧化酶的三价铁结合,形成氰化高铁细胞色素氧化酶,失去传递电子的功能,以致呼吸链中断,引起机体组织利用氧障碍。

5. 当病人出现发绀时,如何区别是"肠源性发绀"还是低张性缺氧引起的发绀?

低张性缺氧是由于血氧饱和度下降致脱氧血红蛋白增加而表现的皮肤黏膜发绀。而"肠源性发绀"是由于高铁血红蛋白血症而出现类似发绀的颜色。吸氧治疗可提高血氧饱和度,使脱氧血红蛋白减少,能使低张性缺氧的发绀消失,但不能使高铁血红蛋白还原为正常的血红蛋白,"发绀"是不消失的。

6. 试述低张性缺氧、血液性缺氧、循环性缺氧和组织性缺氧的血氧变化特点。

低张性缺氧、血液性缺氧、循环性缺氧和组织性缺氧的血氧变化特点见下表。

缺氧类型	PaO$_2$	SaO$_2$	CO$_2$max	CO$_2$	A–V 氧含量差
低张性缺氧	↓	↓	N 或 ↑	↓	↓ 或 N
血液性缺氧	N	N	↓ 或 N	↓	↓
循环性缺氧	N	N	N	N	↑
组织性缺氧	N	N	N	N	↓

（四）病例分析

据此可以排除低张性缺氧及循环性缺氧。该病人血氧容量（10.8ml/dl）明显降低,提示病人存在血液性缺氧。静脉血氧分压 6.3kPa（55mmHg）高于正常可见于血红蛋白质改变使氧离曲线左移,还见于组织性缺氧,动脉血氧分压 12.6kPa（95mmHg）和血氧饱和度（95%）均正常,可排除低张性缺氧,而动 – 静脉血氧含量差值（2.8ml/dl）减少,不会是循环性缺氧。

（郝 雷）

第九章　发　热

一、内容要点

1. 发热　发热是由致热原的作用使体温调定点上移而引起的调节性体温升高,一般超过正常体温 0.5℃,即称为发热。

2. 发热的病因和机制

（1）发热激活物:发热激活物指能激活产致热原的细胞,产生并释放内生致热原的物质。这些物质包括外致热原,如细菌、病毒、真菌及其他病原微生物;体内产物包括抗原 – 抗体复合物、类固醇等。

（2）内生致热原(EP):内生致热原指细胞在发热激活物的作用下,细胞产生并释放的能引起体温升高的物质。内生致热原由单核细胞、巨噬细胞、内皮细胞、淋巴细胞及肿瘤细胞等产生和释放,包括白细胞介素 –1、肿瘤坏死因子、干扰素及白细胞介素 –6 等。

（3）发热的体温调节机制:发热时来自体内外的发热激活物作用于产 EP 的细胞,从而释放 EP,EP 经血液到达脑内体温调节中枢 POAH 和 OVLT 附近,引起释放中枢发热介质,作用于相应的神经元后导致体温调定点上移。

3. 发热的时相　体温上升期(寒战期)、高热持续期(高峰期)、体温下降期(退热期)。

4. 发热时功能代谢的变化

（1）物质代谢变化:发热时基础代谢率升高,糖、蛋白质和脂肪的分解代谢加强,水、维生素消耗增多。

（2）功能代谢变化:中枢神经系统兴奋性升高,心率加快,呼吸加深加快,消化功能被抑制,对免疫系统的作用有利有弊。

二、重点难点解析

1. 调定点　调定点理论认为,体温调节中枢内有一个“调定点”,体温围绕着“调定点”上下波动。调定点的正常值在 37℃左右。当体温偏离调定点时,将通过反馈系统将偏差信息输送到体温控制系统综合处理,然后对效应器发出调节信号(散热和发热),使身体的中心温度维持在与调定点相适应的水平。

2. 发热中枢调节介质

（1）正调节介质:正调节介质是一类介导体温“调定点”上移的物质,包括前列腺素 E(PGE)、Na^+/Ca^{2+} 比值、环磷酸腺苷(cAMP)、促肾上腺皮质激素释放素(CRH)、一氧化氮等。

（2）负调节介质:负调节介质是一类对抗体温升高或降低体温的物质,主要包括精氨酸加压素、黑素细胞刺激素、膜联蛋白 A1 和白细胞介素 –10 等。

三、习题

（一）单选题（A1 型题）

1. 关于发热的叙述，下列正确的是
   - A. 体温超过正常值 0.5℃
   - B. 产热过程超过散热过程
   - C. 由体温调节中枢调定点上移引起
   - D. 由体温调节中枢功能障碍引起
   - E. 是临床上常见疾病

2. 下述哪种情况的体温升高属于过热
   - A. 妇女月经前后
   - B. 剧烈运动后
   - C. 中暑
   - D. 流行性感冒
   - E. 妇女妊娠期

3. **不产生**内生致热原的细胞是
   - A. 单核细胞
   - B. 巨噬细胞
   - C. 心肌细胞
   - D. 肿瘤细胞
   - E. 内皮细胞

4. 输液反应出现的发热其产生原因多数是由于
   - A. 变态反应
   - B. 药物的毒性反应
   - C. 外毒素污染
   - D. 霉菌污染
   - E. 内毒素污染

5. 下列哪种**不属于**内生致热原
   - A. IL–1
   - B. 干扰素
   - C. 5– 羟色胺
   - D. 肿瘤坏死因子
   - E. 巨噬细胞炎症蛋白 –1

6. 体温上升期的热代谢特点是
   - A. 散热减少，产热增加，体温升高
   - B. 产热减少，散热增加，体温升高
   - C. 产热散热在高水平相对平衡，体温保持高水平
   - D. 散热减少，产热增加，体温保持高水平
   - E. 产热减少，散热增加，体温下降

7. 对于发热病人下列描述哪项是**错误**的
   - A. 基础代谢率升高
   - B. 维生素消耗减少
   - C. 糖原分解增多
   - D. 脂肪分解增多
   - E. 负氮平衡

8. 体温调节中枢的高级部位是
   - A. 延髓
   - B. 脑桥
   - C. 中脑
   - D. 视前区 – 下丘脑前部
   - E. 脊髓

9. 发热时体温每升高 1℃，基础代谢率一般提高
   - A. 3%
   - B. 13%
   - C. 23%
   - D. 33%
   - E. 43%

10. 体温每升高 1℃，心率平均每分钟约增加
    - A. 5 次
    - B. 10 次
    - C. 15 次
    - D. 18 次
    - E. 20 次

11. 在发热上升期动脉血压
    - A. 无变化
    - B. 明显下降
    - C. 轻度下降

D. 明显上升　　　　　　E. 轻度上升

12. "鸡皮"是由于
    A. 全身性骨骼肌不随意的周期性收缩
    B. 全身性骨骼肌不随意的僵直性收缩
    C. 下肢骨骼肌不随意的周期性收缩
    D. 全身皮肤的立毛肌周期性收缩
    E. 全身皮肤的立毛肌不随意收缩

13. 能作为发热激活物的病原微生物是
    A. 细菌　　　　　　B. 病毒　　　　　　C. 真菌
    D. 螺旋体　　　　　E. 以上都是

14. 高热病人容易发生
    A. 低渗性脱水　　　B. 等渗性脱水　　　C. 高渗性脱水
    D. 水中毒　　　　　E. 水肿

15. 发热时**除了**存在哪种情况之外均应及时解热治疗
    A. 体温超过 40℃　　B. 心肌劳损　　　　C. 恶性肿瘤
    D. 心肌梗死　　　　E. 流感

（二）名词解释

1. 发热　2. 内生致热原　3. 热限

（三）简答题

1. 简述体温下降期的发生机制。

2. 发热与过热有何异同？

（四）病例分析

病人，女，10 岁，学生。因近 2d 自感发热、头痛、全身肌肉酸痛、食欲减退，去医院门诊就诊。门诊给予抗生素输液治疗，在输液过程中出现畏寒、浑身发抖、烦躁不安，测体温为 41.9℃，心率为 120 次 /min，呼吸浅促。停止输液，肌注非那根一支，并给予酒精擦浴，头部置冰袋。次日体温逐渐降低。

问题：

1. 请你解释病人发热过程中出现的一系列临床表现（头痛、烦躁不安、食欲减退、肌肉酸痛、发抖、脉搏、呼吸、心率）的发生机制。

2. 为什么对病人采用酒精擦浴、头部置冰袋处理？

四、参考答案

（一）单选题（A1 型题）

1. C　2. C　3. C　4. E　5. C　6. A　7. B　8. D　9. B　10. D　11. E　12. E　13. E　14. C　15. E

（二）名词解释

1. 由于致热原的作用使体温调定点上移而引起的调节性体温升高，超过正常体温 0.5℃ 以上称为发热。

2. 产致热原细胞在发热激活物的作用下，产生和释放能引起体温升高的物质，称之为内生致热原（EP）。

3. 由于负调节介质的存在,发热极少超过 41℃,这种发热时体温升高被限定在一定范围的现象称为热限。

（三）简答题

1. 简述体温下降期的发生机制。

此期因发热激活物在体内的作用减弱或消失,内生致热原（EP）及增多的发热介质也被清除,上升的体温调定点回降到正常水平。冷敏神经元被抑制,产热减少,热敏神经元兴奋,散热增多,散热大于产热,中心体温开始回降到正常调定点水平。

2. 发热与过热有何异同?

发热与过热的相同点为:①两者均为病理性体温升高;②体温均高于正常值的 0.5℃;

发热与过热的不同点为:①发热时体温调节中枢的调定点上移,而过热时调定点并未上移;②发热时体温升高不会超过调定点水平,而过热时体温升高的程度可超过调定点水平;③从体温升高的机制来说,发热是主动性调节使体温升高,而过热是由于调节障碍引起的被动性体温升高。

（四）病例分析

1. 发热时出现的头痛、烦躁现象与发热导致中枢神经系统兴奋性升高有关;食欲减退是因发热时消化系统功能下降、消化酶分泌减少所致;肌肉酸痛是因为发热时无氧酵解增加,乳酸的产量大增;体温上升期时会出现运动神经兴奋,引起骨骼肌不随意周期性收缩,即寒战（发抖）,目的是增加产热;发热病人的心率加快,体温每上升 1℃,心率约增加 18 次 /min,发热时心率加快与血液温度升高刺激窦房结、交感神经兴奋和代谢增强等有关;发热时,血温增高及高代谢产生的酸性物质使呼吸中枢对 CO_2 的敏感性增加,同时代谢加强,CO_2 生成增多,共同促使呼吸加深、加快。

2. 对高热或病情危急的病人,可采用物理方法辅助降温。常用的方法有冰帽或冰袋冷敷头部,也可在四肢大血管处用温水或酒精擦浴以促进散热。

（郝 雷）

第十章 休 克

一、内容要点

（一）休克的概念

休克是多病因、多环节、有多种体液因子参与，以机体循环系统，尤其是微循环功能紊乱，组织细胞灌注不足为主要特征，并可能引起多器官功能障碍甚至衰竭的复杂的全身调节紊乱性病理过程。

（二）休克的原因和分类

1. 休克的常见原因　失血、失液、创伤、烧伤、严重感染、心脏或大血管病变、过敏、神经刺激等。

2. 休克的分类　休克根据病因分为低血容量性休克（包括失血性和失液性休克）、创伤性休克、烧伤性休克、感染性休克、心源性休克、过敏性休克和神经源性休克等。按发生的始动环节分为低血容量性休克、心源性休克、血管源性休克。

（三）休克的发生机制

休克的发展过程根据微循环的变化大致可分为休克代偿期、休克进展期和休克难治期三个时期。

（1）休克代偿期：休克代偿期是休克发展过程中的早期阶段，也称为缺血性缺氧期。主要病理生理改变是组织缺血性缺氧和代偿作用。本期的发生是因为交感－肾上腺髓质系统兴奋，儿茶酚胺大量释放入血，使毛细血管前阻力增加，真毛细血管网关闭，血液流经直捷通路或经开放的动－静脉吻合支回流，使微循环非营养性血流增加，营养性血流减少，组织发生缺血性缺氧。

（2）休克进展期：休克进展期是休克的可逆性失代偿期，也称为淤血性缺氧期。主要病理生理学改变是组织严重淤血性缺氧和失代偿。本期的发生与酸中毒、局部扩血管代谢产物的作用、血液流变学的改变和内毒素的作用有关。

（3）休克难治期：休克难治期是休克发展的晚期阶段，亦称休克晚期、微循环衰竭期。主要变化是微循环衰竭和 DIC。

（四）休克时各器官系统功能的变化

1. 肺功能的改变　休克时肺功能可出现障碍，轻者为急性肺损伤。重者可导致呼吸膜损伤，肺组织出现淤血、水肿、出血、局限性肺不张、血栓形成以及肺泡内透明膜形成等病理变化，称为急性呼吸窘迫综合征（ARDS）。

2. 肾功能的变化　休克时肾脏最易受到损伤，各种类型休克常伴有急性肾衰竭。

3. 心功能变化　随着休克过程的发展，将会出现不同程度的心泵功能障碍，甚至发生心力衰竭。

4. 脑功能障碍　在休克早期,病人仅有应急引起的烦躁不安。随着休克的发展,脑组织出现严重缺血、缺氧,病人表现为神志淡漠甚至昏迷。严重者,可出现脑水肿和颅内高压,甚至形成脑疝,导致病人死亡。

5. 消化道和肝功能障碍　休克早期出现胃肠道及肝脏淤血、微血栓形成和出血,使肠黏膜水肿,消化腺分泌减少,胃肠运动减弱,甚至黏膜糜烂形成应激性溃疡。肠黏膜屏障功能减弱,肠道内细菌毒素经肠黏膜大量吸收入血,发生肠源性内毒素血症。

6. 多器官功能障碍综合征。

(五)休克的防治原则

1. 病因学防治。

2. 补充血容量,纠正酸中毒,合理应用血管活性药物,拮抗体液因子调控炎症反应,防止多器官功能障碍和衰竭。

二、重点难点解析

1. 休克代偿期的代偿意义　本期皮肤内脏小血管明显收缩,使组织处于严重的缺血缺氧状态,但对整体却有一定的抗损伤或代偿意义,主要表现在以下几个方面。

(1)血液重分布有利于心脑血液供应。由于不同器官对儿茶酚胺的反应性不同,皮肤、腹腔内脏和肾脏血管 α 受体密度高,对儿茶酚胺的敏感性高,因而明显收缩;而冠状动脉和脑血管无明显改变,使有限的血液资源重新分布,优先保证重要生命器官心、脑的血液供应。

(2)儿茶酚胺等缩血管物质大量释放时,微静脉、小静脉及肝脾血库收缩,迅速而短暂地增加了回心血量,起到了"自身输血"的作用。

(3)由于微动脉、后微动脉、毛细血管前括约肌对儿茶酚胺敏感性高,使毛细血管前阻力高于后阻力,毛细血管流体静压降低,较多的组织间液进入毛细血管,致使回心血量增加,起到"自身输液"的作用。

(4)交感 – 肾上腺髓质系统兴奋:心率加快,心肌收缩力增强和外周血管阻力升高均有利于动脉血压的调节、维持。

2. 休克难治期的发生机制　①DIC 形成大量的微血栓机械性阻塞微循环通道,回心血量进一步减少;②在凝血和纤溶过程形成的纤维蛋白降解产物和某些补体成分,可抑制单核 – 巨噬细胞系统的功能,使肠源性内毒素和各种有害毒物不能被清除;③大量凝血因子的消耗及继发性纤溶亢进,病人易发生出血而使循环血量进一步减少,加重循环障碍;④器官发生功能障碍,增加了治疗的困难。

3. 休克时心功能不全的发生机制　随着休克过程的发展,将会出现不同程度的心泵功能障碍,甚至发生心力衰竭。其主要机制有:①动脉血压降低和心率加快导致心室舒张期缩短,使冠状动脉血流量减少,心肌供血不足;心率加快和心肌收缩力加强,使心肌耗氧量增加,进一步加重了心肌缺氧。②休克时伴发的酸中毒和高钾血症,可抑制心肌收缩功能。③心肌抑制因子使心肌收缩力减弱,具有降低心肌收缩力、收缩内脏阻力血管和抑制单核巨噬细胞系统的作用。④心肌内 DIC 导致心内膜下出血和局灶性坏死,使心肌受损。⑤细菌毒素特别是内毒素,通过内源性介质抑制心肌收缩。

三、习题

（一）单选题（A1 型题）

1. 一次性快速失血一般达到机体总血量的多少可引起失血性休克

    A. 15%　　　　　　　　B. 20%　　　　　　　　C. 25%

    D. 35%　　　　　　　　E. 40%

2. 休克代偿期"自身输血"作用主要是指

    A. 静脉血管收缩使回心血量增加　　　　B. 动－静脉吻合支关闭使回心血量增加

    C. 血液重新分布　　　　　　　　　　　D. 肾脏重吸收钠、水增加

    E. 组织间液回流增加

3. 休克进展期组织细胞淤血的主要机制**不包括**

    A. 酸中毒　　　　　　B. 儿茶酚胺大量释放　　　C. 局部腺苷堆积

    D. 血液流变学改变　　E. 内毒素作用

4. 休克难治期微循环的典型变化特点是

    A. 微血管收缩　　　　　B. 微静脉舒张　　　　　C. 微血管平滑肌麻痹

    D. 微动脉舒张　　　　　E. 血黏度降低

5. 下列哪项**不是**急性呼吸窘迫综合征的主要表现

    A. 进行性低氧血症　　　B. 呼吸困难　　　　　　C. 严重高碳酸血症

    D. 发绀　　　　　　　　E. 肺部有湿啰音

6. 发生难治性休克最主要的原因是

    A. 酸碱平衡紊乱　　　　B. 肾衰竭　　　　　　　C. 心功能不全

    D. DIC　　　　　　　　E. 肺水肿

7. 休克代偿期组织微循环灌流的特点是

    A. 多灌少流,灌多于流　　　　　　　　B. 少灌少流,灌少于流

    C. 少灌多流,灌少于流　　　　　　　　D. 少灌少流,灌多于流

    E. 多灌多流,灌多于流

8. 休克进展期组织微循环灌流的特点是

    A. 少灌少流,灌少于流　　　　　　　　B. 少灌多流,灌少于流

    C. 多灌少流,灌多于流　　　　　　　　D. 多灌少流,灌多于流

    E. 多灌多流,灌少于流

9. 休克代偿期的心脑血流量变化情况是

    A. 均明显增加

    B. 均明显减少

    C. 心灌流量增加,脑灌流量无明显变化

    D. 脑灌流量增加,心灌流量无明显变化

    E. 均先减少后增加

10. 休克并发心力衰竭的机制与下列哪项**无关**

    A. 动脉血压过低,冠状动脉血流量减少　　B. 心室前负荷过重

    C. 心肌耗氧量增加　　　　　　　　　　　D. 酸中毒与高血钾

    E. MDF 的作用

11. 下列哪项**不是**休克发生机制中的神经体液因素

    A. 血管活性胺   B. 调节肽

    C. 溶酶体酶   D. ATP

    E. 血栓素 A_2

12. 过敏性休克时机体一般**不可能**出现哪种变化

    A. 血管收缩   B. 支气管收缩

    C. 血管床容积增大   D. 组织细胞淤血

    E. 小血管通透性升高

13. "不可逆性"休克与下列哪项**无关**

    A. 组织缺血性缺氧   B. DIC

    C. 微循环衰竭   D. 各重要器官功能障碍

    E. 全身炎症反应综合征

14. 在休克早期临床表现中哪项是**错误**的

    A. 面色苍白   B. 四肢湿冷   C. 尿量减少

    D. 脉压增大   E. 脉搏细速

15. 休克时正确的补液原则是

    A. 血压正常不必补液   B. 需多少，补多少

    C. 补充丧失的部分液体   D. 失多少，补多少

    E. 补液宁多勿少

（二）简答题

1. 简述休克代偿期的代偿作用。

2. 简述休克进展期的特点及机制。

3. 试述休克难治期的发生机制。

四、参考答案

（一）单选题（A1 型题）

1. C   2. A   3. B   4. C   5. C   6. D   7. B   8. C   9. C   10. B   11. D   12. D

13. A   14. D   15. B

（二）简答题

1. 简述休克代偿期的代偿作用。

主要表现在以下几个方面。

（1）血液重分布有利于心脑血液供应。

（2）自身输血。

（3）自身输液。

（4）交感 - 肾上腺髓质系统兴奋时，心率加快，心肌收缩力增强和外周血管阻力升高均有利于动脉血压的调节、维持。

2. 简述休克进展期的特点及机制。

本期的主要病理生理学改变是组织严重淤血性缺氧和失代偿。长期缺血、缺氧引起的酸中毒和多种扩血管活性物质的释放是导致休克代偿期的重要原因，包括酸中毒、局部扩血管代谢产物的作用、血液流变学的改变、内毒素等的作用。

3. 试述休克难治期的发生机制。

DIC形成大量的微血栓机械性阻塞微循环通道,回心血量进一步减少;在凝血和纤溶过程形成的纤维蛋白降解产物和某些补体成分,可抑制单核-巨噬细胞系统的功能;同时由于大量凝血因子的消耗及继发性纤溶亢进,病人易发生出血而使循环血量进一步减少;器官发生功能障碍,增加了治疗的困难。

（钱　程）

第十一章 弥散性血管内凝血

一、内容要点

（一）弥散性血管内凝血的概念

弥散性血管内凝血是指在一些致病因素作用下,大量促凝物质入血,凝血因子和血小板被激活,引起微血管内微血栓广泛形成,继发纤维蛋白溶解功能亢进的病理过程。

（二）发病机制

1. 血管内皮细胞损伤,启动内源性凝血系统。

2. 组织因子释放,启动外源性凝血系统。

3. 血细胞破坏,血小板被激活。

4. 其他促凝物质入血。

总之,在多数情况下,原发病因是通过多种机制引发 DIC 的,而凝血酶的大量生成是发生凝血的中心环节。

（三）弥散性血管内凝血的分期及分型

1. **分期** 根据它的典型的病理过程,一般可分为高凝期、消耗性低凝期和继发性纤溶亢进期。

2. **分型** 根据致病因素的不同及其作用方式、强度和持续时间长短的差异,DIC 在临床上可以分为急性型、亚急性型及慢性型。根据凝血物质消耗和代偿情况可把 DIC 分为代偿型、失代偿型和过度代偿型。

（四）弥散性血管内凝血的临床表现

1. **出血** 出血是 DIC 最常见也往往是最早被发现的表现。引起出血的机制有以下几个方面:①凝血物质大量消耗;②继发性纤溶功能亢进;③纤维蛋白降解产物（FDP）的形成。

2. **休克** DIC 特别是急性 DIC 常伴发休克或者加重休克,休克也可伴发 DIC。二者互为因果,形成恶性循环。

3. **多器官功能障碍** DIC 时由于微血栓广泛形成、微循环障碍,可导致器官缺血性功能障碍甚至引起缺血性坏死。严重者常会同时或相继出现两种或两种以上器官功能障碍,形成多器官功能障碍综合征（MODS）。常见受累器官有肾、肺、脑、心、胃肠和内分泌腺等。其中肾脏最易受累。

4. **微血管病性溶血性贫血** DIC 时可伴发一种特殊类型的贫血,称为微血管病性溶血性贫血。这种贫血除了具有溶血性贫血的一般特性之外,外周血涂片中可发现一些呈盔形、葫芦形、星形、新月形、多角形、小球形等形态特殊的红细胞及红细胞碎片,它有助于 DIC 的诊断。

这些红细胞的碎片也称为裂体细胞。

二、重点难点解析

1. DIC 易发生休克的原因 严重创伤、烧伤或内毒素血症引起的 DIC 常伴发或引起休克,休克也可伴发 DIC,两者互相影响,使病情恶化。DIC 易引起微循环障碍与休克的原因包括:①微血栓广泛形成,使回心血量减少;②出血引起血容量进一步减少;③激肽系统和补体系统激活,产生的激肽、组胺等血管活性物质,使血管扩张、通透性增高,导致外周阻力下降;④FDP 能够增强组胺和激肽的作用;⑤DIC 时,心肌缺血、缺氧或受毒素作用,收缩力减弱,导致心输出量下降。这些因素均能使全身微循环障碍,促进休克的发生。

2. DIC 引起出血的机制 出血是 DIC 最常见也往往是最早被发现的表现,DIC 出血的机制有:

(1)凝血物质大量消耗:由于微血栓广泛形成,消耗了大量血小板和凝血因子,超过了肝脏和骨髓的代偿补充能力,使血液进入低凝状态而引起出血。

(2)继发性纤溶功能亢进:微血栓的广泛形成过程中,因子XIa、XIIa、凝血酶及激肽释放酶都可以活化纤溶酶原,使已形成的纤维蛋白被降解,同时活化的纤溶酶可以水解各种凝血因子,使凝血物质进一步减少,导致出血。

(3)FDP 的形成:大量 FDP 形成一方面可阻止纤维蛋白单体聚合,拮抗凝血酶及抑制血小板聚集,使血液凝固性进一步降低,引起出血。另一方面它还可以增加血管通透性,加重血液渗出。

三、习题

单选题(A1 型题)

1. DIC 的最主要特征是

    A. 广泛微血栓形成   B. 凝血因子大量消耗

    C. 纤溶过程亢进   D. 凝血功能紊乱

    E. 严重出血

2. 凝血因子和血小板生成大于消耗的情况见于

    A. 失代偿型 DIC   B. 代偿型 DIC

    C. 过度代偿型 DIC   D. 急性 DIC

    E. 亚急性 DIC

3. 下述哪项**不是** DIC 的病因

    A. 细菌感染   B. 恶性肿瘤转移

    C. 严重挤压伤   D. 单核巨噬细胞系统功能抑制

    E. 白血病

4. 妊娠期高凝状态与下述哪项**无关**

    A. 凝血因子及血小板增多   B. 纤溶活性升高

    C. 高脂血症   D. 抗凝活性降低

    E. 高胆固醇血症

5. 下述哪项**不参与**肝功能障碍诱发 DIC 的过程

    A. 肝清除 FDP 的作用减弱   B. 肝解毒功能减弱

C. 肝生成凝血因子减少　　　　　　　　　D. 肝生成血小板减少

E. 肝释放组织因子增多

6. 内皮细胞受损引起 DIC,与下述哪项**无关**

A. 激活内源性凝血系统　　　　　　　　　B. 激活外源性凝血系统

C. 激活补体系统　　　　　　　　　　　　D. 激活纤溶系统

E. 激活激肽系统

7. 内皮细胞受损,启动内源性凝血系统是通过活化

A. 凝血酶原　　　　　　　　　　　　　　B. Ⅻ因子

C. 组织因子　　　　　　　　　　　　　　D. 纤维蛋白原

E. 钙离子

8. 大量组织因子入血的后果是

A. 激活内源性凝血系统　　　　　　　　　B. 激活外源性凝血系统

C. 激活补体系统　　　　　　　　　　　　D. 激活激肽系统

E. 激活纤溶系统

9. 红细胞大量破坏可释放下述哪项物质引起 DIC

A. 磷脂蛋白和 ADP　　　　　　　　　　　B. Ⅻ因子和Ⅷ因子

C. 组织因子和凝血酶　　　　　　　　　　D. 纤溶酶和激肽释放酶

E. 弹力蛋白酶和糜蛋白酶

10. 下述哪项**不是**蛇毒的促凝机制

A. 激活 FIX　　　　　　　　　　　　　　B. 水解凝血蛋白

C. 促进纤维蛋白溶解　　　　　　　　　　D. 触发外源性凝血过程

E. 激活 FV

11. 下列哪项是 DIC 的直接原因

A. 血液高凝状态　　　　　　　　　　　　B. 肝功能障碍

C. 血管内皮细胞受损　　　　　　　　　　D. 单核吞噬细胞功能抑制

E. 高脂血症

12. 妊娠末期的产科意外容易诱发 DIC,这主要是由于

A. 微循环血流淤滞　　　　　　　　　　　B. 血液处于高凝状态

C. 单核－巨噬细胞系统功能低下　　　　　D. 纤溶系统活性升高

E. 胎盘功能受损

13. 严重创伤引起 DIC 的主要原因是

A. 大量红细胞和血小板受损　　　　　　　B. 凝血因子Ⅲ大量入血

C. 凝血因子Ⅻ被激活　　　　　　　　　　D. 凝血因子 X 被激活

E. 直接激活凝血酶

14. 下列哪项是导致 DIC 发病的关键环节

A. 凝血因子 V 的激活　　　　　　　　　　B. 凝血因子Ⅻ的激活

C. 组织因子大量入血　　　　　　　　　　D. 凝血酶原激活物的形成

E. 凝血酶生成增加

15. 下列哪项**不是**直接引起 DIC 出血的原因

A. 凝血因子大量消耗　　　　　　　　　　B. 血小板大量减少

C. 继发性纤溶系统激活　　　　　　　D. 微循环障碍

E. 纤维蛋白（原）降解产物的作用

四、参考答案

单选题（A1 型题）

1. A　2. C　3. D　4. B　5. C　6. D　7. B　8. B　9. A　10. C　11. A　12. B

13. B　14. E　15. D

（石　磊）

第十二章　心血管系统疾病

一、内容要点

（一）动脉粥样硬化

动脉粥样硬化主要累及大、中动脉,以动脉内膜脂质沉积、灶性纤维性增厚和粥样斑块形成为特征,致管壁变硬、管腔狭窄、内膜损伤,引起相应组织、器官的缺血性改变。严重的心、脑血管的动脉粥样硬化,常危及病人生命。动脉粥样硬化的危险因素主要为高脂血症,此外,与高血压、吸烟、饮食习惯及肥胖等有关。其发病机制主要为血脂进入内膜,低密度脂蛋白(LDL)被氧化形成氧化型低密度脂蛋白(OX-LDL),单核细胞和动脉中膜的平滑肌细胞迁入内膜吞噬脂质形成泡沫细胞,泡沫细胞坏死崩解与局部的脂质产物等共同构成粥糜样坏死物,形成粥样斑块。

动脉粥样硬化的基本病理变化可分为脂纹期、纤维斑块期、粥样斑块期及继发性病变。主动脉粥样硬化好发于主动脉的后壁及其分支开口处,以腹主动脉病变最为严重,一般不引起严重后果,但病变严重时易形成动脉瘤破裂,可发生致命性大出血。冠状动脉粥样硬化最易发生在左冠状动脉前降支,其余依次为右主干、左主干或左旋支、后降支。病变呈节段性,使管腔呈不同程度狭窄。颈动脉及脑动脉粥样硬化最常见于颈内动脉起始部、基底动脉、大脑中动脉和 Willis 环,可引起脑萎缩、脑梗死和脑出血等后果;肾动脉粥样硬化形成动脉粥样硬化性固缩肾;四肢动脉粥样硬化以下肢动脉为重,可引起间歇性跛行、肢体萎缩和干性坏疽。

（二）冠状动脉粥样硬化性心脏病

冠状动脉粥样硬化导致心肌缺血、缺氧而引起的心脏病,称为冠状动脉粥样硬化性心脏病。其临床表现包括心绞痛、心肌梗死、慢性缺血性心脏病及冠状动脉性猝死。

心绞痛是由于冠状动脉供血不足和 / 或心肌耗氧量骤增,致使心肌急性、暂时性缺血缺氧所引起的临床综合征。临床表现为阵发性胸骨后或心前区疼痛、憋闷或压迫感,可放射至左肩与左臂,持续数分钟,发作前可有明显诱因,服用硝酸甘油或休息后症状可缓解。

心肌梗死是由于冠状动脉供血中断,引起供血区持续缺血而导致的较大范围心肌坏死。分心内膜下梗死和透壁性梗死两种。透壁性心肌梗死最常见于左心室前壁、心尖部、室间隔前 2/3。临床表现为剧烈而持久的胸骨后疼痛,伴发热,白细胞计数升高,血沉加快,血和尿液中肌红蛋白升高,血清酶升高,其中肌酸磷酸激酶的同工酶 CK-MB 和乳酸脱氢酶的同工酶 LDH_1 升高,对心肌梗死的诊断特异性最高。心肌梗死的并发症包括心脏破裂、室壁瘤、附壁血栓形成、急性心包炎、心力衰竭、心源性休克和心律失常。慢性缺血性心脏病是由于中、重度的冠状动脉粥样硬化性狭窄,引起心肌长期慢性缺血,心肌收缩力减弱而引起的进行性心功能不全。病理改变为心脏增大,心腔扩张。心壁厚度可正常。可有广泛的多灶性心肌纤维化。

(三)高血压

高血压是以体循环动脉血压持续升高为主要特点的临床综合征。高血压分为原发性和继发性两大类。原发性高血压是一种原因未明了的血压升高,通称高血压病,占高血压病人的90%~95%。继发性高血压是由某些疾病引起的血压升高,故又称症状性高血压。原发性高血压的主要发病因素包括:①遗传因素,约75%的高血压病病人具有遗传素质;②环境因素,如摄盐量高、长期精神紧张、肥胖、饮酒、吸烟及缺乏体力活动等。高血压的主要发病机制包括钠水潴留和细小动脉功能和结构异常。

原发性高血压包括缓进性高血压和急进性高血压。

缓进性高血压又称为良性高血压,约占原发性高血压的95%左右,发展缓慢,病程长。按病变发展过程可分为三期:①动脉功能紊乱期。此期出现间歇性全身细小动脉收缩,血压升高并有波动,经过适当休息和治疗后,血压可恢复正常。②动脉硬化期。此期出现细动脉玻璃样变性硬化、小动脉增生性硬化和大中动脉常并发粥样硬化。③器官病变期。出现脑出血、脑软化、高血压脑病、高血压性心脏病、高血压性固缩肾(原发性颗粒性固缩肾)。

急进型高血压又称为恶性高血压,占原发性高血压的5%左右,多见于青壮年,起病急,进展快,血压显著升高,常超过230/130mmHg,主要病变为细动脉壁纤维素样坏死和增生性小动脉硬化,病变主要累及肾和脑,可发生高血压脑病,较早出现肾衰竭。

(四)风湿病

风湿病是一种与A群乙型溶血性链球菌感染有关的变态反应性炎症性疾病。病变主要累及全身结缔组织,最常累及心脏和关节,以心脏病变最为严重。6~9岁为发病高峰。急性期临床表现有发热、白细胞增多、血沉增快、血中抗O的滴度增高等症状。病理变化可分为三期:①变质渗出期,病变部位结缔组织发生黏液样变性和纤维素样坏死,并有少量浆液渗出和炎细胞浸润;②增生期或肉芽肿期,特征性病变是在纤维素样坏死的基础上,出现风湿细胞增生聚集形成风湿小体,也称阿绍夫小体,对风湿病具有诊断意义;③瘢痕期或愈合期,风湿小体中的纤维素样坏死物逐渐被吸收,风湿细胞转变为成纤维细胞,风湿小体逐渐纤维化,最终形成梭形小瘢痕。

风湿性心脏病包括风湿性心内膜炎、风湿性心肌炎和风湿性心外膜炎。风湿性心内膜炎主要累及心瓣膜,以二尖瓣最多见,其次二尖瓣和主动脉瓣同时受累。病变瓣膜肿胀增厚,瓣膜发生黏液样变性和纤维素样坏死,瓣膜闭锁缘上形成单行排列、粟粒大小、灰白色、半透明的赘生物即白色血栓,反复发作,最终可发展为风湿性心瓣膜病。风湿性心肌炎好发于左心室后壁、室间隔、左心房等处。在心肌间质小血管附近形成风湿小体,最后风湿小体纤维化,形成梭形小瘢痕。风湿性心外膜炎形成绒毛心。

心脏以外的风湿病变包括风湿性关节炎、环形红斑、皮下结节、风湿性动脉炎及风湿性脑病。风湿性关节炎最常侵犯膝、踝、肩、肘等大关节,呈游走性疼痛。关节腔内渗出物易被完全吸收,一般不留后遗症。

(五)感染性心内膜炎

1. 急性感染性心内膜炎 急性感染性心内膜炎是由致病力较强的化脓菌引起的炎症,最常见的病原体是金黄色葡萄球菌,多发于正常的心内膜,常单独累及主动脉瓣或二尖瓣,受累的瓣膜发生坏死、脱落形成溃疡,在溃疡处形成体积较大、质脆易脱落的疣状赘生物,主要由脓性渗出物、血栓、坏死组织和大量细菌菌落组成,脱落的赘生物形成含菌性栓子,可引起梗死和多发性小脓肿。严重者,瓣膜可发生破裂、穿孔或腱索断裂,引起急性心瓣膜功能不全。急性感染性心内膜炎起病急,病程短,病人多在数周内死亡。

2. 亚急性感染性心内膜炎 亚急性感染性心内膜炎由毒力相对较弱的草绿色链球菌引起,病原体多从体内某一感染灶入血;也可因拔牙、心脏手术等医源性感染引起败血症,并侵犯心内膜。常发生于已有病变的瓣膜,多见于二尖瓣和主动脉瓣。在原有病变的瓣膜上形成较小易脱落赘生物。瓣膜增厚、变形,严重者可出现溃疡和穿孔等。赘生物由血小板、纤维素、坏死组织、少量中性粒细胞、细菌菌落组成,底部可见肉芽组织增生、淋巴细胞和单核细胞浸润。病程较长。临床上除有心脏体征外,还有发热、点状出血、栓塞、脾肿大及进行性贫血等迁延性败血症表现。多数可治愈,少数病例可出现并发症:如瓣膜病变、栓塞和变态反应等。

(六)心瓣膜病

心瓣膜病是指心瓣膜因先天性发育异常或后天性疾病造成的器质性病变,表现为瓣膜口狭窄和/或关闭不全。心瓣膜病主要由风湿性心内膜炎和亚急性感染性心内膜炎引起,少数可由主动脉粥样硬化、梅毒性主动脉炎或先天发育异常所致。最常累及二尖瓣,其次为主动脉瓣。同一个瓣膜上既有狭窄又有关闭不全时,称为瓣膜双病变。两个或两个以上的瓣膜同时或先后受累则称为联合瓣膜病。瓣膜口狭窄是指瓣膜在开放时不能充分张开,使瓣膜口缩小,造成血流通过障碍。其主要原因是相邻瓣膜相互粘连,也可由瓣膜增厚,弹性减弱或瓣膜环硬化、缩窄等所致。瓣膜关闭不全是指瓣膜在关闭时,不能完全闭合,使部分血液发生反流,其主要原因是瓣膜短缩、卷曲,其次是腱索缩短、增粗和粘连。

(七)病毒性心肌炎

病毒性心肌炎是由亲心肌病毒感染引起的原发性心肌炎症。柯萨奇病毒感染最为常见。病毒可直接破坏心肌细胞,也可通过 T 细胞介导的免疫反应造成心肌细胞损伤,引起心肌炎症。病变早期可见心肌细胞变性、坏死,间质有淋巴细胞、巨噬细胞和浆细胞浸润。严重者心肌细胞广泛坏死,存在弥漫性大量淋巴细胞、巨噬细胞浸润。晚期有明显的心肌间质纤维化,伴代偿性心肌肥大及心腔扩张。轻者临床症状不明显,多数病人出现不同程度的心律失常。预后较好,但病变严重者及婴幼儿可引起心力衰竭等并发症。

二、重点难点解析

1. 动脉粥样硬化的基本病理变化

(1)脂纹:动脉内膜可见到黄色的斑点或条纹,平坦或微隆起。病灶处内膜下有大量泡沫细胞聚集。

(2)纤维斑块:内膜面散在不规则隆起的斑块,从淡黄或灰黄色变为瓷白色。斑块表面为纤维帽,其下方可见多少不等的泡沫细胞、平滑肌细胞、细胞外基质和炎细胞。

(3)粥样斑块:内膜面明显隆起的灰黄色斑块。切面灰白色纤维帽下方有黄色粥糜样物质。纤维帽发生玻璃样变,在纤维帽下含有大量坏死物质,其内见胆固醇结晶和钙盐沉积,底部及周边可见肉芽组织、少量泡沫细胞和淋巴细胞。粥瘤下方动脉中膜受压、萎缩变薄。

(4)继发性病变:包括斑块内出血、斑块破裂、血栓形成、钙化、动脉瘤形成。

2. 心瓣膜病的血流动力学变化

（1）二尖瓣狭窄：心脏舒张期从左心房流入左心室的血流受阻,导致左心房代偿性肥大和扩张。进而导致肺静脉回流受阻,引起肺淤血、肺水肿。肺静脉压升高引起肺内小动脉收缩或痉挛,使肺动脉压升高。长期肺动脉高压,可导致右心室代偿性肥大和扩张,出现三尖瓣相对关闭不全,引起右心房淤血扩张,导致右心功能不全,引起体循环淤血。

（2）二尖瓣关闭不全：心脏收缩期左心室部分血液反流到左心房,使左心房血容量增多,久之出现左心房代偿性肥大和扩张。心脏舒张时,左心房内过多的血液流入左心室,致使左心室前负担增加,导致左心室代偿性肥大和扩张,久之发生左心衰竭,继而出现肺淤血、肺水肿和肺动脉高压,导致右心代偿性肥大扩张,久之出现右心衰竭和体循环淤血。

（3）主动脉瓣狭窄：心脏收缩期左心室血液排出受阻,后负荷增大,左心室呈向心性肥大。后期代偿失调,发生左心衰竭,继之出现左心房淤血、肺淤血、肺动脉高压、右心肥大、右心衰竭和体循环淤血。

（4）主动脉瓣关闭不全：心脏舒张期主动脉部分血液反流入左心室,使左心室前负荷增大,左心室失代偿发生左心衰竭,依次引起左心房肥大扩张、肺淤血、肺动脉高压、右心肥大、右心衰竭和体循环淤血。

三、习题

（一）单选题（A1 型题）

1. 对动脉粥样硬化的粥样斑块描述**错误**的是
   A. 有胆固醇结晶
   B. 有钙盐沉积
   C. 有坏死物
   D. 有肉芽组织
   E. 该处中膜平滑肌细胞肥大增生

2. 心肌梗死多发生在
   A. 左心室前壁
   B. 右心室前壁
   C. 左心房
   D. 右心房
   E. 室间隔后 1/3

3. 高血压病时,血管硬化的主要病理改变是
   A. 内膜弹力纤维增生
   B. 内膜结缔组织增生
   C. 内膜胆固醇沉着
   D. 血管壁玻璃样变
   E. 内膜下粥样物质沉着

4. 动脉粥样硬化脂纹中的主要细胞成分是
   A. 平滑肌细胞
   B. 淋巴细胞
   C. 泡沫细胞
   D. 单核细胞
   E. 中性粒细胞

5. 下列哪种病变一般**不见于**风湿性心瓣膜病
   A. 瓣膜增厚、变硬
   B. 瓣膜穿孔
   C. 瓣膜粘连
   D. 瓣膜狭窄
   E. 瓣膜关闭不全

6. X 线检查风湿病病人的心脏呈"梨形"的心瓣膜病是
   A. 二尖瓣关闭不全
   B. 二尖瓣狭窄

C. 主动脉瓣狭窄　　　　　　　　　　D. 主动脉瓣关闭不全

E. 二尖瓣狭窄合并关闭不全

7. 心肌间质有大量淋巴细胞浸润的心脏病是

A. 风湿性心内膜炎　　　　　　　　　B. 病毒性心肌炎

C. 风湿性心肌炎　　　　　　　　　　D. 细菌性心肌炎

E. 亚急性细菌性心内膜炎

8. 与动脉粥样硬化有关的疾病是

A. 高血压　　　　　　　　　　　　　B. 风湿性心脏病

C. 扩张型心肌病　　　　　　　　　　D. 肥厚型心肌病

E. 限制型心肌病

9. 下列对原发性高血压肾脏病变描述**错误**的是

A. 部分肾小球肥大,所属肾小管扩张

B. 部分肾小球纤维化,所属肾小管萎缩

C. 入球细动脉玻璃样变

D. 间质结缔组织增生,淋巴细胞浸润

E. 肾小球囊内形成大量新月体

10. 下列何种血清酶升高对心肌梗死诊断有较大的参考意义

A. 谷草转氨酶 GOT　　　　　　　　　B. 谷丙转氨酶 GPT

C. 肌酸磷酸激酶 CPK　　　　　　　　D. 乳酸脱氢酶 LDH

E. GOT+GPT

11. 对动脉粥样硬化的描述,下列**错误**的是

A. 动脉粥样硬化主要累及大、中动脉

B. 吸烟是动脉粥样硬化的危险因素之一

C. 动脉粥样硬化多见于中、老年人

D. 女性在绝经前发病率高于同龄组男性

E. 动脉粥样硬化病变处易合并血栓形成

12. 动脉瘤是指

A. 动脉破裂形成的血肿　　　　　　　B. 动脉发生的良性肿瘤

C. 动脉发生的恶性肿瘤　　　　　　　D. 动脉壁的局限性扩张

E. 动脉内血栓机化

13. 动脉粥样硬化最常见于

A. 细动脉　　　　　　　　　　　　　B. 大动脉

C. 大静脉　　　　　　　　　　　　　D. 小动脉

E. 微动脉

14. 缓进性高血压常合并下列哪种疾病

A. 风湿病　　　　　　　　　　　　　B. 肾炎

C. 心内膜炎　　　　　　　　　　　　D. 动脉粥样硬化

E. 心肌炎

15. 良性高血压时造成血压升高的主要病变是

A. 脑细动脉纤维蛋白样坏死　　　　　B. 颗粒性固缩肾

C. 全身细动脉硬化

D. 左心室肥大

E. 重要器官肌型动脉中膜及内膜增厚

16. 恶性高血压病人发生尿毒症的主要原因是

    A. 肾小球纤维化

    B. 肾间质出血

    C. 肾小动脉增生性动脉内膜炎

    D. 肾细动脉纤维蛋白样坏死

    E. 肾小管坏死

17. 关于高血压的描述，下列**错误**的是

    A. 常引起下肢坏疽

    B. 恶性高血压可见到细动脉纤维蛋白样坏死

    C. 晚期引起颗粒性固缩肾

    D. 脑出血是本病的主要致死原因

    E. 常引起左心室肥大

18. 高血压性心脏病代偿期的主要特征是

    A. 左心室向心性肥大

    B. 左心室扩张

    C. 左心房扩张

    D. 弥漫性心肌纤维化

    E. 右心室肥大

19. 风湿病最具有诊断意义的病变是

    A. 心瓣膜纤维组织增生

    B. 心外膜纤维蛋白性渗出

    C. 风湿小体形成

    D. 胶原纤维的纤维蛋白样坏死

    E. 心肌间质的黏液样变性

20. 下列风湿性病变中哪一项对机体危害最大

    A. 风湿性环形红斑

    B. 风湿性皮下结节

    C. 反复发作的风湿性心内膜炎

    D. 反复发作的风湿性关节炎

    E. 风湿性动脉炎

21. 高血压脑出血最常见的部位是

    A. 大脑

    B. 小脑

    C. 丘脑

    D. 脑桥

    E. 内囊、基底节

22. 二尖瓣关闭不全与狭窄的心脏病变不同之处是

    A. 左心室萎缩

    B. 右心室肥大

    C. 左心室肥大

    D. 右心房肥大

    E. 左心房肥大

23. 下列哪种疾病会导致左心室缩小

    A. 主动脉瓣狭窄

    B. 主动脉瓣关闭不全

    C. 二尖瓣关闭不全

    D. 二尖瓣狭窄

    E. 高血压

24. 动脉粥样硬化病变发展顺序是

    A. 脂纹期→粥样斑块期→纤维斑块期

    B. 脂纹期→纤维斑块期→粥样斑块期

    C. 纤维斑块期→粥样斑块期→脂纹期

D. 粥样斑块期→纤维斑块期→脂纹期

E. 纤维斑块期→粥样斑块期→复合性病变

25. 急性感染性心内膜炎的赘生物中,**不具有**的成分是

A. 大量中性粒细胞　　　　　　　　　B. 细菌菌落

C. 纤维蛋白　　　　　　　　　　　　D. 坏死组织

E. 多量肉芽组织

26. 冠状动脉粥样硬化最常受累的冠状血管是

A. 右冠状动脉主干　　　　　　　　　B. 左冠状动脉旋支

C. 左冠状动脉主干　　　　　　　　　D. 右冠状动脉后降支

E. 左冠状动脉前降支

27. 下列哪项因素与高血压的发生**无关**

A. 遗传因素　　　　　　　　　　　　B. 日均摄盐量高

C. 肾小球肾炎　　　　　　　　　　　D. 社会心理应激

E. 膳食中钙、钾摄入量增加

28. 风湿性心外膜炎导致粘连的原因是

A. 浆液渗出过多　　　　　　　　　　B. 纤维素渗出过多

C. 风湿肉芽肿形成　　　　　　　　　D. 中性粒细胞渗出过多

E. 出血

29. 引起心肌梗死最常见的原因是

A. 冠状动脉痉挛　　　　　　　　　　B. 冠状动脉缺血

C. 冠状动脉粥样硬化并发血栓形成　　D. 冠状动脉扩张

E. 冠状动脉畸形

30. 心内膜下心肌梗死的并发症是

A. 室壁瘤　　　　　　　　　　　　　B. 绒毛心

C. 附壁血栓形成　　　　　　　　　　D. 心壁破裂

E. 心瓣膜病

31. 下列关于慢性心瓣膜病描述**错误**的是

A. 瓣膜口狭窄和关闭不全可同时存在

B. 多由风湿性心内膜炎引起

C. 二尖瓣最常受累,其次是主动脉瓣

D. 病变不会同时累及两个以上的瓣膜

E. 风湿病极少累及肺动脉瓣和三尖瓣

32. 男性,42 岁,长期胸闷、气短,未及时就医,不幸死亡,尸检发现心包狭窄,心包内有绒毛状物,该病人长期患有的疾病可能为

A. 心肌梗死　　　　　　　　　　　　B. 心内膜炎

C. 风湿性心外膜炎　　　　　　　　　D. 心瓣膜病

E. 心律失常、早搏、心动过速

33. 慢性风湿性心瓣膜病最常见的联合瓣膜病变是

A. 主动脉瓣和肺动脉瓣　　　　　　　B. 二尖瓣和三尖瓣

C. 三尖瓣和肺动脉瓣　　　　　　　　D. 二尖瓣和主动脉瓣

　E. 三尖瓣和主动脉瓣

34. 与动脉粥样硬化发病关系最为密切的是

　A. HDL　　　　　　　B. CM　　　　　　　　C. LDL

　D. HDL-C　　　　　　E. VLDL

35. 下列关于病毒性心肌炎的叙述中,哪一项是**错误**的

　A. 成人病毒性心肌炎主要为坏死性心肌炎

　B. 柯萨奇病毒 B 组感染最常见

　C. 心肌细胞坏死与免疫反应无关

　D. 晚期可伴代偿性心肌肥大

　E. 依病人年龄不同,其病变有所不同

36. 心脏破裂很可能发生于

　A. 心肌梗死　　　　　　　　　　B. 病毒性心肌炎

　C. 感染性心内膜炎　　　　　　　D. 风湿性心内膜炎

　E. 高血压性心脏病

（二）名词解释

1. 动脉粥样硬化　2. 绒毛心　3. 原发性高血压　4. 高血压脑病　5. 风湿病　6. 心瓣膜病

（三）简答题

1. 简述动脉粥样硬化的基本病变。

2. 简述心肌梗死的好发部位和类型。

3. 简述原发性高血压各期病变特点。

4. 良性高血压时脑出血的主要部位在哪里？为什么容易发生脑出血？

5. 试述风湿性心内膜炎的病变特点及后果。

6. 简述风湿病的基本病变。

7. 试述二尖瓣狭窄时血流动力学变化及主要脏器病变。

8. 试述可能会导致左心肥大的病理原因。

9. 简述急性感染性心内膜炎与亚急性感染性心内膜炎的区别。

10. 简述心肌病的类型及其主要特点。

四、参考答案

（一）单选题（A1 型题）

1. E　2. A　3. D　4. C　5. B　6. B　7. B　8. A　9. E　10. C　11. D　12. D
13. B　14. D　15. C　16. D　17. A　18. A　19. C　20. C　21. E　22. C　23. D　24. B
25. E　26.E　27. E　28. B　29. C　30. C　31. D　32. C　33. D　34. C　35. C　36. A

（二）名词解释

1. 动脉粥样硬化与血脂异常及血管壁成分改变有关,主要累及弹力型及弹力肌型动脉,导致内膜下脂质沉积及灶性纤维性增厚、深部成分坏死、崩解,形成粥样物、管壁变硬。

2. 绒毛心指风湿性心外膜炎时,发生的纤维蛋白性心包炎,心包表面渗出的纤维蛋白因心脏收缩牵拉而成绒毛状。

3. 原发性高血压指不明原因引起的体循环动脉血压持续升高,基本病变为全身细动脉和肌性小动脉硬化,常引起心、脑、肾和眼底病变。

4. 高血压脑病指高血压病人脑血管病变及痉挛,血压骤升,致使脑水肿或伴点状出血,表现为中枢神经系统功能障碍、头痛、呕吐、视力障碍及意识模糊。

5. 风湿病指与 A 群乙型溶血性链球菌感染有关的变态反应性疾病,主要侵犯结缔组织,以 Aschoff 小体形成为特征,临床表现多样。

6. 心瓣膜病指心瓣膜因先天性发育异常或后天性疾病所致的器质性病变,表现为瓣膜口狭窄或关闭不全。

(三)简答题

1. 简述动脉粥样硬化的基本病变。

(1)脂纹:动脉内膜面可见黄色针头帽大小的斑点或长短不一的条纹,平坦或微隆起。内皮细胞下有大量泡沫细胞。

(2)纤维斑块:隆起于动脉内膜表面的灰黄色斑块,也可为瓷白色。斑块表层为一层纤维帽,可发生玻璃样变。其下方可见多少不等的泡沫细胞、平滑肌细胞、细胞外基质和炎细胞。

(3)粥样斑块:动脉内膜面可见明显隆起的灰黄色斑块,表层纤维帽为瓷白色,下方有黄色粥糜样物质。在玻璃样变的纤维帽深部可见大量坏死物质、胆固醇结晶、钙化等,底部及周边可见肉芽组织、少量泡沫细胞和淋巴细胞。粥样斑块处的动脉中膜因受压而萎缩变薄。

(4)继发性病变:斑块内出血、斑块破裂、血栓形成、钙化和动脉瘤形成。

2. 简述心肌梗死的好发部位和类型。

最常见左心室前壁、心尖部、室间隔前 2/3;其次为左心室后壁、室间隔后 1/3 及右心室;再次为左心室侧壁。心肌梗死可分为心内膜下心肌梗死和透壁性心肌梗死。

3. 简述原发性高血压各期病变特点。

(1)缓进性高血压的病变特点

1)动脉功能紊乱期:间歇性全身细动脉与小动脉痉挛,血压升高,但常有波动。

2)动脉硬化期:细动脉玻璃样变性、硬化、小动脉增生性硬化及大中动脉常并发粥样硬化。

3)器官病变期:①左心室代偿性向心性肥大,失代偿性离心性肥大;②原发性颗粒性固缩肾;③脑出血、脑软化、高血压脑病。

(2)急进性高血压的病变特点:增生性小动脉硬化和坏死性细动脉炎。

4. 良性高血压时脑出血的主要部位在哪里? 为什么容易发生脑出血?

良性高血压脑出血部位主要位于基底节和内囊。发病机制:①由于脑的细、小动脉硬化使血管壁变脆,当血压突然升高时血管破裂出血;②血管壁病变致弹性下降,局部膨出形成微小动脉瘤,当血压突然升高时,微小动脉瘤破裂出血;③豆纹动脉在基底处从大脑中动脉呈直角分出,当受到高压力的血流冲击时,变硬变脆的豆纹动脉易破裂出血。

5. 试述风湿性心内膜炎的病变特点及后果。

风湿性心内膜炎的病变特点及后果　风湿性心内膜炎常累及心瓣膜,二尖瓣最常见,其次为二尖瓣和主动脉瓣同时受累,三尖瓣和肺动脉瓣很少受累。腱索和左心房内膜也可受累。病变早期,瓣膜发生黏液样变性和纤维素样坏死,浆液渗出和炎细胞浸润,偶见风湿小体,导致瓣膜肿胀增厚。瓣膜表面(特别是闭锁缘上)由于受血流冲击和瓣膜关闭的机械摩擦,使内皮细胞破损,暴露内皮下胶原纤维,使血小板和纤维蛋白不断沉积,形成单行排列、粟粒大小、灰白色、半透明,呈疣状赘生物即白色血栓,血栓附着牢固,不易脱落。病变后期,赘生物逐渐机化,形成灰白色瘢痕。由于风湿病常反复发作,瘢痕形成越来越多,致使瓣膜增厚、变硬、缩短或瓣叶彼此粘连;腱索增粗、融合、缩短,最终发展为风湿性心瓣膜病,从而影响心脏功能。

6. 简述风湿病的基本病变。

风湿病的基本病变 分为三期:①变质渗出期,即病变部位结缔组织发生黏液样变性和纤维素样坏死,并有少量浆液渗出和炎细胞浸润;②增生期(肉芽肿期),在纤维素样坏死的基础上,出现巨噬细胞增生和聚集,吞噬纤维素样坏死物质后转变为风湿细胞或阿绍夫细胞,这些细胞聚集形成风湿小体;③纤维化期(愈合期),风湿小体中的纤维素样坏死物逐渐被吸收,风湿细胞转变为成纤维细胞,细胞间出现胶原纤维沉积,风湿小体逐渐纤维化,最终形成梭形小瘢痕。

7. 试述二尖瓣狭窄时血流动力学变化及主要脏器病变。

二尖瓣狭窄时的血流动力学变化及主要脏器病变 早期,左心室舒张期,左心房血液流入左心室受阻,左心房代偿性扩张肥大,使血液在加压情况下快速通过狭窄口。当左心房失代偿时,左心房的血液不能充分进入左心室,导致左心房淤血,继而肺静脉血液回流受阻,引起肺淤血、水肿或漏出性出血。当肺静脉压大于 25mmHg 时,反射性引起肺小动脉痉挛,使肺动脉高压,长期肺动脉高压,导致右心室代偿性肥大,继而失代偿,出现右心室扩张,三尖瓣相对关闭不全,最终引起右心房淤血及体循环静脉淤血。

8. 试述可能会导致左心肥大的病理原因。

(1)高血压病:长期外周阻力增加,要克服这一阻力,左心室要加强收缩来维持正常输出量,久之,左心室发生代偿性肥大。

(2)主动脉瓣狭窄:主动脉瓣狭窄时,左心室血液排出受阻,同时舒张期时左心室又接受左心房的血液,这样左心室血液量增多,久之会引起左心室发生代偿性肥大。

(3)主动脉瓣关闭不全:心脏舒张期,主动脉血液可反流入左心室,再加上左心室还接受正常左心房的血液,致使左心室血液量增多,同样也可导致左心室发生代偿性肥大。

(4)二尖瓣关闭不全:心脏收缩期,左心室血液部分反流入左心房,左心房血量增加,久之,左心房发生代偿性肥大,心脏舒张期,左心房过多的血液流入左心室,左心室负担加重,也会发生代偿性肥大。

9. 简述急性感染性心内膜炎与亚急性感染性心内膜炎的区别。

急性、亚急性感染性心内膜炎不同点见下表。

	急性感染性心内膜炎	亚急性感染性心内膜
细菌毒力	强(大多为金黄色葡萄球菌)	弱(大多为草绿色链球菌)
血栓大小	大	小
血栓累及瓣膜	多累及正常的心瓣膜	多累及有病变的心瓣膜
血栓脱落及影响	栓塞导致梗死和脓肿	栓塞导致脏器梗死
病程	短	较长
影响	死亡率高,可导致急性瓣膜病	治愈率高,但可导致慢性瓣膜病

10. 简述心肌病的类型及其主要特点。

（1）扩张型心肌病：进行性心脏肥大，心腔高度扩张，心肌收缩力明显降低。

（2）肥厚型心肌病：左心室显著肥厚，室间隔不匀称肥厚，舒张期充盈受限，左心室流出道受阻。

（3）限制型心肌病：心室充盈受限和舒张期容量降低。

（丁凤云）

第十三章　心功能不全

一、内容要点

1. 心功能不全的概念　在各种致病因素作用下,心脏的舒缩功能发生障碍(即心泵功能障碍),使心输出量绝对或相对减少,不能满足机体组织代谢需要的病理生理过程或综合征称为心功能不全。它包括心脏泵血功能下降但尚未出现临床表现的完全代偿阶段直至出现明显临床表现而失代偿的整个过程。心力衰竭是心功能不全的失代偿阶段。心功能不全和心力衰竭本质相同,只是程度不同,临床上两者往往通用。

2. 心功能不全的原因

(1)原发性心肌舒缩功能障碍:因心肌本身结构性和代谢性损害所致。

(2)心脏负荷过度:心室的前负荷是指心脏收缩前所承受的负荷,相当于心室舒张末期容量或压力,又称容量负荷;心脏在收缩时承受的负荷称后负荷,相当于心室射血所要克服的阻力,又称压力负荷。

3. 心功能不全的诱因　在临床上,约有 90% 的心功能不全存在明显的诱发因素。

4. 心功能不全的分类

(1)按发生部位分类:分为左心衰竭、右心衰竭和全心衰竭。

(2)按发生机制分类:分为收缩性心力衰竭和舒张性心力衰竭。

(3)按心输出量高低分类:分为高输出量性心力衰竭和低输出量性心力衰竭。

(4)按发生的快慢分类:分为急性心力衰竭和慢性心力衰竭。

5. 心功能不全的代偿反应

(1)神经 – 体液调节机制激活:交感 – 肾上腺髓质系统激活、肾素 – 血管紧张素 – 醛固酮系统激活。

(2)心脏本身的代偿反应

1)心率加快。

2)心肌收缩力增强:①心脏紧张源性扩张;②心肌收缩性增强。

3)心室重塑:心室重塑是心室在长期容量和压力负荷增加时,通过改变心室的结构、代谢和功能而发生的慢性代偿适应性反应,包括心肌肥大、细胞表型的变化和非心肌细胞及细胞外基质的变化。

(3)心外代偿反应

1)血容量增加:①肾小球滤过率降低;②肾小管对钠、水的重吸收增多。血容量增加是慢性心功能不全的主要代偿方式,是钠水潴留的结果。

2)血流重新分配。

3）红细胞增多。

4）组织利用氧的能力增强。

6. 心功能不全的发生机制

（1）心肌收缩性减弱：心肌收缩相关蛋白改变，心肌能量代谢紊乱，心肌兴奋－收缩耦联出现障碍。

（2）心肌舒张功能异常：钙离子复位延缓，肌球－肌动蛋白复合体解离出现障碍，心肌顺应性降低，心室舒张势能减少。

（3）心脏各部位舒缩活动不协调性：如各种类型的心律失常。

7. 心功能不全的临床表现　心功能不全的临床表现可归纳为以下几个方面：心输出量减少、肺循环淤血和体循环淤血。

（1）低输出量综合征：心输出量减少在临床上表现为低输出量综合征，又称前向衰竭。

1）心脏泵血功能降低：①心输出量减少及心脏指数降低；②射血分数降低；③心室充盈受损；④心率加快：心悸是心功能不全最早和最明显的症状之一。

2）心输出量不足：①动脉血压的变化。②皮肤苍白或发绀。③疲乏无力、失眠、嗜睡。④尿量减少。⑤心源性休克。

（2）体循环淤血：体循环淤血是全心衰竭或右心衰竭的结果，主要表现为体循环静脉系统过度充盈，压力升高，相应器官淤血、水肿等。

（3）肺循环淤血：左心衰竭时，可引起不同程度的肺循环淤血，主要表现为各种形式的呼吸困难和肺水肿。

8. 心功能不全的防治原则

（1）防治原发病和消除诱因。

（2）调整神经－体液系统失衡及干预心室重塑。

（3）改善心脏的舒缩功能。

（4）减轻心脏负荷。

（5）其他：改善病人缺氧状况；控制水肿，纠正水、电解质紊乱和酸碱平衡紊乱；防治感染等。

二、重点难点解析

1. 心功能不全的常见原因及诱因

（1）心功能不全的常见原因

心肌舒缩功能障碍	心脏负荷过度	
心肌损害	容量负荷过重：瓣膜关闭不全	
心肌梗死		室间隔缺损
缺血、缺氧（冠状动脉粥样硬化、贫血）		动静脉瘘
心肌炎		甲亢
心肌病		维生素 B_1 缺乏
心肌中毒		严重贫血
心肌纤维化	压力负荷过重：高血压	
		动脉瓣膜狭窄
		肺动脉高压
		肺源性心脏病
		肺栓塞

（2）心功能不全的诱因：在临床上，约有 90% 的心功能不全存在明显的诱发因素。常见的诱因有：①感染；②心律失常；③水、电解质代谢和酸碱平衡紊乱；④妊娠和分娩。另外，劳累、情绪激动、贫血、气温骤变、输液过多过快、洋地黄中毒、创伤和手术等均可加重心脏负荷，或进一步使心肌缺血、缺氧而诱发心功能不全。

2. 心脏本身的代偿反应

（1）心率加快：心率加快是一种快速代偿反应，主要是交感－肾上腺髓质系统兴奋、儿茶酚胺释放增加引起的。心率加快在一定范围内可提高心输出量，对维持动脉血压和保证心、脑的血液灌流有积极意义，但心率加快的代偿是有限度的，超过其代偿限度会产生负面效应。这是因为：心动过速增加心肌的耗能、耗氧；心动过速（成人超过 180 次/min），心脏舒张期明显缩短，不仅影响冠状动脉的血液灌流，还可导致心室充盈量减少，使心输出量更加减少。

（2）心肌收缩力增强：①心脏紧张源性扩张：根据 Frank-Starling 定律，心肌收缩力和心搏出量在一定范围内与心肌纤维初长度或心室舒张末期容积成正比，但心肌纤维被过度拉长，使肌节长度超过 2.2μm 时，心肌的收缩力反而下降，丧失其代偿意义；②心肌收缩性增强：心输出量减少时，由于交感－肾上腺髓质系统兴奋，儿茶酚胺增加，激活 β-肾上腺素受体，增加胞质 cAMP 浓度，激活蛋白激酶，促进肌膜钙通道蛋白磷酸化，导致心肌兴奋后胞质 Ca^{2+} 的浓度升高而发挥正性肌力作用。

（3）心室重塑：心室在长期容量和压力负荷增加时，通过改变心室的结构、代谢和功能发生慢性代偿适应性反应，包括心肌肥大、细胞表型的变化和非心肌细胞及细胞外基质的变化。

3. 心功能不全的发生机制

（1）心肌收缩性减弱：心肌收缩相关蛋白改变，包括心肌细胞数量减少（坏死、凋亡）、心肌结构紊乱和心室扩张；心肌能量代谢紊乱，包括能量生成和能量利用障碍；心肌兴奋－收缩耦联障碍，关键是 Ca^{2+} 的转运障碍，即肌质网摄取、储存和释放 Ca^{2+} 障碍、胞质 Ca^{2+} 内流障碍和 Ca^{2+} 与肌钙蛋白结合障碍。

（2）心肌舒张功能异常：钙离子复位延缓，因 ATP 供应减少和肌质网或心肌细胞膜上 Ca^{2+}-ATP 酶泵活性降低所致；肌球－肌动蛋白复合体解离障碍，因 ATP 不足或肌钙蛋白与 Ca^{2+} 的亲和力增加所致；心肌顺应性降低，因心肌肥大引起室壁增厚、心肌炎症、水肿、纤维化和间质增生致心室在单位压力变化下所引起的容积改变变小；心室舒张势能减少，心室舒张的势能来自于心室收缩。

（3）心脏各部位舒缩活动不协调性：如各种类型的心律失常导致心房、心室舒缩活动的协调性被破坏，出现心泵功能紊乱而导致心输出量下降。

4. 心功能不全的临床表现　心功能不全的临床表现可归纳为以下几个方面：心输出量减少、肺循环淤血和体循环淤血。

（1）低输出量综合征：心输出量减少在临床上表现为低输出量综合征，又称前向衰竭。

1）心脏泵血功能降低：①心输出量减少及心脏指数降低；②射血分数降低；③心室充盈受损；④心悸：心悸是心功能不全最早和最明显的症状之一。

2）心输出量不足：①急性心功能不全时可使动脉血压下降，甚至发生心源性休克。慢性心功能不全时，可使动脉血压维持在正常水平。②皮肤苍白或发绀，血中还原血红蛋白增多，当其含量超过 5g/dl 时即可出现发绀。③疲乏无力、失眠、嗜睡，对缺氧十分敏感的中枢神经系统功能紊乱。④尿量减少。⑤心源性休克。

（2）体循环淤血：体循环淤血是全心衰竭或右心衰竭的结果，主要表现为体循环静脉系统过度充盈，压力升高，相应器官淤血、水肿等。

1）静脉淤血和静脉压升高：主要原因是：①右心房压力升高，静脉回流受阻；②钠水潴留、血容量增多。

2）水肿：钠水潴留和体循环静脉压及毛细血管压力升高是心源性水肿最主要的原因。

3）肝肿大及肝功能障碍。

4）胃肠功能变化：表现为消化不良、食欲缺乏等，有时也可出现恶心、呕吐和腹泻等。

（3）肺循环淤血：左心衰竭时，可引起不同程度的肺循环淤血，主要表现为各种形式的呼吸困难。

1）呼吸困难的机制：引起呼吸困难的机制可能与以下因素有关：①肺淤血、水肿使肺顺应性降低；②当肺毛细血管淤血、肺泡壁间质水肿时，可刺激肺泡毛细血管旁感受器（J- 感受器），反射性引起呼吸运动增强；③支气管黏膜充血、肿胀及气道内分泌物导致呼吸道阻力增加。

2）呼吸困难的表现形式

劳力性呼吸困难：发生机制与活动时血液循环速度加快、回心血量增加及心率加快、耗氧量增加引起肺淤血和缺氧加重有关。

端坐呼吸：①坐位可使身体上部血液部分地转移到腹腔脏器和下肢，以致回心血量减少，肺淤血减轻；②坐位使膈肌下降，胸腔容积增大，有利于呼吸，从而增加肺活量；③坐位时下肢水肿液吸收减少，使血容量降低，减轻肺淤血。

夜间阵发性呼吸困难：是左心衰竭造成严重肺淤血的典型表现。其发生机制可能是由于：①卧位使静脉回心血量增加，肺淤血加重；②卧位时膈肌上抬，肺活量减少；③睡眠时迷走神经兴奋性升高，使支气管平滑肌收缩，口径缩小，气道阻力增大；④熟睡时中枢神经系统敏感性降低，只有当肺淤血、水肿比较严重，PaO_2 降到一定水平时，方能刺激呼吸中枢，使病人感到呼吸困难而惊醒。若病人在气促咳嗽的同时伴有哮鸣音，称为心源性哮喘。

三、习题

（一）单选题（A1 型题）

1. 高输出量性心衰病人血流动力学的特点是
    A. 心衰时心输出量比心衰前有所升高，且高于正常
    B. 心衰时心输出量比心衰前有所降低，但高于正常
    C. 心衰时心输出量比心衰前有所升高，但低于正常
    D. 心衰时心输出量比心衰前有所降低，但低于正常
    E. 以上都不对

2. 下列何种疾病可能出现低输出量性心力衰竭
    A. 贫血　　　　　　　　B. 维生素 B_1 缺乏症　　　C. 甲亢
    D. 高血压性心脏病　　　E. 动静脉瘘

3. 下列疾病中最易发生向心性心肌肥大的疾病是
    A. 甲亢　　　　　　　　B. 严重贫血　　　　　　　C. 维生素 B_1 缺乏症
    D. 高血压病　　　　　　E. 主动脉瓣关闭不全

4. 下列疾病中最易发生离心性心肌肥大的疾病是
   A. 高血压病
   B. 主动脉瓣关闭不全
   C. 主动脉瓣狭窄
   D. 肺动脉高压
   E. 以上都不对

5. 贫血引起心衰的机制主要为
   A. 心肌能量生成障碍
   B. 心肌能量利用障碍
   C. 兴奋 – 收缩耦联障碍
   D. 心肌收缩蛋白破坏
   E. 心肌能量储存障碍

6. 维生素 B$_1$ 缺乏引起心衰的机制主要是
   A. 心肌能量生成障碍
   B. 心肌能量利用障碍
   C. 兴奋 – 收缩耦联障碍
   D. 心肌收缩蛋白破坏
   E. 心肌能量储存障碍

7. 能反映右心室后负荷变化的指标是
   A. 平均主动脉压
   B. 舒张末期右心室内压
   C. 中心静脉压
   D. 肺动脉楔压
   E. 肺总阻力

8. 能反映右心室前负荷变化的指标是
   A. 平均主动脉压
   B. 肺动脉楔压
   C. 右心室舒张末期压力
   D. 左心室舒张末期压力
   E. 心输出量

9. 能反映左心室后负荷变化的指标是
   A. 中心静脉压
   B. 平均主动脉压
   C. 肺动脉楔压
   D. 肺总阻力
   E. 左心室舒张末期压力

10. 最能反映心衰时心肌收缩性降低的指标是
    A. 射血分数减少
    B. 心输出量减少
    C. 心脏指数减少
    D. 心室舒张末期压力增大
    E. 肺动脉楔压上升

11. 心衰时血液灌流量减少最明显的器官是
    A. 皮肤
    B. 肝脏
    C. 骨骼肌
    D. 脑
    E. 肾脏

12. 左心衰竭病人出现右心衰竭时,表现出
    A. 肺淤血继续存在
    B. 肺水肿继续存在
    C. 肺淤血减轻
    D. 肺淤血合并体循环淤血
    E. 肺循环和体循环都恢复正常

13. 左心功能不全时发生呼吸困难的主要机制是
    A. 肺 A 高压
    B. 肺淤血、肺水肿
    C. 深睡眠时迷走神经紧张性增高
    D. 平卧位使静脉回流加速
    E. 平卧位使胸腔容积减小

14. 夜间阵发性呼吸困难发生的主要机制是
    A. 平卧位时回心血量增多
    B. 平卧位时水肿液不易入血
    C. 迷走神经紧张性降低
    D. 神经反射敏感性增高
    E. 夜间周围血管紧张性增高

15. 慢性心衰时,机体最有效的代偿方式是
    A. 心率加快
    B. 心肌肥大
    C. 心室扩张,增强心收缩力
    D. 血液红细胞增多

E. 钠、水潴留使血容量增多

16. 左心衰竭时,呼吸困难最早出现的表现是
    A. 劳力性呼吸困难　　　　　B. 夜间阵发性呼吸困难　　　　C. 端坐呼吸
    D. 阻塞性呼吸困难　　　　　E. 叹气样呼吸

17. 下述哪项原因会导致心脏容量负荷增加
    A. 主动脉狭窄　　　　　　　B. 肺动脉狭窄　　　　　　　　C. 二尖瓣关闭不全
    D. 高血压　　　　　　　　　E. 主动脉瓣狭窄

18. 心衰时血容量增加的代偿反应可产生的负面影响是
    A. 水钠排出增加　　　　　　B. 心输出量减少　　　　　　　C. 心脏前负荷增加
    D. 心脏后负荷减少　　　　　E. 心室充盈不足

19. 心力衰竭时,下列哪种代偿反应**不正确**
    A. 血容量增加　　　　　　　B. 红细胞增加　　　　　　　　C. 组织利用氧的能力下降
    D. 血液重新分布　　　　　　E. 肾小球滤过率降低

20. 心力衰竭最常见的诱因是
    A. 呼吸道感染　　　　　　　B. 皮肤感染　　　　　　　　　C. 尿道感染
    D. 胃肠道感染　　　　　　　E. 肝炎

21. 左心衰竭引起肺循环充血的主要表现是
    A. 下肢水肿　　　　　　　　B. 呼吸困难　　　　　　　　　C. 心律失常
    D. 肝大压痛　　　　　　　　E. 颈静脉怒张

22. 下列哪项因素与心肌兴奋 – 收缩耦联障碍**无关**
    A. 肌钙蛋白活性升高　　　　　　　　　B. 肌球蛋白 ATP 酶活性下降
    C. 肌质网 Ca^{2+} 释放能力下降　　　　　D. 肌质网 Ca^{2+} 储存量下降
    E. Ca^{2+} 内流受阻

23. 下列哪项**不属于**心力衰竭的病因
    A. 心脏前负荷过度　　　　　B. 心脏后负荷过度　　　　　　C. 心肌代谢障碍
    D. 体力负荷过度　　　　　　E. 弥漫性心肌病

24. 关于高输出量性心力衰竭,下列哪项是**错误**的
    A. 心输出量比心力衰竭前有所降低　　　B. 心输出量可稍高于正常水平
    C. 动静脉血氧含量差大　　　　　　　　D. 回心血增多
    E. 外周血管扩张

25. 急性左心衰最严重的表现是
    A. 端坐呼吸　　　　　　　　B. 心源性哮喘　　　　　　　　C. 肺水肿
    D. 肺顺应性下降　　　　　　E. 冠脉灌注不足

（二）名词解释

1. 心力衰竭　2. 心脏紧张源性扩张　3. 向心性肥大　4. 离心性肥大　5. 端坐呼吸　6. 夜间阵发性呼吸困难　7. 心室重塑

（三）简答题

1. 简述造成病人左心肥大的原因。
2. 简述心功能不全时心脏本身的代偿反应。
3. 简述酸中毒引起心肌兴奋 – 收缩耦联障碍的机制。

4. 简述心力衰竭的临床表现。

四、参考答案

（一）单选题（A1 型题）

1. B　2. D　3. D　4. B　5. A　6. A　7. E　8. C　9. B　10. A　11. E　12. C　13. B　14. A　15. B　16. A　17. C　18. C　19. C　20. A　21. B　22. A　23. D　24. C　25. C

（二）名词解释

1. 在各种致病因素作用下，心脏的舒缩功能发生障碍，使心输出量绝对或相对减少，即心泵功能减弱，不能满足机体组织代谢需要的病理生理过程或综合征称为心力衰竭。

2. 伴有心肌收缩力增强的心腔扩张，称为心脏紧张源性扩张。

3. 由于长期压力负荷过度，引起心肌纤维中肌节并联性增生，使肌纤维增粗，室壁增厚，心腔无明显扩大，称为向心性肥大。

4. 长期容量负荷过度，引起心肌纤维中肌节串联性增生，导致肌纤维长度增加，心腔明显扩大，称为离心性肥大。

5. 病人在静息时已出现呼吸困难，平卧时尤为明显，故被迫采取端坐位或半卧位，以减轻呼吸困难的程度，称为端坐呼吸。

6. 病人在安静状态下也感到呼吸困难，夜间睡眠时尤为明显，故被迫采取坐位或半卧位，以减轻呼吸困难的程度，称为夜间阵发性呼吸困难。

7. 心室在长期容量和压力负荷增加时，通过改变心室的结构、代谢和功能而发生的慢性适应性代偿反应。包括心肌肥大、细胞表型的变化和非心肌细胞及细胞外基质的变化，称为心室重塑。

（三）简答题

1. 简述造成病人左心肥大的原因。

造成病人左心肥大的原因包括：①高血压病。长期外周阻力增加，要克服这一阻力，左心室要加强收缩来维持正常输出量，左心室发生代偿性肥大。②主动脉瓣狭窄。主动脉瓣狭窄时，左心室血液排出受阻，同时舒张期时左心室又接受左心房的血液，这样左心室血液量增多，久之，引起左心室发生代偿性肥大。③主动脉瓣关闭不全。心脏舒张期，主动脉血液可反流入左心室，再加上左心室还接受正常左心房的血液，致使左心室血液量增多，同样也可引起左心室发生代偿性肥大。④二尖瓣关闭不全。心脏收缩期，左心室血液部分反流入左心房，左心房血量增加，久之，左心房发生代偿性肥大，心脏舒张期，左心房过多的血液流入左心室，左心室负担加重，也会发生代偿性肥大。

2. 简述心功能不全时心脏本身的代偿反应。

心功能不全时心脏主要的代偿反应有：①功能代偿：心率加快、紧张源性扩张；②形态结构的代偿：心肌肥大（向心性肥大及离心性肥大）。

3. 简述酸中毒引起心肌兴奋－收缩耦联障碍的机制。

通过影响心肌细胞内的 Ca^{2+} 转运，导致心肌兴奋－收缩耦联障碍：①H^+ 取代 Ca^{2+} 竞争性地和肌钙蛋白结合；②H^+ 浓度升高，使 Ca^{2+} 和肌质网牢固结合，导致去极化时肌质网释放 Ca^{2+} 入胞质减少；③酸中毒容易发生高钾血症，H^+、K^+ 与 Ca^{2+} 在心肌细胞膜上有竞争性结合作用，使 Ca^{2+} 内流受阻。

4. 简述心力衰竭的临床表现。

心力衰竭有三大临床表现：①左心衰竭引起肺循环淤血水肿，主要表现为各种形式的呼吸困难；②右心衰竭引起体循环淤血，出现颈静脉怒张、肝大、下肢水肿等全身淤血表现；③心输出量不足，表现为皮肤苍白或发绀、疲乏无力、失眠、嗜睡、尿量减少，甚至心源性休克。

（丁凤云）

第十四章　呼吸系统疾病

一、内容要点

（一）慢性阻塞性肺疾病

慢性阻塞性肺疾病（COPD）是一组以小气道与肺实质受到病理损害，引起以慢性不可逆性气道阻塞、呼气阻力增加和肺功能不全为共同特征的肺疾病总称。主要包括慢性支气管炎、支气管哮喘、支气管扩张、肺气肿等疾病。

1. 慢性支气管炎（简称慢支）　慢性支气管炎是气管、支气管黏膜及其周围组织的慢性非特异性炎症，是呼吸系统最常见的慢性疾病，以反复发作的咳嗽、咳痰或伴喘息为主要症状，每年持续约 3 个月，连续 2 年以上即可诊断为慢性支气管炎。常见病因有感染、理化因素、过敏及自主神经或内分泌功能紊乱有关。主要病变为黏液腺泡肥大增生，浆液腺转化为黏液腺，杯状细胞大量增生，使黏液分泌亢进，使病人咳嗽、咳痰，多咳白色黏性泡沫样痰，若继发感染，咳黄色黏液脓痰。

2. 支气管哮喘（简称哮喘）　支气管哮喘是以支气管变态反应性炎为主的慢性气道阻塞性疾病，支气管可逆性、发作性痉挛为特征，表现为反复发作性喘息、伴有哮鸣音的呼气性呼吸困难、胸闷和咳嗽等症状。主要病变是气道炎症及气道重塑；气管黏膜充血水肿，上皮坏死脱落，杯状细胞肥大增生，管腔内可见黏液栓和嗜酸性粒细胞崩解形成的夏科-莱登晶体；同时支气管基底膜增厚和玻璃样变性、管壁平滑肌增生肥大使管壁增厚、管腔狭窄等气道重塑。临床因细支气管痉挛和黏液栓阻塞，引起伴有哮鸣音的呼气性呼吸困难、咳嗽、胸闷等症状，长期反复发作可导致肺气肿及肺心病。

3. 支气管扩张症　支气管扩张症是小支气管因管壁结构破坏而持久性扩张的慢性炎症性疾病。扩张的支气管常因分泌物潴留继发化脓菌感染。其机制与支气管壁平滑肌和弹力纤维受炎症破坏、管腔受肿瘤或异物或黏液栓阻塞、先天性支气管发育异常等因素有关。病变支气管呈管状或囊状扩张，可单发或多发，管腔内含有黏液脓性或血性渗出物，黏膜损伤及溃疡形成，杯状细胞和黏液腺增生；管壁平滑肌、弹力纤维和软骨破坏甚至完全消失。支气管因长期扩张或合并感染，炎性渗出物和黏液分泌增多，病人频发咳嗽、咳大量脓痰，常因继发腐败菌感染而带臭味。当损伤支气管壁血管时可引起痰中带血或大量咯血，严重的大咯血可因血凝块阻塞呼吸道导致病人窒息而死亡。

4. 肺气肿　肺气肿指呼吸性细支气管、肺泡管、肺泡囊和肺泡这些末梢肺组织因过度充气而持久性扩张，并伴肺间隔破坏、肺组织弹性减弱、肺体积膨大、功能降低的一种病理状态，是常见的慢性阻塞性肺疾病之一。肺气肿发生的机制是阻塞性通气障碍和细支气管壁与末梢肺组织的结构损伤。病变肺显著增大，肺泡呈囊性扩张，肺间隔变窄或断裂，毛细血管床减少。

病人常出现桶状胸,表现为进行性加重的胸闷、气短、发绀、呼吸困难和呼吸性酸中毒等。

（二）肺炎

1. 大叶性肺炎　大叶性肺炎指以肺泡内纤维蛋白渗出为特征的急性渗出性炎。病变始于局部肺泡,可蔓延至肺段甚至肺大叶。临床表现为急骤起病、寒战、高热、咳嗽、咳铁锈色痰、胸痛和呼吸困难,同时伴有肺实变体征和白细胞计数升高等。最常见的致病菌为肺炎球菌,典型病变病程为 5~10d,分为充血水肿期、红色肝样变期、灰色肝样变期、溶解消散期四期。不同阶段的病变可发生于同一肺叶不同部位。若病人免疫力低下,中性粒细胞渗出太少可并发肺肉质变,感染严重时也可并发肺脓肿、脓胸或脓气胸,甚至败血症或感染性休克。

2. 小叶性肺炎（又称支气管肺炎）　小叶性肺炎指以细支气管为中心,向周围或末梢肺组织扩展,形成散在的以肺小叶为单位的急性化脓性炎,两肺下叶及背侧多见。好发于小儿、老人、体弱多病或久病卧床者。病人有发热、咳嗽、咳黏液脓性痰、呼吸困难等症状,听诊肺部可闻及散在的湿啰音。常见致病菌有葡萄球菌、链球菌、肺炎球菌、嗜血流感杆菌、大肠埃希氏菌等多种病菌混合感染,冬春寒冷季节发病率增高。

3. 间质性肺炎　间质性肺炎指发生于肺间质即肺泡隔、细支气管周围及小叶间隔等处的渗出性炎症。包括:

（1）病毒性肺炎:由流感病毒、腺病毒等感染经上呼吸道向下蔓延引起间质性肺炎,多发于冬春季节,儿童多见。肺泡隔因血管充血、炎细胞渗出而明显增宽,肺泡腔内一般无渗出物,病变较重者可由巨噬细胞、浆液、纤维蛋白等渗出物形成肺透明膜。最具有诊断意义的病变是病毒包涵体,即上皮或多核巨细胞的核或胞质内出现均质红染、周围有透明晕的圆形小体。临床表现为剧烈咳嗽、少痰、呼吸困难、发绀等症状。

（2）支原体肺炎:由肺炎支原体感染引起的急性间质性肺炎。肺炎支原体经飞沫由呼吸道吸入感染,儿童和青少年易感。病变常累及气道,发生气管和支气管炎、节段性片状间质性肺炎,伴淋巴、浆细胞浸润,重者累及肺泡引起肺不张和肺实变。最突出的表现是支气管和细支气管急性炎症引起的阵发性剧咳,初为干咳,后咳黏液痰。由于肺泡内渗出物较少,故肺部体征很少,预后良好。

（三）肺硅沉着病

肺硅沉着病又称硅肺（或矽肺）,是因长期吸入大量含游离二氧化硅的粉尘微粒,形成硅结节和弥漫性肺间质纤维化为病变特征的职业肺病。硅尘颗粒小于 5μm 者最易被吸入肺内,刺激成纤维细胞增生和胶原纤维形成,形成硅结节,结节呈圆形或椭圆形,直径 2~5mm,色灰白,质硬,包括细胞性结节、纤维性结节、玻璃样结节三个阶段。肺硅沉着病按硅结节数量、大小、分布及肺纤维化程度,分为Ⅰ、Ⅱ、Ⅲ期。

Ⅰ期:硅结节局限在淋巴系统,直径小于 3mm,数量少,主要分布于两肺中、下叶近肺门处。

Ⅱ期:硅结节数量增多,病变不超过全肺 1/3,肺重量和硬度均增加。

Ⅲ期:硅结节密集融合成肿瘤样团块,直径大于 10mm,肺重量和硬度明显增加。病情严重时,若治疗不及时,可并发肺结核、肺气肿、自发性气胸、肺源性心脏病,最终以心力衰竭或呼吸衰竭而致命。

（四）慢性肺源性心脏病

慢性肺源性心脏病简称肺心病,是各种慢性肺疾病、胸廓或胸膜疾病、肺血管疾病引起肺循环阻力增加,导致以肺动脉高压和右心室肥大扩张为特征的心脏病。肺动脉高压是引起肺心病的关键环节。主要病变包括肺血管病变、肺泡壁毛细血管减少和肺小动脉硬化;右心室肥大扩张,以肺动脉瓣下 2cm 处右心室壁厚度超过 0.5cm 作为病理诊断肺心病的标准。除原有肺疾病的临床表现如呼吸困难、气急、发绀等肺功能不全表现外,可逐渐出现颈静脉怒张、肝大、下肢水肿及浆膜腔积液等右心衰竭的体征。若伴有严重呼吸道感染,可并发呼吸衰竭、肺性脑病甚至死亡。

(五)呼吸系统常见恶性肿瘤

1. 肺癌　肺癌是起源于支气管及肺泡上皮细胞、腺上皮细胞或神经内分泌细胞的恶性肿瘤。占恶性肿瘤发病率及死亡率第 1 位。肺癌大体分型可分为中央型、周围型、弥漫型三型,中央型最多见。中央型早期肺癌指癌组织仅局限于支气管管壁内,周围型早期肺癌指肺组织内结节状肿块直径小于 2cm,且无淋巴结转移。隐性肺癌指临床及 X 线检查阴性,但细胞学检查阳性,病理诊断为原位癌或早期浸润癌而无淋巴结转移。肺癌组织学类型有鳞状细胞癌、腺癌、腺鳞癌、小细胞癌、大细胞癌等。鳞状细胞癌最常见,多为中央型。腺癌发生率仅次于鳞癌,多为周围型,女性多见,预后较鳞癌差。小细胞癌又称燕麦细胞癌,恶性度极高,生长快,转移早。大细胞癌属未分化癌,恶性度高,早期易发生血道转移。肺癌早期有呛咳、痰中带血和胸痛等症状,中晚期肺癌可出现声音嘶哑、支气管食管瘘、血性胸腔积液以及眼睑下垂、瞳孔缩小等交感神经麻痹综合征,并向周围蔓延,侵犯纵隔、心包及周围血管、胸膜甚至胸壁,也可经淋巴道转移或血道转移。

2. 鼻咽癌　鼻咽癌是起源于鼻咽黏膜上皮的恶性肿瘤,与 EB 病毒感染密切相关。最多见于鼻咽顶部,其次为外侧壁和咽隐窝。早期呈颗粒状或局部黏膜粗糙,或隆起于黏膜形成小结节,继续生长可呈结节型、菜花型、黏膜下浸润型及溃疡型。组织学分为鳞癌、腺癌和未分化癌三型,低分化鳞癌最常见,未分化癌有泡状核细胞癌和小细胞癌两个亚型,恶性度高。病人常以颈部肿块为首发症状,可伴头痛、鼻出血、耳鸣、鼻塞等症状。鼻咽癌对放射治疗比较敏感,疗效显著,以泡状核细胞癌最为敏感。鼻咽癌可直接蔓延至颅底骨、鼻腔和眼眶等处,早期可有淋巴道转移,经咽后淋巴结转移至同侧颈部淋巴结,晚期可有血道转移。

二、重点难点解析

(一)慢性支气管炎的病变与临床联系

慢性支气管炎是气道的一般慢性炎症,其病变与临床表现密切联系。支气管黏膜粗糙、充血水肿,纤毛粘连、倒伏、脱失,上皮细胞变性坏死、脱落或发生鳞状上皮化生,反复化生可引起癌变。

黏液腺泡肥大增生,浆液腺转化为黏液腺,杯状细胞大量增生,黏液分泌亢进,使管腔内有黏液或脓性分泌物。这是慢性支气管炎病人出现咳嗽、咳痰的病理学基础,多呈白色黏性泡沫状痰,若继发感染时,痰量增多,转为黄色黏液脓性痰。若黏液过多不易咳出,可在小支气管与细支气管内形成黏液栓阻塞气道引起喘息甚至阻塞性肺气肿、肺心病,可闻及哮鸣音、干湿啰音。后期分泌亢进的细胞逐渐转向衰竭,腺泡萎缩、消失,气道内黏液分泌减少或无黏液,病人无痰或少痰。

支气管壁充血水肿伴淋巴细胞、浆细胞浸润;管壁平滑肌、弹性纤维及软骨萎缩、纤维化、钙化和骨化,管壁弹性降低,功能减退,易出现呼气阻力增加,并发慢性阻塞性肺气肿。

(二)肺气肿的发生机制及临床病理联系

肺气肿常继发于慢性支气管炎、支气管哮喘等慢性肺疾病,其机制:①阻塞性通气障碍是形成肺气肿的关键环节,支气管壁增厚、管腔狭窄,同时炎性渗出物及黏液栓使管腔不完全阻塞,形成"活瓣"。吸气时,细支气管扩张,气道狭窄减轻,气体进入肺泡;呼气时,细支气管壁弹性回缩,合并黏液栓阻塞,使气道狭窄加重,气体不能排出,形成肺气肿。②细支气管壁与末梢肺组织结构损伤:炎细胞释放弹性蛋白酶、基质金属蛋白酶和氧自由基降解支气管壁和肺泡的弹性蛋白或胶原蛋白,使管腔塌陷,弹性回缩力降低。此外,先天性 α_1-抗胰蛋白酶缺乏,弹性蛋白酶相对增多,使肺组织结构被破坏,肺泡回缩力减弱,导致肺气肿。

肺气肿时肺泡过度充气扩张,间隔变窄或断裂,相邻肺泡融合形成较大囊腔,使肺泡表面积及毛细血管床减少,出现进行性加重的胸闷、气短、发绀、呼吸困难等。肺残气量增多而过度膨胀,胸廓前后径加大,肋间隙增宽,形成"桶状胸",叩诊呈过清音,听诊呼吸音减弱。晚期因动脉血氧分压降低,肺循环阻力增加,肺动脉高压,导致慢性肺心病、右心衰竭、呼吸衰竭。

（三）大叶性肺炎的病变与临床联系

大叶性肺炎好发于左肺下叶,病程分为四期:充血水肿期、红色肝样变期、灰色肝样变期、溶解消散期,各期病变与临床表现有紧密联系。

1. 充血水肿期　起病后 1~2d,肺组织肿大呈暗红色。镜下肺泡壁毛细血管扩张充血,肺泡腔内有浆液、红细胞、中性粒细胞和巨噬细胞渗出。使病人出现寒战、高热、咳嗽、咳痰、外周血白细胞计数升高,肺部听诊可闻及湿啰音,痰细菌培养阳性,X 线检查见片状模糊阴影。

2. 红色肝样变期　起病后 3~4d,肺叶肿大呈暗红色,质实如肝,肺表面粗糙呈颗粒状,称红色肝样变期。镜下肺泡壁毛细血管仍扩张充血,肺泡腔内充满大量纤维蛋白、红细胞、少量中性粒细胞和巨噬细胞。患侧呼吸运动减弱,触诊语颤增强,叩诊呈浊音,听诊闻及异常支气管呼吸音而正常呼吸音减弱。因渗出的红细胞被巨噬细胞吞噬、崩解后血红蛋白被分解,形成棕黄色含铁血黄素颗粒混入痰液引起病人咳铁锈色痰。肺实变区通气不足且毛细血管扩张使血流量增大,导致通气/血流比值下降、动脉血氧饱和度降低,出现呼吸困难和发绀。X 线检查可见大片致密阴影,痰细菌培养阳性。

3. 灰色肝样变期　起病 5~6d,肺叶肿大,因肺泡壁毛细血管大量受压闭塞,使病变肺组织血流减少而呈灰白色贫血状,质实如肝,故称灰色肝样变期。镜下见肺泡腔内渗出大量纤维蛋白、中性粒细胞,红细胞已溶解消失,毛细血管受压闭塞,痰细菌培养多呈阴性。病人由咳铁锈色痰逐渐转变成咳黏液脓性痰。病变肺泡通气与血流均减少,缺氧及呼吸困难减轻。

4. 溶解消散期　起病 1 周后病变肺组织质地变软,通气和血流恢复,镜下肺泡腔内中性粒细胞坏死溶解,释放的蛋白溶解酶将纤维蛋白网溶解液化并被巨噬细胞吞噬清除,或经淋巴管吸收或被咳出,故痰量可增多,病人咯黏液脓性痰。

（四）小叶性肺炎的病因、病变

小叶性肺炎又称支气管肺炎,主要因致病力较弱的多种病菌混合感染所致,如葡萄球菌、链球菌、肺炎球菌等。在呼吸道急性传染病、昏迷、营养不良、恶病质、醉酒、全身麻醉等诱因下,细菌经呼吸道或血道侵入细支气管及末梢肺组织,引起小叶性肺炎。长期卧床病人,肺下叶或背侧的血液坠积使细菌易于滋生繁殖可引起坠积性肺炎。全身麻醉、昏迷后误吸入呼吸道分泌物、呕吐物可引起吸入性肺炎;新生儿吸入羊水可引起羊水吸入性肺炎;麻疹继发性肺炎、百日咳继发性肺炎等均属于小叶性肺炎。

病变好发于两肺下叶及背侧,呈灰黄色实变病灶,大小不等,形状不规则。镜下见细支气管黏膜充血水肿、中性粒细胞弥漫浸润,黏膜上皮变性、坏死、脱落,管腔及肺泡腔内充满中性粒细胞、脓细胞、浆液、坏死崩解的黏膜上皮和肺泡上皮。临床出现咳嗽、咳黏液脓痰。因病灶小而分散,听诊可闻及两肺散在湿啰音。

三、习题

(一)单选题(A1 型题)

1. 慢性阻塞性肺疾病**不包括**
   - A. 肺气肿
   - B. 支气管扩张症
   - C. 支气管哮喘
   - D. 慢性支气管炎
   - E. 支气管肺炎

2. 慢性支气管炎病人通气与换气功能障碍的病变基础是
   - A. 腺体肥大增生、黏膜上皮杯状细胞增多
   - B. 软骨萎缩、纤维化和骨化
   - C. 急、慢性细气管炎及细支气管周围炎
   - D. 支气管管壁充血、水肿及炎细胞浸润
   - E. 支气管黏膜上皮变性、坏死脱落

3. 慢性支气管炎最常见的并发症是
   - A. 肺炎
   - B. 肺脓肿
   - C. 肺气肿和肺心病
   - D. 肺结核
   - E. 支气管扩张

4. 因慢性支气管炎所致的肺气肿的类型是
   - A. 代偿性肺气肿
   - B. 老年性肺气肿
   - C. 肺大疱
   - D. 全腺泡型肺气肿
   - E. 腺泡中央型肺气肿

5. 引起肺气肿最重要的原因是
   - A. 吸烟
   - B. 小气道感染
   - C. 尘肺
   - D. 慢性阻塞性细支气管炎
   - E. 空气污染

6. 与 α_1– 抗胰蛋白酶缺乏有关的肺气肿类型是
   - A. 腺泡中央型
   - B. 全腺泡型
   - C. 周围型
   - D. 老年性肺气肿
   - E. 肺大疱

7. 支气管扩张的特征性病变是
   - A. 合并肺气肿
   - B. 支气管呈圆柱状或囊状扩张
   - C. 黏膜上皮细胞鳞状化生
   - D. 支气管壁淋巴细胞浸润
   - E. 肺广泛纤维化

8. 支气管扩张症的发生最主要的原因是
   - A. 细菌感染
   - B. 支气管管腔被炎性渗出物堵塞
   - C. 支气管近端管腔狭窄
   - D. 支气管周围肺组织实变
   - E. 管壁(平滑肌、弹力纤维)因炎症而遭到破坏

9. 导致慢性不可逆性气道阻塞的肺疾病是
   - A. 支气管哮喘
   - B. 大叶性肺炎
   - C. 支原体肺炎
   - D. 慢性支气管炎
   - E. 病毒性肺炎

10. 常有呼吸道黏膜上皮细胞鳞状化生的肺疾病是

A. 大叶性肺炎   B. 慢性支气管炎   C. 支气管哮喘

D. 肺气肿   E. 小叶性肺炎

11. 下列哪一项**不符合**大叶性肺炎

A. 病变多累及一个大叶   B. 纤维素性炎症

C. 可发生肺肉质变   D. 常并发肺脓肿

E. 多由肺炎双球菌引起

12. 下列哪一种病变能反映大叶性肺炎的本质

A. 急性出血性炎症   B. 肺泡的纤维素性炎症

C. 肺的肉质变   D. 肺的化脓性炎症

E. 支气管及肺泡的卡他性炎

13. 大叶性肺炎病人出现明显发绀等缺氧症状时,提示病变处于

A. 充血水肿期   B. 红色肝样变期   C. 灰色肝样变期

D. 溶解消散期   E. 合并肺肉质变时

14. 大叶性肺炎灰色肝样变期的临床表现与红色肝样变期的不同点在于

A. 体温恢复正常   B. 重新出现湿啰音   C. 胸痛消失

D. 出现肺实变体征   E. 缺氧症状有所减轻

15. 下列哪一项**不符合**小叶性肺炎

A. 可由多种细菌引起   B. 病变多为化脓性炎症

C. 支气管旁淋巴结常有急性炎性反应   D. 病灶融合多发展为肺肉质变

E. 可导致支气管扩张症

16. 下列哪一项能反映小叶性肺炎的本质

A. 支气管及肺泡的卡他性炎

B. 肺泡的纤维素性炎症

C. 支气管及肺泡的化脓性炎症

D. 常是麻疹、百日咳等传染病的并发症

E. 实质上是由急性支气管炎及支气管周围炎发展而来的肺组织炎症

17. 确诊支原体肺炎的根据是

A. 病人为儿童和青年   B. 起病急,剧烈的干性咳嗽

C. 病变表现为间质性炎症   D. 肺泡壁内无渗出物

E. 痰、鼻分泌物的病原体培养阳性

18. 对病毒性肺炎描述**错误**的是

A. 因上呼吸道病毒感染向下蔓延所致

B. 炎症从支气管、细支气管开始沿肺间质发展

C. 肺泡腔内可出现脓性渗出物

D. 肺组织可出现灶性坏死

E. 多核巨细胞内可查见病毒包涵体

19. 易形成透明膜的肺炎是

A. 麻疹病毒性肺炎   B. 百日咳性肺炎   C. 支原体肺炎

D. 小叶性肺炎   E. 呼吸道合胞病毒性肺炎

20. 诊断病毒性肺炎的主要依据是

A. 病毒包涵体

B. 病变在肺间质

C. 透明膜形成

D. 肺间质淋巴细胞浸润

E. 支气管和肺泡上皮增生形成多核巨细胞

21. 下列哪一项**不符合**肺硅沉着病的病理变化

A. 肺门淋巴结内硅结节形成

B. 第二期肺硅沉着病时硅结节在中、下叶肺门周围组织较密集

C. 融合的硅结节中央部常发生坏死和钙化

D. 肺膜弥漫性纤维化

E. 易并发肺结核病

22. 鼻咽癌最常转移的部位是

A. 肝　　　　　　　　　　B. 肺　　　　　　　　　　C. 骨

D. 同侧颈淋巴结　　　　　E. 对侧颈淋巴结

23. 致病力最强的二氧化硅粉尘微粒直径是

A. 直径 >5μm　　　　　　B. 直径 >3μm　　　　　　C. 直径 >4μm

D. 1μm< 直径 <2μm　　　E. 直径 >10μm

24. 关于肺硅沉着病的描述**错误**的是

A. 肺内有硅结节形成　　　　　　　　B. 脱离硅尘作业后肺部病变停止变化

C. 肺内广泛纤维化　　　　　　　　　D. 胸膜增厚

E. 易合并肺结核

25. 构成细胞性硅结节的主要细胞是

A. 成纤维细胞　　　　　B. 吞噬硅尘的巨噬细胞　　　C. 吞噬硅尘的中性粒细胞

D. 血管内皮细胞　　　　E. 淋巴细胞

26. 鼻咽癌最常见于鼻咽

A. 外侧壁　　　　　　　B. 顶部　　　　　　　　　C. 前壁

D. 咽隐窝　　　　　　　E. 前壁和咽隐窝

27. 下列哪一项最常引起慢性肺源性心脏病

A. 支气管哮喘　　　　　　　　　　B. 肺结核病

C. 支气管扩张症　　　　　　　　　D. 慢性支气管炎

E. 大叶性肺炎时的肺肉质变

28. 对肺心病病变描述**错误**的是

A. 心尖钝圆、肥厚,主要由右心室构成　　B. 肺动脉圆锥膨隆

C. 心脏横径增大,形成横位心　　　　　　D. 右心室向心性肥大

E. 右心室内乳头肌和肉柱显著增粗

29. 鼻咽癌最常见的组织学类型是

A. 大圆细胞癌　　　　　B. 高分化鳞癌　　　　　　C. 低分化鳞癌

D. 腺癌　　　　　　　　E. 未分化癌

30. 下列哪一项**不符合**肺癌

A. 多起源于肺泡上皮

B. 肺鳞状细胞癌的发生与吸烟有密切关系

C. 以周围型预后最好

D. 早期可形成淋巴及血道转移

E. 肺癌多属周围型

（二）名词解释

1. 慢性阻塞性肺疾病　2. 慢性支气管炎　3. 支气管扩张症　4. 肺气肿　5. 大叶性肺炎　6. 肺肉质变　7. 小叶性肺炎　8. 肺硅沉着病　9. 慢性肺源性心脏病

（三）简答题

1. 简述慢性支气管炎的主要病变。

2. 简述肺气肿的类型和病变。

3. 简述大叶性肺炎红色肝样变期的病理变化及临床病理联系。

4. 肺硅沉着病为何易并发肺心病？

5. 试述慢性阻塞性肺疾病与肺心病的关系。

6. 简述早期肺癌及隐性肺癌的概念。

（四）病例分析

死者男性，66岁。生前患有慢性咳嗽、气喘10余年，伴下肢水肿及腹胀3年。尸检发现腹腔内积液3 000ml，色淡黄；双肺肿大，大部分区域可扪及捻发感，质软、弹性差，部分区域实变；切面见各级支气管扩张，呈圆柱状，支气管壁增厚；心脏体积大于死者手拳；右心房、右心室明显扩张，右心室壁厚达7mm；肝脏呈槟榔样改变。镜下见支气管壁纤维组织增生及慢性炎细胞浸润，肺气肿囊腔形成；右心室心肌纤维肥大，核大而深染；肝小叶周围带：肝细胞的胞质内可见大小不等的空泡，肝窦扩张、淤血；肝小叶中央带：肝细胞萎缩。其余脏器未见明显病变。请运用所学病理学知识进行初步尸检诊断，并解释病人的死亡原因及临床表现。

四、参考答案

（一）单选题（A1型题）

1. E　2. C　3. C　4. E　5. D　6. B　7. B　8. E　9. D　10. B　11. D　12. B　13. B　14. E　15. D　16. C　17. E　18. C　19. A　20. A　21. C　22. D　23. D　24. B　25. B　26. B　27. D　28. D　29. C　30. A

（二）名词解释

1. 慢性阻塞性肺疾病是一组以小气道与肺实质受到病理损害，引起以慢性不可逆性气道阻塞、呼气阻力增加和肺功能不全为共同特征的肺疾病总称。主要包括慢性支气管炎、支气管哮喘、支气管扩张、肺气肿等疾病。

2. 慢性支气管炎是气管、支气管黏膜及其周围组织的慢性非特异性炎症，是呼吸系统最常见的慢性疾病，以反复发作的咳嗽、咳痰或伴喘息为主要症状，每年持续约3个月，连续2年以上即可诊断为慢性支气管炎。

3. 支气管扩张症是小支气管因管壁结构破坏而持久性扩张的慢性炎症性疾病。扩张的支气管常因分泌物潴留继发化脓菌感染。

4. 肺气肿指呼吸性细支气管、肺泡管、肺泡囊和肺泡这些末梢肺组织因过度充气而持久性扩张，并伴肺间隔破坏、肺组织弹性减弱、肺体积膨大、功能降低的一种病理状态，是常见的慢性阻塞性肺疾病之一。

5. 大叶性肺炎是指以肺泡内纤维蛋白渗出为特征的急性渗出性炎。

6. 大叶性肺炎肺实变灶内由于中性粒细胞渗出过少，其释放的蛋白溶解酶不足，使肺泡内渗出的纤维蛋白不能完全溶解吸收，而被肉芽组织机化取代，使病变肺组织呈褐色肉样，称为肺肉质变。

7. 小叶性肺炎又称支气管肺炎，指以细支气管为中心，向周围或末梢肺组织扩展，形成散在的以肺小叶为单位的急性化脓性炎，两肺下叶及背侧多见。好发于小儿、老人、体弱多病或久病卧床者。

8. 肺硅沉着病又称硅肺，是因长期吸入大量含游离二氧化硅粉尘微粒，形成硅结节和弥漫性肺间质纤维化为病变特征的职业肺病。

9. 慢性肺源性心脏病简称肺心病，是各种慢性肺疾病、胸廓或胸膜疾病、肺血管疾病引起肺循环阻力增加导致的以肺动脉高压和右心室肥大扩张为特征的心脏病。

（三）简答题

1. 简述慢性支气管炎的主要病变。

慢性支气管炎的主要病变是：①黏膜上皮损伤。各种致病因素刺激使炎性渗出和黏液分泌增加，支气管黏膜上皮纤毛粘连、倒伏甚至脱失，上皮细胞变性、坏死、脱落，若炎症反复刺激，上皮进行再生修复时，可发生鳞状上皮化生。②腺体增生肥大。黏液腺泡肥大增生，浆液腺转化为黏液腺，并伴黏膜上皮内杯状细胞大量增生，使黏液分泌亢进。这是慢性支气管炎病人出现咳嗽、咳痰的病理学基础。若黏液过多不易咳出，可在小、细支气管内形成黏液栓阻塞气道。后期分泌亢进的细胞逐渐转向衰竭，腺泡萎缩、消失，气道内黏液分泌减少或无黏液。③支气管壁病变。早期支气管壁充血、水肿，淋巴细胞、浆细胞浸润；晚期管壁平滑肌束、弹性纤维及软骨可变性、萎缩、破坏，甚至发生纤维化、钙化和骨化，使管壁弹性降低，功能减退。

2. 简述肺气肿的类型和病变。

肺气肿可分为肺泡型肺气肿和间质型肺气肿。肺泡型肺气肿又可分为腺泡中央型、腺泡周围型和全腺泡型肺气肿。位于肺瘢痕灶附近的肺气肿称为瘢痕旁肺气肿，另外还有代偿性肺气肿和老年性肺气肿。肺气肿的病变是肺体积增大，边缘钝圆，灰白色，柔软而弹性差。镜下见肺泡扩张，间隔变窄，间孔扩大，间隔断裂，扩张的肺泡可形成囊腔，肺毛细血管床减少。

3. 简述大叶性肺炎红色肝样变期的病理变化及临床病理联系。

大叶性肺炎红色肝样变期的病理变化及临床病理联系为病变肺叶肿大呈暗红色，质实如肝，肺表面粗糙呈颗粒状，称红色肝样变期。镜下肺泡壁毛细血管仍扩张充血，肺泡腔内充满大量纤维蛋白、红细胞、少量中性粒细胞和巨噬细胞。使患侧呼吸运动减弱，触诊语颤增强，叩诊呈浊音，听诊闻及异常支气管呼吸音而正常呼吸音减弱。因渗出的红细胞被巨噬细胞吞噬、崩解后血红蛋白被分解，形成棕黄色含铁血黄素颗粒混入痰液引起咳嗽、咳铁锈色痰。肺实变区通气不足，而毛细血管扩张使血流量增大，导致通气/血流比值下降，动脉血氧饱和度降低，出现呼吸困难和发绀。若渗出性病变累及胸膜，形成纤维素性胸膜炎则引起胸痛。X线检查可见大片致密阴影，痰细菌培养阳性。

4. 肺硅沉着病为何易并发肺心病？

这是因为肺间质弥漫性纤维化，肺毛细血管床减少；硅结节内闭塞性血管内膜炎，呼吸功能障碍造成缺氧，引起肺小动脉痉挛等均可导致肺循环阻力增加、肺动脉高压和右心室肥大。

5. 试述慢性阻塞性肺疾病与肺心病的关系。

慢性阻塞性肺疾病包括：慢性支气管炎、肺气肿、支气管扩张等。慢性支气管炎可造成黏膜下腺体增生肥大和浆液腺黏液化生,导致分泌黏液过多,大量黏液潴留在支气管腔内,形成黏液栓,造成气道的完全或不完全阻塞。慢性支气管炎管壁平滑肌断裂、萎缩,软骨可发生变性、萎缩,甚至骨化。由于气道阻塞和支撑组织破坏,造成呼气阻力大于吸气阻力,久而久之,使肺过度充气,残气量增多,最终并发肺气肿,肺气肿形成可造成肺内毛细血管床大量破坏,肺小动脉内膜增厚,引起肺循环阻力增加,肺动脉高压,最终形成肺心病。支气管扩张症亦可造成管壁支撑组织破坏,周围肺组织纤维化和气管不完全阻塞,亦可导致肺功能严重障碍,晚期可并发肺动脉高压和肺心病。

6. 简述早期肺癌及隐性肺癌的概念。

中央型早期肺癌是指癌组织仅局限于支气管管壁内生长,包括管内型和管壁型,后者未侵犯支气管外的肺组织,尚无淋巴结转移;周围型早期肺癌是指肺组织内结节状肿块直径小于2cm,且无淋巴结转移。

隐性肺癌:临床及 X 线检查阴性,但痰脱落细胞学检查癌细胞阳性,手术切除标本经病理证实为原位癌或早期浸润癌而无淋巴结转移。

（四）病例分析

初步诊断为慢性阻塞性肺疾病导致慢性肺源性心脏病,右心衰竭而死亡。

死者出现慢性肺源性心脏病的主要原因是由慢性支气管炎、肺气肿、支气管扩张症等多种慢性阻塞性肺疾病引起的肺动脉高压,右心室肥大扩张至右心衰竭,最终死亡。

慢性咳嗽气喘 10 余年,切面各级支气管扩张,呈圆柱状,支气管壁增厚,支持慢性支气管炎、肺气肿、支气管扩张症等多种慢性阻塞性肺疾病的诊断。

心脏体积大于死者手拳;右心房、右心室明显扩张,右心室壁厚达 7mm 说明右心室肥大扩张,肝脏呈槟榔样改变,肝小叶周围带肝细胞的胞质内可见大小不等的空泡,肝窦扩张、淤血,中央带肝细胞萎缩,下肢水肿及腹水支持右心衰竭后肝淤血、腹水的诊断,故得出此诊断。

（鲜于丽）

第十五章　肺功能不全

一、内容要点

1. 肺功能不全　因外呼吸功能障碍，以致机体在静息状态下不能维持足够的气体交换，导致动脉血氧分压（PaO_2）降低，或伴有动脉血二氧化碳分压（$PaCO_2$）增高的病理生理过程。

2. 呼吸衰竭　是肺功能不全的严重阶段，指因外呼吸功能严重障碍，导致在海平面静息呼吸状态下，成人 PaO_2 低于 60mmHg，伴有或不伴有 $PaCO_2$ 高于 50mmHg，并出现一系列损害的临床综合征。按血气变化特点可分为 I 型（低氧血症型）呼吸衰竭和 II 型（高碳酸血症型）呼吸衰竭。

3. 病因　呼吸中枢损伤或抑制、周围神经疾病、呼吸肌疾病、气道狭窄或阻塞、肺部疾病、肺血管疾病、胸膜疾病、胸廓疾病均可引起呼吸衰竭的发生。

4. 诱因　剧烈活动、发热、感染、手术、甲状腺功能亢进等使呼吸负荷加重及缺氧、酸中毒等均可诱发呼吸衰竭的发生。

5. 发生机制　肺通气功能障碍和肺换气功能障碍所致（详见后述）。

6. 对机体的影响　①肺功能不全会导致代谢性酸中毒与呼吸性酸中毒，若人工呼吸机使用不当可出现代谢性碱中毒等混合型酸碱平衡紊乱。②呼吸系统可出现呼吸幅度、频率、节律的变化和呼吸困难。③当 PaO_2 降低和 $PaCO_2$ 升高可兴奋心血管运动中枢，使心率加快、心肌收缩力增强，外周血管收缩和呼吸运动增强使静脉回流增加，心输出量增加。严重缺氧和二氧化碳潴留可导致血压下降、心肌收缩力减弱和心律失常。④缺氧、CO_2 潴留和酸中毒可引起肺性脑病。⑤肾功能变化：肾血流量减少，肾小球滤过率降低，可出现不同程度肾功能损害。⑥胃肠黏膜上皮因缺血缺氧而变性坏死，可出现糜烂、坏死、出血和溃疡形成。

7. 呼吸衰竭的防治原则　防治原发病，去除诱因；纠正缺氧提高 PaO_2；改善通气降低 $PaCO_2$、预防并发症。

二、重点难点解析

1. 呼吸衰竭的关键是外呼吸功能严重障碍，其诊断标准是血氧分压（PaO_2）低于 60mmHg，伴有或不伴有二氧化碳分压（$PaCO_2$）高于 50mmHg。

2. 呼吸衰竭的发病机制

（1）肺通气功能障碍：呼吸肌活动障碍、肺或胸廓顺应性降低引起限制性通气不足；中央性或外周性气道阻塞引起阻塞性通气不足；两者均使肺泡通气量减少，导致肺泡内气体不能进行充分交换,PaO_2 降低同时伴有 $PaCO_2$ 升高,引起 II 型呼吸衰竭。

（2）肺换气功能障碍：①弥散障碍。可由肺泡表面积减少、弥散距离增大或血液流经肺泡隔毛细血管时间过短所致,单纯弥散障碍常引起 I 型呼吸衰竭,仅有低氧血症,$PaCO_2$ 一般正常。②肺泡通气与血流比例失调。部分肺泡通气不足引起功能性分流又称静脉血掺杂,部分肺泡血流不足引起无效腔样通气,两者均使 PaO_2 降低,而 $PaCO_2$ 可正常、降低或升高。③解剖分流增加。严重创伤、休克、肺内 DIC、肺栓塞或肺细小动脉收缩等使肺内动-静脉短路开放,或者先天性肺动脉瘘,使解剖分流大量增加,导致 PaO_2 降低;肺叶严重病变,如大叶性肺炎红色肝样变、肺不张时,病变肺叶通气完全停止,但血液仍流经病变肺泡,静脉血未经氧合便掺杂入动脉血,类似于解剖分流增加,此类分流一般仅有 PaO_2 降低,属于 I 型呼吸衰竭。

三、习题

（一）单选题（A1 型题）

1. 呼吸衰竭通常是指

    A. 内呼吸功能障碍   B. 二氧化碳排出功能障碍

    C. 外呼吸功能严重障碍   D. 呼吸系统病变引起机体缺氧

    E. 血液携带、运输氧障碍

2. I 型呼吸衰竭与 II 型呼吸衰竭的主要区别是

    A. 动脉血氧分压   B. 肺泡气氧分压

    C. 动脉血二氧化碳分压   D. 动脉血 pH

    E. 二氧化碳结合力

3. 呼吸衰竭最常见的病因是

    A. 上呼吸道急性感染   B. 肺栓塞

    C. 炎症使中央气道狭窄、阻塞   D. 慢性阻塞性肺疾病

    E. 过量麻醉药、镇静药应用

4. 限制性通气不足是由于

    A. 中央气道阻塞   B. 肺泡扩张受限制

    C. 外周气道阻塞   D. 肺泡通气血流比例失调

    E. 肺泡膜面积减少,膜厚度增加

5. II 肺泡上皮受损时可产生

    A. 肺泡回缩力降低   B. 肺泡表面张力增强

    C. 肺顺应性增高   D. 肺泡毛细血管中血浆外渗减少

    E. 肺泡膨胀稳定性增强

6. 多发性肋骨骨折可引起

    A. 阻塞性通气障碍   B. 弥散障碍

    C. 肺换气障碍   D. 气体运输障碍

    E. 限制性通气障碍

7. 下列哪种情况可导致限制性通气障碍

    A. 慢性支气管炎   B. 声带麻痹   C. 中央型肺癌

    D. 胸腔积液   E. 喉头水肿

8. 阻塞性通气不足主要是由于
   A. 肺顺应性降低
   B. 肺泡通气与血流比例失调
   C. 肺的非弹性阻力增加
   D. 肺循环阻力增加
   E. 肺泡扩张受限

9. 导致气道阻力增加最主要的因素是
   A. 气体密度和黏度
   B. 气道长度和形态
   C. 气道内径
   D. 气流速度
   E. 气流形式

10. 以下病变**不属于**中央型气道阻塞的是
   A. 声带肿瘤
   B. 声带麻痹
   C. 喉癌
   D. 慢性阻塞性肺疾病
   E. 喉头水肿

11. 关于胸廓和肺顺应性,下列**错误**的是
   A. 表示肺和胸廓扩张的难易程度
   B. 胸廓和肺的弹性阻力越大,其顺应性越小
   C. 顺应性越小,肺扩张越受限制
   D. 肺泡表面张力增加,可降低肺顺应性
   E. 肺纤维化可使肺顺应性增大

12. 弥散障碍导致呼吸衰竭时,肺泡呼吸面积一般减少为
   A. 1/3 以上
   B. 1/2 以上
   C. 1/4 以上
   D. 3/4 以上
   E. 以上都不对

13. 下列哪项**不会**引起弥散距离增大
   A. 肺水肿
   B. 间质性肺炎
   C. 肺透明膜形成
   D. 肺组织纤维化
   E. 胸腔积液

14. 神经肌肉麻痹所致呼吸衰竭时血气变化特点是
   A. PaO_2 和 $PaCO_2$ 均升高
   B. 单纯 PaO_2 降低
   C. PaO_2 和 $PaCO_2$ 均降低
   D. PaO_2 降低和 $PaCO_2$ 升高
   E. 单纯 $PaCO_2$ 升高

15. 功能性分流是指
   A. 肺动 – 静脉短路开放
   B. 部分肺泡通气与血流比例增高
   C. 部分肺泡通气与血流比例降低
   D. 无效腔气量增多
   E. 以上都不是

16. 真性分流是指
   A. 部分肺泡通气不足而血流未相应减少
   B. 部分肺泡完全不通气但仍有血流
   C. 部分肺泡通气不足而血流增多
   D. 部分肺泡血流不足
   E. 肺泡膜面积减少和增厚影响气体交换

17. ARDS 时形成肺水肿的主要发病环节是

  A. 肺血管收缩、肺动脉高压形成   B. 肺微血管内静水压升高

  C. 血浆胶体渗透压降低   D. 肺淋巴回流障碍

  E. 肺泡－毛细血管膜损伤，通透性增高

18. 肺源性心脏病的发病机制与下列哪项**无关**

  A. 缺氧   B. 二氧化碳潴留   C. 静脉回流障碍

  D. 血液黏度增加 E. 酸中毒

19. $PaCO_2$ 高于多少即可出现二氧化碳麻醉

  A. 10.7kPa（80mmHg）   B. 9.3kPa（70mmHg）

  C. 8.0kPa（60mmHg）   D. 6.7kPa（50mmHg）

  E. 5.3kPa（40mmHg）

20. 呼吸衰竭并发右心衰竭的最主要的原因是

  A. 外周血管扩张、阻力降低、静脉回流增加

  B. 慢性缺氧、血容量增多

  C. 血液黏滞性增高

  D. 肺泡气氧分压降低引起肺血管收缩

  E. 胸内高压影响右心的舒缩功能

（二）名词解释

1. 呼吸衰竭 2. Ⅰ型呼吸衰竭 3. Ⅱ型呼吸衰竭 4. 限制性通气障碍 5. 阻塞性通气障碍 6. 弥散障碍 7. 无效腔样通气 8. 静脉血掺杂

（三）简答题

1. 哪些原因可导致肺通气功能障碍？

2. 导致气体弥散障碍的原因有哪些？

3. 肺通气障碍引起哪种类型的呼吸衰竭？为什么？

（四）病例分析

病人，男性，70 岁。有慢性支气管炎、肺气肿、肺心病病史 10 年。此次因受凉咳嗽、咳痰伴喘息加重，血气分析：$PaO_2$55mmHg，$PaCO_2$60mmHg。

1. 此病人属于哪种类型的呼吸衰竭？

2. 解释病人出现呼吸衰竭的原因及诱因。

3. 请分析该病人发生呼吸衰竭的机制。

四、参考答案

（一）单选题（A1 型题）

1. C 2. C 3. D 4. B 5. B 6. E 7. D 8. C 9. C 10. D 11. E 12. B 13. E 14. D 15. C 16. B 17. E 18. C 19. A 20. D

（二）名词解释

1. 呼吸衰竭指外呼吸功能严重障碍，导致动脉血氧分压降低（低于 60mmHg），伴有或不伴有二氧化碳分压升高（高于 50mmHg）的病理过程。

2. Ⅰ型呼吸衰竭指外呼吸功能严重障碍，只导致动脉血氧分压低于 60mmHg 的低氧血症型呼吸衰竭。

3. Ⅱ型呼吸衰竭指外呼吸功能严重障碍,导致动脉血氧分压低于 60mmHg,伴有二氧化碳分压高于 50mmHg 的呼吸衰竭。

4. 因吸气时肺泡扩张受限制所引起的肺泡通气不足称为限制性通气障碍。

5. 阻塞性通气障碍是因呼吸道狭窄或阻塞使气道阻力增加所致的肺泡通气不足称阻塞性通气障碍。

6. 弥散障碍是肺泡膜弥散面积减少或肺泡膜厚度增加和弥散时间过短所引起的气体交换障碍称弥散障碍。

7. 无效腔样通气指部分肺泡因某些血管性疾病如 DIC、肺动脉栓塞、肺动脉炎而血流减少,肺泡通气相对过度而不能充分被利用,肺泡 V_A/Q 增高,类似生理性无效腔,称无效腔样通气。

8. 静脉血掺杂是因肺部疾病如气道阻塞、肺实变、肺水肿、肺纤维化等使部分肺泡通气量减少,而血流量未相应减少使 V_A/Q 降低,流经此处肺泡的静脉血未能充分氧合而掺杂到动脉血内,称静脉血掺杂或功能性分流。

（三）简答题

1. 哪些原因可导致肺通气功能障碍?

肺通气功能障碍包括限制性通气不足和阻塞性通气不足,其原因如下:

（1）限制性通气不足:吸气时肺泡扩张受限制引起肺泡通气不足,常见原因有:①呼吸中枢受损,如脑外伤、脑血管意外、脑炎;②呼吸肌运动障碍,如重症肌无力、多发性神经炎、低钾血症;③胸廓顺应性降低,如胸腔积液、胸膜粘连、胸廓畸形;④肺顺应性降低,如肺实变、肺水肿、肺纤维化。

（2）阻塞性通气不足:呼吸道狭窄或阻塞使气道阻力增加引起肺泡通气不足,常见原因有:①中央气道阻塞,如喉头水肿、炎症、异物、肿瘤阻塞胸外或胸内气管分叉以上的气道;②外周气道阻塞,如慢性支气管炎、支气管哮喘等使小气道阻塞。

2. 导致气体弥散障碍的原因有哪些?

气体弥散障碍是指由于肺泡膜弥散面积减少或肺泡膜厚度增加引起的气体交换障碍,常见原因:①肺泡膜面积减少,如肺实变、肺不张、肺叶切除、肺气肿等使肺泡膜面积减少一半以上。②肺泡膜厚度增加,如肺水肿、肺纤维化、肺透明膜形成时,弥散距离增宽使弥散速度减慢。

3. 肺通气障碍引起哪种类型的呼吸衰竭? 为什么?

肺通气障碍可引起Ⅱ型呼吸衰竭,肺总通气量不足会使肺泡气氧分压下降,而肺泡气二氧化碳分压升高,因而流经肺泡毛细血管的血液不能被充分氧合,必然使 PaO_2 降低和 $PaCO_2$ 升高,导致Ⅱ型呼吸衰竭。

（四）病例分析

1. 该病人属于Ⅱ型呼吸衰竭。

2. 引起呼吸衰竭的病因是慢性支气管炎引起的气道狭窄或阻塞导致通气障碍,慢性肺气肿使肺通气和肺换气障碍。

3. 该疾病引起呼吸衰竭的发生机制有:①慢性阻塞性肺疾病可引起细小支气管壁炎性充血水肿、纤维增生使管壁增厚、弹性降低、管壁平滑肌痉挛、管腔黏液栓阻塞等使细小气道不完全阻塞。吸气时随着肺泡扩张,细小支气管受周围弹性组织牵拉,气道口径可稍增大使阻塞有所减轻;呼气时,细小支气管弹性回缩,加上其内黏液栓的阻塞或管壁增厚,气道狭窄程度加重,气道阻力增加。此时肺泡内气体排出受阻,残余气逐渐增多,不仅使肺泡有效通气量进一步减少,出现通气功能障碍,而且肺泡残余气过多也会压迫肺毛细血管床使肺出现换气功能障碍;②慢性支气管炎和阻塞性肺气肿使肺弹性回缩力下降,肺顺应性降低引起限制性通气障碍;③肺气肿的形成使肺过度充气甚至破裂形成肺大疱,使肺泡表面积减少,引起限制性通气障碍。

(鲜于丽)

第十六章　消化系统疾病

一、内容要点

（一）慢性胃炎

1. 慢性浅表性胃炎又称慢性单纯性胃炎，是胃黏膜最常见的疾病。病变以胃窦部多见。

镜下见病变主要位于黏膜浅层（黏膜上 1/3），有充血、水肿、点状出血，可见浅表上皮坏死脱落，并见淋巴细胞、浆细胞浸润。

2. 慢性萎缩性胃炎以黏膜固有腺体萎缩伴肠上皮化生为特征，病变累及黏膜全层。分为 A、B 两型。A 型与自身免疫有关，病人血中抗壁细胞抗体和内因子抗体阳性，常伴有恶性贫血，病变好发于胃底和胃体部。B 型与自身免疫无关，无恶性贫血，病变主要在胃窦部。我国以 B 型病人多见。两型胃黏膜病变基本相同。

镜下观：①黏膜固有腺体呈不同程度萎缩变小，数目减少，或有囊性扩张。②固有膜内慢性炎细胞浸润。③胃窦部胃黏膜上皮发生肠上皮化生；胃体和胃底部假幽门腺化生。目前认为发生肠上皮化生与胃癌发生有密切关系。

慢性萎缩性胃炎因胃腺体萎缩、壁细胞和主细胞减少或消失，导致胃液分泌减少，病人可出现消化不良、食欲缺乏和上腹部不适等症状。

3. 慢性肥厚性胃炎又称为巨大肥厚性胃炎、Ménètrier 病。病变常发生在胃底及胃体部。

镜下见黏膜层肥厚，黏膜腺体增生，腺管延长有时穿破黏膜肌层；黏膜表面黏液分泌细胞增多；固有层有少量炎细胞浸润。

（二）消化性溃疡

消化性溃疡是一种以胃黏膜或十二指肠黏膜形成慢性炎性溃疡为特征的常见病，简称溃疡病。十二指肠溃疡较胃溃疡多见。

1. 病因及发病机制　溃疡病的病因目前尚未阐明，可能与下列因素有关：①胃液的自我消化作用；②黏膜抗消化能力降低；③Hp 感染；④神经 – 内分泌功能失调。

2. 病理变化　胃溃疡多发生在胃小弯，近幽门部，尤其是胃窦部；溃疡通常只有 1 个，少数可达 2 个或 3 个；溃疡呈圆形或椭圆形；直径多在 2cm 以内；溃疡边缘整齐，状如刀切；底部平坦干净；溃疡深达肌层甚至浆膜层；溃疡周围的黏膜皱襞呈放射状向溃疡集中；切面有时呈漏斗状，贲门侧较深，其边缘耸直为潜掘状，而幽门侧较浅作阶梯状。十二指肠溃疡多发生在球部的前、后壁，溃疡一般较小，直径多在 1cm 以内，溃疡较浅且易愈合。

镜下见溃疡底由内向外大致分为四层：①渗出层；②坏死层；③肉芽组织层为新生的肉芽组织；④瘢痕层。瘢痕组织内特殊病变包括增生性动脉内膜炎、神经节细胞及神经纤维球状增生。

3. 临床病理联系

（1）节律性上腹部疼痛。

（2）反酸、呕吐、嗳气。

（3）X线钡餐检查：溃疡处可见龛影。

4. 结局及并发症

（1）愈合：溃疡底部渗出物及坏死组织逐渐被吸收，肉芽组织增生填补缺损，进而逐渐纤维化形成瘢痕。同时周围黏膜上皮再生覆盖溃疡面而愈合。

（2）并发症：①出血（最常见）；②穿孔（最危险）；③幽门狭窄；④癌变。

（三）病毒性肝炎

病毒性肝炎是由肝炎病毒引起的以肝细胞变性坏死为主要病变的常见传染病。

1. 病因及发病机制

（1）病因：已知的肝炎病毒有甲型、乙型、丙型、丁型、戊型和庚型六种。

（2）发病机制：病毒性肝炎的发病机制尚不完全清楚。一般认为 HAV 和 HDV 可在肝内繁殖直接引起肝细胞损伤。HBV 是通过细胞免疫反应而引起细胞损伤的。

2. 基本病理变化　各型病毒性肝炎的病理变化基本相同，均属于变质性炎症。

（1）肝细胞变性坏死

1）肝细胞变性：细胞水肿（最常见）。光镜下表现为胞质疏松化，病变进一步发展为气球样变。其次是嗜酸性变，光镜下肝细胞体积缩小，胞质红染，细胞核染色也较深。

2）肝细胞坏死：溶解性坏死最为常见，其由细胞水肿发展而来；嗜酸性变继续发展为嗜酸性坏死（嗜酸性小体），属于凝固性坏死。

3）按坏死的范围和程度不同可分为：①点状坏死；②碎片状坏死；③桥接坏死；④大块坏死。

（2）炎细胞浸润：在肝小叶内或汇管区常有散在或灶状炎细胞浸润，主要为淋巴细胞和单核细胞。

（3）增生

1）肝细胞再生：在坏死的肝细胞周围常出现肝细胞再生。如果坏死严重，小叶内的网状支架塌陷，再生的肝细胞则堆积呈团块状，称为结节状再生。

2）间质反应性增生和小胆管增生：①库普弗细胞增生；②间叶细胞和成纤维细胞增生。慢性或坏死较严重的病例，在汇管区或大片坏死灶内可见小胆管增生。

（四）肝硬化

门脉性肝硬化最常见。

（1）病因及发病机制

1）病毒性肝炎：慢性病毒性肝炎是我国肝硬化最常见的原因。

2）慢性酒精中毒。

3）营养缺乏。

4）病人接触到肝毒性物质。

（2）病理变化：早期肝脏体积和重量正常或略增大，质地正常或稍硬。后期肝体积明显缩小，重量减轻至 1 000g 以下，硬度增加，包膜较厚。表面呈结节状，结节大小相仿，直径一般不超过 1cm，弥漫分布。切面布满圆形或类圆形岛屿状结构，其大小与表面结节一致，结节间形成较窄且均匀的纤维间隔。

镜下可见假小叶形成,是肝硬化重要的形态学标志。

假小叶是指由广泛增生的纤维组织分割包绕肝小叶或再生的肝细胞结节而形成的大小不等、圆形或椭圆形的肝细胞团。

假小叶具有以下特点:①小叶内肝细胞排列紊乱,既有变性、坏死的肝细胞,还有体积较大,核大或双核的再生肝细胞;②中央静脉偏位、缺如或有两个以上;③有时可见汇管区也被包绕在假小叶内。包绕假小叶的纤维间隔比较窄而且较一致,内有少量淋巴细胞和单核细胞浸润,并伴有小胆管和无管腔的假胆管增生。

(3)临床病理联系:早期病人可表现为乏力、食欲缺乏、轻度肝大。后期病人出现门静脉高压和肝功能障碍。

二、重点难点解析

1. 病毒性肝炎临床病理类型及其特点

(1)急性(普通型)肝炎:临床上最常见。

1)病理变化:镜下见,肝小叶结构完好,肝细胞广泛变性,主要为胞质疏松化和气球样变,肝窦受压变窄,肝细胞内有淤胆现象;肝细胞坏死轻微,小叶内有点状坏死和嗜酸性小体;坏死区与汇管区可见轻度炎细胞浸润。黄疸型坏死稍重,毛细胆管内常有淤胆和胆栓形成。

2)临床病理联系:①肝区疼痛;②病人血清谷丙转氨酶(SGPT)升高,肝功能异常;③病变严重者,可出现肝细胞性黄疸;④由于肝细胞变质,胆汁生成障碍,病人出现食欲缺乏、厌油腻等症状。

3)结局:多数病人在 6 个月内可治愈。乙型有 5%~10%、丙型有 70% 可转变为慢性肝炎。

(2)慢性肝炎:病毒性肝炎病程持续半年以上即为慢性肝炎。根据肝细胞坏死、炎症、纤维化程度,将慢性肝炎分为轻度、中度、重度三种。

(3)重型肝炎

1)急性重型肝炎:临床上有暴发型、电击型或恶性肝炎之称。

病理变化:肝脏体积明显缩小,以左叶为甚,被膜皱缩,质地柔软,切面呈黄色或红褐色。镜下见,肝细胞弥漫性大片坏死,坏死面积超过肝实质的 2/3,肝细胞索解离;肝窦明显扩张充血甚至出血;库普弗细胞增生肥大;坏死灶及汇管区大量淋巴细胞、巨噬细胞浸润。残留的肝细胞无明显再生现象。

临床病理联系:①重度黄疸;②皮肤、黏膜出血;③肝性脑病。此外,可引起肝肾综合征。结局:预后极差,大多数在短期内死于肝性脑病、消化道大出血、肾衰竭、DIC。

2)亚急性重型肝炎

病理变化:肝脏体积缩小,重量减轻,被膜皱缩,切面坏死区呈红褐色或土黄色。病程较长者表面可见大小不等的结节,质地略硬。镜下特点:既有肝细胞大片坏死,又有肝细胞结节状再生。

结局:多数转变为坏死后性肝硬化。

2. 门脉性肝硬化的临床病理联系与并发症

(1)门静脉高压:①小叶中央静脉及肝窦周围纤维组织增生,造成窦性阻塞,使门静脉循环受阻;②假小叶压迫小叶下静脉,使肝窦内血液流出受阻,进而妨碍门静脉血液回流,即窦后性阻塞;③肝动脉与门静脉的小分支在汇入肝窦前形成异常吻合,压力高的肝动脉血流入门静脉,使门静脉压力升高。

门静脉高压可出现以下临床表现:①脾大。②胃肠道淤血、水肿。③腹水:腹水形成的机制为门静脉压升高,使门静脉系统淤血,肠及肠系膜毛细血管压升高,管壁通透性增加,液体漏入腹腔;因肝细胞变性坏死,合成白蛋白的功能降低,出现低蛋白血症,致使血浆胶体渗透压下降;窦性或窦后性阻塞,使肝窦内压升高,液体漏出,不能被淋巴管吸收的经肝被膜漏入腹腔;肝细胞受损,对醛固酮和抗利尿激素的灭活功能减退,使其在血中水平升高,导致钠水潴留。④侧支循环失代偿:食管下段静脉丛曲张是肝硬化病人常见死因之一;直肠静脉丛曲张破裂可出现便血;脐周静脉丛曲张引起脐周静脉曲张,形成"海蛇头"现象。

(2)肝功能障碍:①蛋白质合成障碍;②出血倾向;③黄疸;④雌激素灭活障碍;⑤肝性脑病(最严重)。

并发症:晚期病人常因肝性脑病、上消化道大出血或合并感染和肝癌而死亡。

三、习题

(一)单选题(A1 型题)

1. B 型慢性萎缩性胃炎的特点是

    A. 胃体弥漫性病变

    B. 伴有恶性贫血

    C. 病变主要在胃窦部,与幽门螺杆菌感染有关

    D. 维生素 B_{12} 吸收障碍

    E. 血清胃壁细胞抗体阳性

2. 诊断慢性浅表性胃炎时,下列有意义的是

    A. 黏膜层有明显充血水肿,腺体增生　　　B. 腺体破坏或消失

    C. 腺体肠上皮化生　　　　　　　　　　　D. 炎症限于黏膜浅层

    E. 固有层中性粒细胞浸润

3. 消化性溃疡病最多见的部位是

    A. 胃大弯近幽门部　　　　　　　　　　　B. 十二指肠球部

    C. 胃小弯近幽门部　　　　　　　　　　　D. 胃与十二指肠球部

    E. 胃体及胃底部

4. 关于十二指肠溃疡病变,下列**错误**的是

    A. 球部后壁亦常见　　　B. 大而深　　　　　　C. 多为圆形

    D. 球部前壁多见　　　　E. 溃疡一般只有一个

5. 关于溃疡底部的组织学结构,下列**不正确**的是

    A. 渗出层　　　　　　　B. 坏死层　　　　　　C. 肉芽肿层

    D. 瘢痕层　　　　　　　E. 肉芽组织层

6. 某男,36 岁,汽车司机。常感胃不适,时而疼痛,诊断为胃溃疡。其不加重视,一日暴亡,尸检时发现腹腔有大量积血。则死因可能是

    A. 腹水　　　　　　　　　　　　　　　　B. 肝动脉硬化

    C. 肾出血　　　　　　　　　　　　　　　D. 胃溃疡造成的大出血

    E. 以上各项都不可能

7. 胃溃疡的常见并发症中**不包括**

A. 恶变   B. 出血   C. 幽门狭窄

D. 穿孔   E. 幽门梗阻

8. 胃溃疡病的肉眼病变特点,应**除外**

  A. 溃疡通常只有一个   B. 圆形或椭圆形

  C. 直径一般大于 2.5cm   D. 深达肌层或浆膜层

  E. 溃疡边缘整齐,底部干净光滑

9. 下列哪一种疾病属于癌前病变

  A. 慢性浅表性胃炎   B. 慢性萎缩性胃炎   C. 慢性肥厚性胃炎

  D. 十二指肠溃疡病   E. 胃应激性溃疡

10. 下列哪一种细菌与慢性胃炎的发病有关

  A. 黄曲霉   B. 幽门螺杆菌   C. 大肠埃希氏菌

  D. 链球菌   E. 葡萄球菌

11. 病人,男性,24 岁。劳累后上腹痛 2 周,空腹及夜间疼痛明显,黑便 3d,查体:上腹压痛,无反跳痛,未触及肿块,大便隐血(+),此病人最可能的诊断是

  A. 十二指肠溃疡病   B. 胃癌   C. 急性胃炎

  D. 急性胆囊炎   E. 急性胰腺炎

12. 下列**不是**溃疡型胃癌特点的是

  A. 形状不整齐火山口状   B. 直径常 >2cm   C. 较深

  D. 边缘隆起   E. 周围黏膜皱襞中断

13. 病毒性肝炎的基本病变中,肝细胞最常见的变性是

  A. 细胞水肿   B. 嗜酸性变   C. 胆色素沉积

  D. 脂肪变性   E. 玻璃样变性

14. 下列哪项是急性重症肝炎的相对特征性病变

  A. 肝细胞变性广泛   B. 肝细胞结节状再生

  C. 肝细胞大片状坏死   D. 肝细胞碎片状坏死

  E. 肝细胞点状坏死

15. 急性普通型肝炎主要的病理变化是

  A. 肝细胞广泛变性,点状坏死

  B. 肝细胞广泛变性,碎片状坏死和桥接坏死

  C. 肝细胞广泛变性,碎片状坏死

  D. 肝细胞广泛变性,桥接坏死

  E. 肝细胞点状坏死和桥接坏死

16. 既有肝细胞的大片坏死,又有肝细胞的结节状再生是下列哪型肝炎

  A. 急性普通型肝炎   B. 轻度慢性肝炎

  C. 中度慢性肝炎   D. 急性重型肝炎

  E. 亚急性重型肝炎

17. 各型肝炎关于肝细胞坏死程度的描述中,哪项是**错误**的

  A. 急性普通型肝炎——点状坏死

  B. 中度慢性肝炎——碎片状坏死及桥接坏死

  C. 急性重型肝炎——大片坏死

D. 亚急性重型肝炎——碎片状坏死

E. 重度慢性肝炎——重度碎片状坏死及桥接坏死

18. 肝细胞质内出现透明小体见于

A. 重度慢性肝炎 B. 门脉性肝硬化 C. 胆汁性肝硬化

D. 酒精性肝炎 E. 脂肪肝

19. 我国门脉性肝硬化的原因主要是

A. 营养缺乏 B. 病毒性肝炎 C. 慢性酒精中毒

D. 胆道阻塞 E. 四氯化碳中毒

20. 一名病人起病急,病情进展迅速,肝体积显著缩小,色黄,质地柔软,镜下肝细胞广泛大片坏死,有多量单核细胞浸润,应诊断为

A. 急性普通型肝炎 B. 轻度慢性肝炎 C. 中度慢性肝炎

D. 重度慢性肝炎 E. 急性重型肝炎

21. 最易发展成肝硬化的肝炎类型是

A. 急性甲型肝炎 B. 急性乙型肝炎 C. 轻度慢性肝炎

D. 重度慢性肝炎 E. 急性重型肝炎

22. 下列属于门脉性肝硬化病变特点的是

A. 假小叶大小不等 B. 假小叶大小相仿

C. 炎细胞浸润明显 D. 纤维间隔较宽

E. 肝内散在多个大结节

23. 肝硬化最常见的并发症是

A. 上消化道大出血 B. 自发性腹膜炎

C. 肝性脑病 D. 原发性肝癌

E. 肝肾综合征

24. 男性,49岁,20年前曾患乙肝,近几年面部、胸部等常出现蜘蛛状血管痣。1个月前发现黄疸,肝脏明显肿大,表面高低不平,质较硬,X线摄片发现肺内多个球形阴影,AFP阳性,最可能的诊断是

A. 坏死后性肝硬化

B. 肝硬化,合并肺癌

C. 肝炎后性肝硬化,合并肝癌及肺转移癌

D. 胆汁性肝硬化,合并肝癌及肺转移癌

E. 肺癌合并肝癌

25. 肝硬化时蜘蛛状血管痣发生的主要原因是

A. 门脉压增高,侧支循环形成 B. 肝功能不全,凝血机制障碍

C. 低蛋白血症 D. 血管内压增高

E. 雌激素增多

26. 下列**不是**肝功能不全临床表现的是

A. 出血倾向 B. 黄疸

C. 蜘蛛状血管痣 D. 血小板减少

E. 肝性脑病

27. 诊断门脉性肝硬化时,下列最具有诊断价值的是

A. 脾大

B. 肝掌及蜘蛛状血管痣

C. 白蛋白／球蛋白比例倒置

D. 肝穿刺活体组织检查,镜下见有假小叶形成

E. 腹腔积液

28. 下列**不属于**门脉高压症表现的是

   A. 胃肠淤血、水肿　　　　B. 肝大　　　　　　　　C. 脾大

   D. 食管静脉曲张　　　　　E. 腹腔积液

29. 肝硬化的特征病变是

   A. 肝细胞增生　　　　　　B. 小胆管增生　　　　　C. 纤维组织增生

   D. 肝细胞坏死　　　　　　E. 假小叶形成

30. 男,58 岁。进食后发噎,胸骨后疼痛,进行性加重,体检无阳性所见,确诊的方法是

   A. CT　　　　　　　　　　B. 开胸探查　　　　　　C. 食管镜检 + 活检

   D. 食管造影　　　　　　　E. 胸部 X 线检查

31. 有关假小叶的描述中,**不正确**的是

   A. 肝细胞索排列紊乱　　　　　　　B. 肝细胞体积大小不等

   C. 中央静脉偏位或缺如　　　　　　D. 肝细胞异型性显著

   E. 可见汇管区

32. 有关食管癌的描述,**错误**的是

   A. 食管上段最常见　　　　　　　　B. 鳞状细胞癌多见

   C. 可见原位癌　　　　　　　　　　D. 亚硝胺与食管癌发生有关

   E. 主要沿淋巴道转移

33. 关于早期食管癌,**错误**的是

   A. 临床上尚无明显症状　　　　　　B. 组织类型几乎均为鳞癌

   C. 及时手术,预后好　　　　　　　D. 多为原位癌或黏膜内癌

   E. 可有淋巴转移

34. 胃癌好发部位

   A. 胃大弯　　　　　　　　B. 胃小弯　　　　　　　C. 贲门

   D. 幽门　　　　　　　　　E. 胃底

35. 下列是胃癌癌前病变的是

   A. 慢性浅表性胃炎　　　　　　　　B. 假幽门腺化生

   C. 肥厚性胃炎　　　　　　　　　　D. 胃黏膜上皮不典型增生

   E. 腐蚀性胃炎

36. 以下胃癌类型中恶性度最高的是

   A. 乳头状腺癌　　　　　　B. 低分化腺癌　　　　　C. 管状腺癌

   D. 未分化癌　　　　　　　E. 腺鳞癌

37. "革囊胃"是指

   A. 胃溃疡广泛,瘢痕形成

   B. 胃癌细胞在胃壁内弥漫浸润,胃壁增厚,变硬

   C. 胃黏液腺癌

D. 范围较大的溃疡型胃癌

E. 胃癌伴扩张

38. 胃癌的最主要转移途径是

A. 血道转移　　　　　　B. 直接蔓延　　　　　　C. 淋巴道转移

D. 消化道内转移　　　　E. 腹腔种植

39. 进展期胃癌最常见的肉眼类型为

A. 革囊胃　　　　　　　B. 胶样癌　　　　　　　C. 息肉型

D. 溃疡型　　　　　　　E. 浸润型

40. 与肝细胞癌的发生关系**不密切**的是

A. 亚硝胺　　　　　　　B. 黄曲霉毒素　　　　　C. 乙型肝炎病毒

D. 甲型肝炎病毒　　　　E. 血吸虫

41. 下列检查对原发性肝癌诊断有意义的是

A. 甲胎蛋白（AFP）阳性　　　　　　B. 血清酸性磷酸酶活性增加

C. 癌胚抗原（CEA）高度阳性　　　　D. 谷丙转氨酶活性升高

E. 胆红素增高

42. 原发性肝癌是指

A. 肝细胞发生的癌　　　　　　　　　B. 肝细胞和胆管上皮发生的癌

C. 肝细胞和肝内胆管上皮发生的癌　　D. 来自 Kupffer 细胞的恶性肿瘤

E. 胆管上皮发生的癌

43. 原发性肝癌最常见的组织学类型

A. 未分化癌　　　　　　　　　　　　B. 胆管上皮癌

C. 肝细胞癌　　　　　　　　　　　　D. 类癌

E. 混合性肝癌

44. 大肠癌的好发部位是

A. 直肠和乙状结肠　　　　　　　　　B. 横结肠

C. 盲肠　　　　　　　　　　　　　　D. 升结肠

E. 降结肠

45. 下列疾病中与大肠癌关系密切的是

A. 家族性腺瘤性结肠息肉病　　　　　B. 细菌性痢疾

C. 结肠增生性息肉　　　　　　　　　D. 伤寒

E. 溃疡性结肠炎

（二）名词解释

1. 消化性溃疡　2. 桥接坏死　3. 肝硬化　4. 假小叶　5. 酒精性肝病　6. 早期胃癌　7. 原发性肝癌　8. 点状坏死　9. 胃黏膜肠上皮化生　10. 革囊胃

（三）简答题

1. 简述胃溃疡的病理变化（肉眼观和镜下观）及并发症。

2. 按照坏死的范围和程度不同,举例说明病毒性肝炎时肝细胞的坏死类型。

3. 简述病毒性肝炎的基本病变。

4. 何谓假小叶？其结构特点如何？

5. 试述门脉性肝硬化的肉眼及镜下病变。

6. 试述门脉性肝硬化时引起门脉高压症的原因及其临床表现。

7. 联系病理变化解释肝硬化晚期腹水形成的机制。

8. 简述门脉性肝硬化时主要的侧支循环及并发症。

9. 简述急性普通性肝炎的病理变化、临床病理联系。

10. 试比较良、恶性胃溃疡的肉眼形态。

11. 从形态所见分析，为什么重度慢性肝炎和亚急性重型肝炎易发展为肝硬化？

12. 简述胃癌的扩散途径及常见的组织学类型。

四、参考答案

（一）单选题（A1 型题）

1. C　2. D　3. B　4. B　5. C　6. D　7. A　8. C　9. B　10. B　11. A　12. C
13. A　14. C　15. A　16. E　17. D　18. D　19. B　20. E　21. D　22. B　23. A　24. C
25. E　26. D　27. D　28. B　29. E　30. C　31. D　32. A　33. E　34. B　35. D　36. D
37. B　38. C　39. D　40. D　41. A　42. C　43. C　44. A　45. A

（二）名词解释

1. 消化性溃疡是以胃或十二指肠黏膜形成慢性炎性缺损为特征的一种常见病。

2. 桥接坏死指连接中央静脉与汇管区之间、两个汇管区之间或两个中央静脉之间的条带状坏死。

3. 肝硬化是指多种原因引起的肝细胞弥漫性变性、坏死，纤维组织增生和肝细胞结节状再生，三种病变反复交替进行，使肝小叶结构破坏，肝内血液循环被改建，最后形成假小叶，导致肝脏变形、变硬。

4. 假小叶是指由广泛增生的纤维组织分割包绕肝小叶或再生的肝细胞结节而形成的大小不等、圆形或椭圆形的肝细胞团。

5. 酒精性肝病是因酒精及其毒性代谢产物所引起的肝脏疾病。

6. 早期胃癌是指癌组织局限于黏膜层及黏膜下层，未达肌层。

7. 原发性肝癌是由肝细胞或肝内胆管上皮细胞发生的恶性肿瘤。

8. 点状坏死是指肝小叶内散在的单个或几个肝细胞的坏死。

9. 胃黏膜肠上皮化生是指胃黏膜上皮中出现杯状细胞、潘氏（Paneth）细胞和肠吸收细胞，形态结构与小肠黏膜相似。

10. 浸润型胃癌的癌组织向胃壁弥漫性浸润使胃壁增厚，质硬，胃腔缩小，黏膜皱襞消失，犹如皮革制成之囊袋样，称为革囊胃。

（三）简答题

1. 简述胃溃疡的病理变化（肉眼观和镜下观）及并发症。

（1）肉眼观：胃溃疡多发生在胃小弯，愈近幽门愈多见，尤其是胃窦部；溃疡通常只有一个，少数可达：2 个或 3 个溃疡呈圆形或椭圆形；直径多在 2cm 以内，少数可大于 2cm；溃疡边缘整齐，底部平坦；溃疡深达肌层甚至浆膜层；溃疡周围的黏膜皱襞呈放射状向溃疡集中；切面有时呈漏斗状。

（2）镜下观：溃疡底由内向外大致分四层：渗出层、坏死层、肉芽组织层、瘢痕层。瘢痕组织内的小动脉呈增生性动脉内膜炎，使管壁增厚、管腔狭窄或有血栓形成。溃疡底部神经纤维损伤断裂后可呈球状增生（创伤性神经瘤）。

并发症包括出血、穿孔、幽门狭窄或梗阻。

2. 按照坏死的范围和程度不同,举例说明病毒性肝炎时肝细胞的坏死类型。

按坏死的范围和程度不同,病毒性肝炎时肝细胞的坏死类型可分为:①点状坏死,指肝小叶内散在的单个或几个肝细胞的坏死,见于急性(普通型)肝炎;②碎片状坏死,指起始于肝小叶周边界板的肝细胞灶性坏死和崩解,见于中度及重度慢性肝炎;③桥接坏死,指连接中央静脉与汇管区之间、两个汇管区之间或两个中央静脉之间的条带状坏死,见于重度慢性肝炎;④大片坏死,指几乎累及整个肝小叶的大范围坏死,见于重型肝炎。

3. 简述病毒性肝炎的基本病变。

各型病毒性肝炎均属于变质性炎症,以肝细胞变性、坏死为主,伴有不同程度的炎细胞浸润、肝细胞再生和纤维组织增生。①肝细胞变性坏死:变性表现为肝细胞胞质疏松化和气球样变、嗜酸性变;坏死表现为溶解性坏死和嗜酸性小体。②炎细胞浸润:在肝小叶内或汇管区常有淋巴细胞和单核细胞浸润。③增生:主要包括肝细胞再生、间质反应性增生和小胆管增生。

4. 何谓假小叶? 其结构特点如何?

假小叶是指由广泛增生的纤维组织分割包绕肝小叶或再生的肝细胞结节而形成的大小不等、圆形或椭圆形的肝细胞团。假小叶具有以下特点:①肝细胞排列紊乱,既有变性、坏死的肝细胞,还有再生肝细胞;②中央静脉偏位、缺如或有两个以上;③有时可见汇管区也被包在假小叶内。

5. 试述门脉性肝硬化的肉眼及镜下病变。

肉眼病变:门脉性肝硬化早期,肝脏体积和重量正常或略增大,质地正常或稍硬。后期肝体积明显缩小,重量减轻至1 000g以下,硬度增加。表面呈结节状,结节大小相仿,直径多在0.1~0.5cm之间,一般不超过1cm,弥漫分布。切面布满圆形或类圆形岛屿状结构,其大小与表面结节一致,结节间被灰白色纤维组织包绕,形成窄而均匀的纤维间隔。

镜下病变:肝小叶正常结构被破坏,形成假小叶。假小叶大小基本一致,包绕假小叶的纤维间隔比较窄而且较一致,内有少量淋巴细胞和单核细胞浸润,并伴有小胆管和无管腔的假胆管增生。

6. 试述门脉性肝硬化时引起门脉高压症的原因及其临床表现。

门脉性肝硬化时,病人门静脉压力升高至2.49kPa(25.5cmH$_2$O)以上,其发生机制有:①小叶中央静脉及肝窦周围纤维组织增生,造成窦性阻塞,使门静脉循环受阻;②假小叶压迫小叶下静脉,使肝窦内血液流出受阻,即窦后性阻塞,进而妨碍门静脉血液回流;③肝动脉与门静脉的小分支在汇入肝窦前形成异常吻合,压力高的肝动脉血流入门静脉,使门静脉压力升高。

门静脉高压,使其所属器官的静脉血液回流受阻,可出现以下临床表现:脾大、胃肠道淤血和水肿、腹水、侧支循环形成。

7. 联系病理变化解释肝硬化晚期腹水形成的机制。

肝硬化晚期腹水形成的机制为:①门静脉压升高,使门静脉系统淤血,肠及肠系膜毛细血管压升高,管壁通透性增加,液体漏入腹腔;②肝细胞变性、坏死,合成白蛋白的功能降低,出现低蛋白血症,致使血浆胶体渗透压下降;③窦性或窦后性阻塞,使肝窦内压升高,液体漏出,未能及时被淋巴管吸收的部分经肝被膜漏入腹腔;④肝脏对醛固酮和抗利尿激素的灭活功能减退,使其在血中水平升高,导致钠水潴留。当腹水形成后,由于有效循环血量减少,进一步促进肾素－血管紧张素－醛固酮分泌增加。

8. 简述门脉性肝硬化时主要的侧支循环及并发症。

门静脉压升高后,门静脉和腔静脉吻合支开放,形成侧支循环,使部分门静脉血经侧支循环绕过肝脏直接回右心。主要的侧支循环及并发症有:①食管下段静脉丛曲张,门静脉血经胃冠状静脉、食管下段静脉丛、奇静脉入上腔静脉而回右心。曲张的食管下段静脉在腹压升高或粗糙食物磨损时,极易破裂,引起致命性上消化道大出血。食管下段静脉丛曲张是肝硬化病人常见的死因之一。②直肠静脉丛曲张,门静脉血经肠系膜下静脉、直肠静脉丛、髂内静脉流入下腔静脉回右心,引起直肠静脉丛曲张,形成痔,破裂可出现便血。③脐周静脉丛曲张,门静脉血经副脐静脉、脐周静脉网,分别流向上、下腔静脉,引起脐周静脉曲张,形成"海蛇头"现象。

9. 简述急性普通性肝炎的病理变化、临床病理联系。

急性肝炎时肝脏肿大,质地较软,表面光滑。镜下见,肝小叶结构完好,肝细胞广泛变性,主要为胞质疏松化和气球样变,肝窦受压变窄,肝细胞内有淤胆现象;肝细胞坏死轻微,可见散在点状坏死和嗜酸性小体;坏死区与汇管区可见轻度炎细胞浸润。黄疸型坏死稍重,毛细胆管内常有淤胆和胆栓形成。

急性肝炎临床表现:①肝大、肝区疼痛。由于肝细胞广泛变性肿胀,使肝脏体积增大,包膜紧张,牵拉神经末梢,引起肝区疼痛。②血谷丙转氨酶升高。肝细胞变质,细胞内酶释放入血,故病人血清谷丙转氨酶(SGPT)升高,肝功能异常。③肝细胞性黄疸。病变较重者,胆红素代谢障碍,可出现肝细胞性黄疸。④食欲缺乏、厌油腻等症状。由于胆汁形成障碍,病人出现食欲缺乏、厌油腻等症状。

10. 试比较良、恶性胃溃疡的肉眼形态。

胃溃疡与溃疡型胃癌的肉眼形态鉴别

	胃溃疡	溃疡型胃癌
外形	圆形或椭圆形	不整形,皿状或火山口状
大小	直径一般 <2cm	直径一般 >2cm
深度	较深	较浅
边缘	整齐,不隆起	不整齐,隆起
底部	较平坦	凹凸不平,有出血坏死
周围黏膜	皱襞向溃疡集中	黏膜皱襞中断,呈结节状肥厚

11. 从形态所见分析,为什么重度慢性肝炎和亚急性重型肝炎易发展为肝硬化?

因为肝硬化的基本病变为肝细胞弥漫性变性、坏死,纤维组织增生和肝细胞结节状再生,这三种病变反复交替进行,使肝小叶结构破坏,肝内血液循环被改建,最后形成假小叶,导致肝脏变形、变硬,就是说只要有以上三种基本病变即容易导致肝硬化,而重度慢性肝炎和亚急性重型肝炎后期均具备这三种病变,所以易发展为肝硬化。

12. 简述胃癌的扩散途径及常见的组织学类型。

①直接蔓延,癌组织可穿透胃壁,直接扩散至邻近器官和组织,如肝、胰腺及大网膜等。②淋巴道转移,是胃癌的主要转移途径。首先转移到胃冠状静脉旁及幽门下的局部淋巴结,进而可转移到腹主动脉旁、肝门、胰头上方及肠系膜根部等处的淋巴结。晚期经胸导管转移至左锁骨上淋巴结。③血道转移,晚期癌组织常经门静脉转移至肝、肺、骨及脑等器官。④种植转

移,癌组织浸润至浆膜面时,癌细胞脱落种植于腹壁及盆腔器官表面,形成转移瘤。

WHO 将胃癌的组织学类型分为:①乳头状腺癌,癌组织形成乳头状突起。②管状腺癌,癌细胞呈柱状,排列成大小不等的腺管状结构。③黏液腺癌,癌细胞分泌大量的黏液到细胞外,形成"黏液湖",癌细胞漂浮在其中。④印戒细胞癌,癌细胞胞质中含多量黏液,将核挤向一侧,状似印戒。⑤未分化癌,癌细胞小且大小一致,弥漫成片。

(柴 菲)

第十七章　肝　性　脑　病

一、内容要点

1. **肝性脑病的概念与分期**　肝性脑病是在排除其他已知脑疾病的前提下,继发于肝功能障碍的一系列严重的神经精神综合征,可表现为人格改变、行为异常、扑翼样震颤到出现意识障碍、昏迷和死亡。常分为前驱期、昏迷前期、昏睡期、昏迷期四期。

2. **肝性脑病的分型与病因**　A 型为急性肝衰竭相关肝性脑病,常由急性重症型病毒性肝炎、急性中毒性肝病、急性药物性肝病所致;B 型为无内在肝病的门体旁路相关性肝性脑病,纯粹由门 – 体静脉分流术引起;C 型为肝硬化伴门脉高压或门体分流相关的肝性脑病,常继发于各种慢性肝病,如肝炎后肝硬化、血吸虫性肝硬化、酒精性肝硬化、营养不良性肝硬化、慢性药物性肝病、原发性肝癌、肝豆状核变性等,可分为间歇型、持续型、轻微型三个亚型。

3. **肝性脑病的发病机制**　主要包括氨中毒、假性神经递质、血浆支链氨基酸与芳香族氨基酸比例失衡、γ– 氨基丁酸或其他神经毒质引起脑组织的功能代谢障碍。氨中毒学说是目前解释肝性脑病发病机制的中心环节。

4. **肝性脑病的诱因**　①氨负荷增加是诱发肝性脑病最常见的原因,如上消化道出血、过量蛋白饮食、输血等外源性氨负荷增加与感染、碱中毒、氮质血症、尿毒症、便秘等内源性氮负荷过重;②脑内能量代谢障碍、严重肝病、饮酒等导致血 – 脑屏障通透性增加,神经毒质进入脑内引起中毒;③止痛、麻醉剂、镇静药、氯化铵等药物使脑的敏感性增高,感染、缺氧、电解质紊乱等也可增强脑对毒性物质的敏感性,易诱发肝性脑病。

5. **肝性脑病的防治原则**　积极治疗原发病,减少氨负荷,严格控制蛋白质的摄入量,避免进食粗糙质硬的食物,灌肠或导泻清除肠内积食等预防诱因;还可口服乳果糖、新霉素、卡那霉素、纠正水电解质和酸碱平衡紊乱等方式降低血氨。

二、重点难点解析

本章的重点是理解肝性脑病的基本概念及发生机制,其机制的中心环节是氨中毒学说。

肝性脑病的发病机制:主要包括氨中毒、假性神经递质、血浆支链氨基酸与芳香族氨基酸比例失衡、γ– 氨基丁酸或其他神经毒质引起脑组织的功能代谢障碍。

氨中毒学说是目前解释肝性脑病发病机制的中心环节。肠道产氨增多、尿素分解产氨、肌肉收缩产氨、肠道吸收氨增多均引起氨的来源增加,而肝功能障碍和门体侧支循环建立使氨的清除不足最终导致血氨升高。氨对脑的毒性作用表现在:①氨使脑内神经递质发生改变,干扰脑内兴奋性递质谷氨酸的浓度及谷氨酸能神经传递,中枢兴奋性递质乙酰胆碱生成减少,抑制

性递质如 γ– 氨基丁酸、谷氨酰胺增加,使抑制性神经元活动增强;②干扰脑细胞的能量代谢;③干扰神经细胞膜的离子转运。

假性神经递质苯乙醇胺和羟苯乙醇胺,取代了正常递质去甲肾上腺素和多巴胺,被神经元摄取贮存在突触小泡中,其被释放后,生理效应极弱,阻断了正常神经冲动传递功能,致使脑干网状结构上行激动系统唤醒功能失常,大脑功能被抑制,出现意识障碍甚至昏迷。

其他芳香族氨基酸增多而支链氨基酸减少、γ– 氨基丁酸入脑增多等机制是对氨中毒机制的补充。

三、习题

(一)单选题(A1 型题)

1. 急性肝性脑病多由哪种疾病引起
   - A. 肝癌晚期
   - B. 门脉性肝硬化
   - C. 重型病毒性肝炎
   - D. 肝内胆管结石
   - E. 门 – 体分流术后

2. 血氨最主要的来源是
   - A. 肠道
   - B. 肾脏
   - C. 肌肉
   - D. 脑
   - E. 肝

3. 胃肠道内妨碍氨吸收的主要因素是
   - A. 血液尿素浓度下降
   - B. 肠道细菌受抑制
   - C. 肠内 pH 小于 5
   - D. 胆汁分泌减少
   - E. 蛋白质摄入减少

4. 严重肝脏疾病时氨清除不足的主要原因是
   - A. 谷氨酰胺合成障碍
   - B. 尿素合成障碍
   - C. 谷氨酸合成障碍
   - D. 丙氨酸合成障碍
   - E. ATP 合成障碍

5. 血氨升高引起肝性脑病的主要机制是
   - A. 影响大脑皮质的兴奋传导过程
   - B. 使乙酰胆碱产生过多
   - C. 干扰大脑能量代谢
   - D. 使脑干网状结构不能正常活动
   - E. 使去甲肾上腺素作用减弱

6. 氨中毒病人脑内能量产生减少的主要机制是
   - A. 酵解过程障碍
   - B. 三羧酸循环减慢
   - C. 磷酸肌酸分解障碍
   - D. 脂肪氧化障碍
   - E. 酮体利用障碍

7. 氨对脑能量代谢的影响中,可使 NADH 消耗增多的是
   - A. 糖酵解增强
   - B. 丙酮酸氧化脱羧
   - C. 谷氨酸与氨结合形成谷氨酰胺
   - D. 乙酰辅酶 A 与胆碱结合形成乙酰胆碱
   - E. 氨与 α– 酮戊二酸结合形成谷氨酸

8. 氨对神经细胞膜离子转运的影响是
   - A. 细胞内 K^+ 增多
   - B. 细胞内 K^+ 减少
   - C. 细胞外 Na^+ 增多
   - D. 细胞内 Ca^{2+} 增多

E. 细胞外 Ca^{2+} 减少

9. 肝性脑病的假性神经递质是指

    A. 苯乙胺和酪胺   B. 苯乙胺和苯乙醇胺

    C. 酪胺和羟苯乙醇胺   D. 多巴胺和苯乙醇胺

    E. 苯乙醇胺和羟苯乙醇胺

10. 假性神经递质的作用部位在

    A. 大脑皮质   B. 小脑   C. 丘脑

    D. 间脑   E. 脑干网状结构

11. 假性神经递质的毒性作用是

    A. 对抗乙酰胆碱   B. 干扰去甲肾上腺素和多巴胺的功能

    C. 阻碍三羧酸循环   D. 抑制糖酵解

    E. 引起碱中毒

12. 肝性脑病出现扑翼样震颤的机制是

    A. 氨对脑的毒性作用   B. γ- 氨基丁酸的抑制作用

    C. 谷氨酸的减少   D. 乙酰胆碱的减少

    E. 假性神经递质取代多巴胺

13. 上消化道出血诱发肝性脑病的主要机制是

    A. 引起失血性休克   B. 血浆蛋白在肠道细菌作用下产生氨

    C. 脑组织缺血缺氧   D. 血液苯乙胺和酪胺增加

    E. 破坏血 - 脑屏障

14. 肝性脑病病人应用肠道抗生素的目的是

    A. 防止胃肠道感染   B. 预防肝胆系统感染

    C. 抑制肠道对氨的吸收   D. 防止腹水感染

    E. 抑制肠道细菌,减少氨产生和吸收

15. 治疗肝性脑病的措施中**不妥**的是

    A. 静脉点滴谷氨酸钠   B. 给予足量碱性药物纠正酸中毒

    C. 补充葡萄糖   D. 补充钾盐纠正低钾血症

    E. 给予左旋多巴

（二）名词解释

1. 肝性脑病   2. 氨中毒学说   3. 假性神经递质

（三）简答题

1. 简述肝性脑病的诱因。

2. 简述血氨升高对大脑的功能有哪些影响。

（四）病例分析

病人,男,32 岁。有慢性乙型肝炎病史 20 年,半年前被诊断为晚期肝硬化。今以大量黑便 1d、浅昏迷入院,查体:病人面色苍白,神志模糊,血压 60/90mmHg,呼吸 23 次/min,肝功能明显异常。

1. 请作出初步诊断。

2. 本病例的诱因是什么?

3. 该疾病的发生机制有哪些?

四、参考答案

（一）单选题（A1 型题）

1. C　2. A　3. C　4. B　5. C　6. B　7. E　8. B　9. E　10. E　11. B　12. E　13. B　14. E　15. B

（二）名词解释

1. 肝性脑病是指肝功能衰竭所致的神经精神综合征。

2. 氨中毒学说指当肝脏功能严重受损时，尿素合成发生障碍，血氨水平升高，升高的血氨通过血 – 脑屏障进入脑组织引起脑功能障碍。

3. 假性神经递质指肝性脑病病人脑内产生的生物胺，如苯乙醇胺和羟苯乙醇胺，它们的化学结构和真性神经递质去甲肾上腺素和多巴胺极为相似，但其生物学作用极低，故称为假性神经递质。

（三）简答题

1. 简述肝性脑病的诱因。

氮负荷增加是诱发肝性脑病最常见的原因，如上消化道出血、过量蛋白饮食、输血等外源性氮负荷增加，感染、碱中毒、氮质血症、尿毒症、便秘等内源性氮负荷过重。

脑内能量代谢障碍、严重肝病、饮酒等血 – 脑屏障通透性增加，神经毒质已进入脑内引起中毒。

止痛、麻醉剂、镇静药、氯化铵等药物使脑敏感性增高，感染、缺氧、电解质紊乱等也可增强脑对毒性物质的敏感性，易诱发肝性脑病。

2. 简述血氨升高对大脑的功能有哪些影响。

（1）氨使脑内神经递质发生改变：①干扰脑内兴奋性递质谷氨酸的浓度及谷氨酸能神经传递。氨使脑内谷氨酸生成增多，脑内氨增加，一方面抑制丙酮酸脱氢酶系和 α– 酮戊二酸脱氢酶的活性，使三羧酸循环受抑制，另一方面使谷氨酸与氨结合生成谷氨酰胺增多，两者均使脑内兴奋性递质谷氨酸减少，神经传递障碍；②使丙酮酸氧化脱羧障碍，乙酰辅酶 A 生成减少，中枢兴奋性递质乙酰胆碱生成减少；③使抑制性递质如 γ– 氨基丁酸、谷氨酰胺增加，导致抑制性神经元活动增强。

（2）干扰脑细胞的能量代谢：氨入脑增多可干扰葡萄糖的生物氧化过程，影响能量代谢，使 ATP 生成减少，消耗过多，包括：①氨与三羧酸循环中的 α– 酮戊二酸结合生成谷氨酸，消耗大量 α– 酮戊二酸，导致三羧酸循环速度减慢，ATP 生成减少；②消耗了大量还原型辅酶Ⅰ（NADH）而妨碍了呼吸链的递氢过程，使 ATP 生成不足；③氨抑制丙酮酸脱氢酶系及 α– 酮戊二酸脱氢酶系的活性，影响三羧酸循环过程，使谷氨酸和 ATP 均生成减少；④氨与谷氨酸结合生成谷氨酰胺增多，ATP 大量消耗；使 ATP 严重不足。

（3）干扰神经细胞膜的离子转运：血氨升高可干扰神经细胞膜 Na^+–K^+–ATP 酶的活性，影响细胞内外 Na^+、K^+ 的分布，氨可与 K^+ 竞争进入细胞内造成细胞内缺钾，神经细胞膜内外 Na^+、K^+ 的异常分布直接影响膜电位。

（四）病例分析

1. 初步诊断为晚期肝硬化伴肝性脑病。

2. 该疾病的诱因是上消化道大出血使血氨来源增加。

3. 引起该疾病的主要机制是氨中毒，因上消化道大出血后，血液在肠道被分解，产氨增多,使氨的来源增加,晚期肝硬化病人因门体侧支循环形成,使血液中的氨绕行肝脏导致尿素生成减少,氨的清除不足最终导致血氨升高。由于血氨升高,对脑的毒性作用包括:①氨使脑内神经递质发生改变,干扰脑内兴奋性递质谷氨酸的浓度及谷氨酸能神经传递,中枢兴奋性递质乙酰胆碱生成减少,抑制性递质如 γ- 氨基丁酸、谷氨酰胺增加,使抑制性神经元活动增强;②干扰脑细胞的能量代谢;③干扰神经细胞膜的离子转运。最终发生肝性脑病。

（柴 菲）

第十八章 泌尿系统疾病

一、内容要点

（一）泌尿系统疾病概述

泌尿系统包括肾、输尿管、膀胱和尿道。其中以肾脏的结构和功能最为复杂,疾病的种类也较多,而且对机体的影响也极为严重,所以肾脏疾病是泌尿系统疾病的重点。肾脏疾病又以肾小球疾病的病变表现最为复杂,故肾小球疾病是本章的重中之重。

（二）肾小球肾炎主要的病理类型

1. 急性弥漫性增生性肾小球肾炎的病变特点是肾小球毛细血管内皮细胞和系膜细胞肿胀、增生,临床以急性肾炎综合征(少尿、无尿、血尿、蛋白尿、水肿、高血压)为主要表现。

2. 快速进行性肾小球肾炎主要病变特点是肾球囊壁层上皮细胞增生形成新月体,临床以急进性肾炎综合征(血尿、蛋白尿、少尿、无尿及氮质血症)为主要表现。

3. 慢性肾小球肾炎主要病变特点是大量肾小球纤维化、玻璃样变性,故临床有慢性肾炎综合征之称。

（三）肾盂肾炎

肾盂肾炎是由细菌感染引起的肾盂和肾间质的化脓性炎症,或伴有脓肿的形成。感染途径有上行性感染和血源性感染,临床主要表现为发热、腰痛、膀胱刺激征、脓尿、菌尿、蛋白尿、管型尿和血尿,晚期可出现多尿、夜尿、低比重尿、高血压和慢性肾功能不全。

（四）泌尿系统常见恶性肿瘤

肾细胞癌是来源于肾小管上皮细胞的恶性肿瘤,临床主要表现有血尿、腰痛和肾区肿块。膀胱癌以移行细胞癌最常见,临床主要表现为血尿、膀胱刺激征、肾盂积水和肾盂积脓。

二、习题

（一）单选题（A1 型题）

1. 肾小球肾炎属于
   - A. 变态反应性炎症
   - B. 化脓性炎症
   - C. 变质性炎症
   - D. 出血性炎症
   - E. 纤维素性炎症

2. 急性链球菌感染后引起的肾小球肾炎属于
   - A. 新月体性肾小球肾炎
   - B. 膜性肾小球肾炎
   - C. 急性弥漫性增生性肾小球肾炎
   - D. 轻微病变性肾小球肾炎
   - E. 膜性增生性肾小球肾炎

3. 下述**不属于**继发性肾小球肾炎的是

A. 糖尿病引起的肾损害 　　　　　　　B. 肾病综合征

C. 高血压引起的肾损害 　　　　　　　D. 肾血管硬化

E. 过敏性紫癜引起的肾损害

4. 肾小球肾炎的发病机制是

　　A. 抗原沉积 　　　　　　　　　　　　B. 病原微生物直接感染

　　C. 激素分泌紊乱引起 　　　　　　　　D. 肾间质炎症累及肾小球

　　E. 抗原抗体反应引起

5. **不属于**肾小球肾炎原位免疫复合物沉积的是

　　A. 抗肾小球基底膜抗体沉积 　　　　　B. 循环免疫复合物沉积

　　C. 植入性抗原 　　　　　　　　　　　D. Heymann 肾炎

　　E. 肾小球其他抗原

6. 肾小球肾炎中显示免疫荧光阳性的物质是

　　A. 血浆蛋白质 　　　　　B. 细菌和抗体 　　　　　C. 抗原和抗体

　　D. 抗原和补体 　　　　　E. 免疫球蛋白和补体

7. 与急性弥漫性增生性肾小球肾炎发生有关的常见病原菌是

　　A. 病毒 　　　　　　　　B. 葡萄球菌 　　　　　　C. 链球菌

　　D. 大肠埃希氏菌 　　　　E. 肺炎链球菌

8. 急性弥漫性增生性肾小球肾炎的主要病变是

　　A. 毛细血管内皮细胞和系膜细胞增生 　　B. 毛细血管的纤维素样坏死

　　C. 毛细血管内血栓形成 　　　　　　　　D. 毛细血管基底膜增生

　　E. 抗原抗体复合物沉积

9. 急性弥漫性增生性肾小球肾炎中增生的细胞是

　　A. 肾小球内的中性粒细胞 　　　　　　B. 肾小球球囊脏层细胞

　　C. 肾小球球囊壁层细胞 　　　　　　　D. 肾小球周围的成纤维细胞

　　E. 肾小球血管间质细胞及毛细血管内皮细胞

10. 急性弥漫性增生性肾小球肾炎的肉眼特点为

　　A. 大红肾或蚤咬肾 　　　　B. 瘢痕肾 　　　　　　C. 大白肾或蚤咬肾

　　D. 多囊肾 　　　　　　　　E. 颗粒性固缩肾

11. 下列哪项**不是**急性弥漫性增生性肾小球肾炎的尿改变

　　A. 少尿 　　　　　　　　　B. 无尿 　　　　　　　C. 血尿

　　D. 蛋白尿 　　　　　　　　E. 脓尿

12. 急性弥漫性增生性肾小球肾炎的病变性质是

　　A. 急性化脓性炎症 　　　　B. 急性增生性炎症 　　　C. 急性出血性炎症

　　D. 急性浆液性炎症 　　　　E. 急性纤维素性炎症

13. 急性弥漫性增生性肾小球肾炎发生水肿的主要原因是

　　A. 淋巴回流受阻 　　　　　B. 低蛋白血症 　　　　　C. 钠、水潴留

　　D. 毛细血管血压升高 　　　E. 血浆胶体渗透压降低

14. 急性弥漫性增生性肾小球肾炎引起高血压的机制是

　　A. 钠、水潴留引起血容量增多 　　　　B. 血管紧张素分泌增多

　　C. 肾素分泌增多 　　　　　　　　　　D. 动脉血管痉挛

E. 血浆胶体渗透压降低

15. **不是**急性肾炎综合征表现的是

    A. 血尿　　　　　　　　B. 蛋白尿　　　　　　　　C. 高血压

    D. 水肿　　　　　　　　E. 贫血

16. 下述疾病中最有可能引起血尿的是

    A. 膜性肾小球肾炎　　　　B. 慢性肾小球肾炎　　　　C. 糖尿病

    D. 急性肾小球肾炎　　　　E. 高血压肾

17. 快速进行性肾小球肾炎的病变特点是

    A. 肾小球内血管系膜细胞增生　　　　B. 肾小管上皮细胞变性

    C. 肾小球囊壁层上皮细胞增生　　　　D. 肾间质充血水肿

    E. 肾小球基底膜不规则增厚

18. 快速进行性肾小球肾炎增生的细胞是

    A. 肾小囊壁层上皮细胞　　　　B. 肾小球毛细血管内皮细胞

    C. 肾小囊脏层上皮细胞　　　　D. 纤维细胞

    E. 肾小球间质细胞

19. 以新月体形成为主要特征的肾脏疾病是

    A. 急性弥漫性增生性肾小球肾炎　　　　B. 膜性肾小球肾炎

    C. 毛细血管内增生性肾小球肾炎　　　　D. 慢性肾小球肾炎

    E. 快速进行性肾小球肾炎

20. 快速进行性肾小球肾炎预后较差，往往死于

    A. 高血压性脑病　　　　B. 脑出血　　　　　　　　C. 肾功能不全

    D. 尿毒症　　　　　　　E. 急性心力衰竭

21. 膜性肾小球肾炎的镜下主要病变是

    A. 系膜细胞大量增生　　　　B. 系膜基质增生伴淋巴细胞浸润

    C. 肾小囊壁层上皮细胞增生　　　　D. 毛细血管内皮细胞增生

    E. 肾小球毛细血管基底膜弥漫性增厚

22. **不是**膜性肾小球肾炎临床表现的是

    A. 低蛋白血症　　　　　B. 蛋白尿　　　　　　　　C. 高脂血症

    D. 高血压　　　　　　　E. 水肿

23. 膜性肾小球肾炎引起大量蛋白尿的主要原因是

    A. 肾小球基底膜严重损伤　　　　B. 肾小球毛细血管内皮细胞增生

    C. 肾小球缺血缺氧　　　　D. 肾小球间质细胞增生

    E. 毛细血管壁节段性纤维素样坏死

24. 肾病综合征引起全身性水肿的主要原因是

    A. 高脂血症　　　　　　B. 毛细血管血压升高　　　C. 钠、水潴留

    D. 低蛋白血症　　　　　E. 淋巴回流受阻

25. 慢性肾小球肾炎的肉眼特征称

    A. 大红肾　　　　　　　B. 大白肾　　　　　　　　C. 颗粒性固缩肾

    D. 多囊肾　　　　　　　E. 瘢痕肾

26. 慢性肾小球肾炎引起高血压的主要原因是

A. 肾小球滤过率下降　　　B. 肾素分泌增加　　　　　C. 肾上腺素分泌增加

D. 血容量增加　　　　　　E. 肾血管硬化

27. **不是**慢性肾小球肾炎镜下特点的是

A. 有大量中性粒细胞浸润　　　　　　B. 部分肾小球及肾小管肥大扩张

C. 部分肾小管萎缩消失　　　　　　　D. 病变肾小球相互集中靠拢

E. 肉眼呈颗粒性固缩肾

28. 慢性肾小球肾炎病人尿的变化是

A. 少尿、无尿　　　　　　　　　　　B. 血尿、蛋白尿

C. 多尿、夜尿、低比重尿　　　　　　D. 脂尿

E. 菌尿、脓尿、管型尿

29. 慢性肾小球肾炎晚期,双肾呈对称性缩小、苍白、质硬,表面呈弥漫性细颗粒状称

A. 肾萎缩　　　　　　　B. 肾纤维化　　　　　　C. 继发性颗粒性固缩肾

D. 肾硬化　　　　　　　E. 原发性颗粒性固缩肾

30. 肾脏活检切片显示肾小球纤维化、玻璃样变性,所属肾小管萎缩消失,其最可能的诊断是

A. 急性弥漫性增生性肾小球肾炎　　　B. 快速进行性肾小球肾炎

C. 膜性肾小球肾炎　　　　　　　　　D. 慢性肾小球肾炎

E. 新月体性肾炎

31. 儿童病人出现肉眼血尿、蛋白尿、眼睑水肿、血压升高,初步诊断是

A. 急性弥漫性增生性肾小球肾炎　　　B. 快速进行性肾小球肾炎

C. 膜性肾小球肾炎　　　　　　　　　D. 慢性肾小球肾炎

E. 新月体性肾炎

32. 病人表现为大量蛋白尿与低蛋白血症,存在全身水肿,患高脂血症 2 年,应初步诊断为

A. 急性弥漫性增生性肾小球肾炎　　　B. 快速进行性肾小球肾炎

C. 系膜增生性肾小球肾炎　　　　　　D. 慢性肾小球肾炎

E. 膜性肾小球肾炎

33. 肾盂肾炎是指

A. 肾实质的变质性炎症　　　　　　　B. 肾间质的纤维素性炎症

C. 肾实质化脓性炎　　　　　　　　　D. 肾盂黏膜的化脓性炎症

E. 肾盂黏膜和肾间质的化脓性炎症

34. 肾盂肾炎最常见的致病菌是

A. 溶血性链球菌　　　　　B. 葡萄球菌　　　　　　C. 变形杆菌

D. 大肠埃希氏菌　　　　　E. 淋球菌

35. 肾盂肾炎的最主要感染途径是

A. 直接感染　　　　　　　B. 血源性感染　　　　　C. 上行性感染

D. 淋巴源性感染　　　　　E. 医源性感染

36. 膀胱刺激征是指

A. 尿频、尿急、尿痛　　　B. 腰痛、血尿、尿痛　　　C. 尿痛、菌尿、脓尿

D. 尿急、少尿、尿痛　　　E. 菌尿、血尿、蛋白尿

37. 肾脏活检见肾盂黏膜血管扩张充血,并有大量中性粒细胞浸润和脓肿形成,可诊断为

　　A. 慢性肾盂肾炎　　　　　B. 急性肾盂肾炎　　　　　C. 急性肾小球肾炎

　　D. 慢性肾小球肾炎　　　　E. 快速进行性肾炎

38. 一女性病人,出现发热、腰痛、膀胱刺激症状,尿液检查白细胞(++),细菌(+),最可能的诊断是

　　A. 急性肾小球肾炎　　　　B. 慢性肾盂肾炎　　　　　C. 急性肾盂肾炎

　　D. 尿路感染　　　　　　　E. 尿路结石

39. 肾细胞癌最常见的组织学类型是

　　A. 透明细胞癌　　　　　　B. 乳头状癌　　　　　　　C. 嫌色细胞癌

　　D. 未分化癌　　　　　　　E. 腺癌

（二）名词解释

　　1. 肾小球肾炎　2. 肾病综合征　3. 蚤咬肾　4. 颗粒性固缩肾　5. 新月体　6. 少尿
7. 多尿　8. 夜尿　9. 低比重尿　10. 管型尿　11. 肾盂肾炎　12. 膀胱刺激征

（三）简答题

　　1. 简述急性弥漫性增生性肾小球肾炎的病理变化与病理临床联系。

　　2. 简述慢性肾小球肾炎晚期的病理变化与病理临床联系。

　　3. 简述膜性肾小球肾炎的病理变化与病理临床联系。

　　4. 肾盂肾炎有哪些感染途径和诱因? 为什么女性多于男性?

　　5. 简述急性肾盂肾炎的病理变化与病理临床联系。

　　6. 简述肾小球肾炎与肾盂肾炎的区别。

　　7. 简述肾细胞癌的病理变化与扩散途径。

　　8. 简述膀胱癌的病理变化与扩散途径。

（四）病例分析

　　患儿,男性,12 岁。3d 前因眼睑水肿、尿少入院。患儿在 3 周前曾有过咽喉疼痛史。

　　体格检查:精神清楚,面色苍白,眼睑水肿,咽部充血,两侧扁桃体Ⅰ度肿大。体温 37.3℃,脉搏 112 次 /min,呼吸 28 次 /min,血压 17.3/12kPa.(130/90mmHg)。

　　化验检查:尿量 520ml/24h,尿比重 1.020,尿蛋白(+++),红细胞少许,颗粒管型(+),血红蛋白 108g/L,红细胞 3.8×10^{12}/L,白细胞 81×10^9/L,中性粒细胞 64%,淋巴细胞 28%,单核细胞 6%,血清白蛋白 29g/L,球蛋白 18g/L。

　　入院后经低盐、抗感染及降血压等治疗,症状全部消失,各项检查恢复正常,住院 50d 痊愈出院。

　　思考题:

　　1. 请根据病史作出诊断,并提出诊断依据。

　　2. 患儿的病因可能是什么?

　　3. 患儿会什么出现这些临床表现?

三、参考答案

（一）单选题（A1 型题）

　　1. A　2. C　3. B　4. E　5. B　6. E　7. C　8. A　9. E　10. A　11. E　12. B
13. C　14. A　15. E　16. D　17. C　18. C　19. E　20. D　21. E　22. D　23. A　24. D
25. B　26. B　27. A　28. C　29. C　30. D　31. C　32. E　33. E　34. D　35. C　36. A

37. B　38. C　39. A

（二）名词解释

1. 肾小球肾炎是一组以肾小球损伤为主的变态反应性疾病。

2. 肾病综合征是指大量蛋白尿、高度水肿、高脂血症和低蛋白血症（"三高一低"）为主的肾小球疾病。

3. 急性弥漫性增生性肾小球肾炎时,肿大的肾脏表面及切面可见散在的出血点,状似蚤咬,故称之为蚤咬肾。

4. 颗粒性固缩肾是指慢性肾小球肾炎的晚期,双肾呈对称性缩小,重量减轻,颜色苍白,质硬,表面呈弥漫性细颗粒状。

5. 新月体是指快速进行性肾小球肾炎时,肾球囊壁层上皮细胞增生,堆积形成多层环形,围绕于血管球周围的上皮性新月状或环状体。

6. 少尿是指每 24h 尿量少于 400ml。

7. 多尿是指每 24h 尿量超过 2 000ml。

8. 夜尿是指夜间尿量与白天尿量相等或超过白天尿量。

9. 低比重尿是指肾浓缩及稀释功能丧失,尿比重固定在 1.008~1.020 之间。

10. 管型尿是指肾小球肾炎时,因肾小球毛细血管壁受损,通透性增加,使大分子的蛋白质和红细胞等滤出或漏出,在肾小管腔内汇集凝聚成各种管型随尿排出。

11. 肾盂肾炎是指由细菌感染引起的肾盂黏膜及肾间质的急性化脓性炎症。

12. 膀胱刺激征是指膀胱或尿道受急性炎症刺激后病人出现的尿频、尿急和尿痛等症状。

（三）简答题

1. 简述急性弥漫性增生性肾小球肾炎的病理变化与病理临床联系。

（1）急性弥漫性增生性肾小球肾炎的病理变化

镜下观察:病变呈弥漫性累及双侧肾脏的肾小球,同时伴有渗出或变质性改变。①肾小球的变化:肾小球体积增大、细胞数量增多,是由于肾小球毛细血管内皮细胞和系膜细胞明显肿胀增生及中性粒细胞和单核细胞渗出所致。②肾小管的变化:肾近曲小管上皮细胞水肿,肾小管腔内可出现各种管型。③间质的变化:肾间质充血、水肿,并伴有少量炎细胞浸润。

肉眼观察:双肾体积呈对称性增大,被膜紧张,表面光滑,充血呈红色,故有"大红肾"之称。有的病例在肾脏的表面及切面可见散在的出血点,状似蚤咬,故又称为"蚤咬肾"。

（2）病理临床联系

尿的变化:由于肾小球毛细血管内皮细胞和系膜细胞的肿胀增生,使毛细血管狭窄、闭塞,肾血流量减少,肾小球滤过率降低,引起少尿,严重者出现氮质血症。又由于肾小球毛细血管受损,通透性增高,使红细胞和血浆蛋白滤出或漏出增多,出现血尿、蛋白尿、管型尿等。

水肿:由于肾小球滤过率下降,肾小管重吸收功能相对正常,引起钠、水潴留,此外也可能与变态反应引起全身毛细血管的通透性增加有关,病人常有轻或中度水肿,严重时波及全身。

高血压:主要是钠、水潴留引起血容量增加所致。

2. 简述慢性肾小球肾炎晚期的病理变化与病理临床联系。

（1）慢性肾小球肾炎的病理变化

镜下观察:

①肾小球的变化:在慢性肾炎的早期,可看到不同类型肾炎（如肾小球体积增大、新月体等）的病变特点。晚期,可见大多数肾小球纤维化、玻璃样变性,甚至有的肾小球消失于纤维

组织中。病变较轻的肾小球发生代偿性肥大,肾球囊腔呈扩张状态。

②肾小管的变化:由于肾小球的玻璃样变性,使所属的肾小管萎缩、纤维化、消失。部分病变轻的肾小球所属的肾小管扩张呈囊状。

③间质的变化:肾间质内纤维组织增生,纤维化,使病变的肾小球相互靠拢、集中,此为慢性肾炎晚期在组织学上的一个特征。同时伴有炎细胞浸润。

肉眼观察:双侧肾脏体积呈对称性缩小,重量减轻,颜色苍白,质地变硬,表面呈弥漫性细颗粒状,故称继发性颗粒固缩肾。

（2）病理临床联系

①尿的变化:由于大量肾单位被破坏,功能丧失,血液经过部分残存的肾单位速度加快,肾小球滤过率增加,而肾小管的重吸收功能有限,尿的浓缩功能降低,从而出现多尿、夜尿和低比重尿。但因残存肾单位的结构和功能相对正常,故血尿、蛋白尿和管型尿不如早期明显,水肿也轻微。

②肾性高血压:由于大量肾单位破坏,肾脏缺血,激活肾素 – 血管紧张素系统,引起血压升高。

③贫血:因肾组织破坏,促红细胞生成素减少及体内大量代谢产物潴留,抑制骨髓的造血功能,引起贫血。

④氮质血症:随着病变的发展,病情的不断加重,残存的肾单位越来越少,代谢废物排出障碍,血液中非蛋白氮含量升高,导致氮质血症。

3. 简述膜性肾小球肾炎的病理变化与病理临床联系。

（1）膜性肾小球肾炎的病理变化

镜下观察:肾小球病变早期不明显,晚期肾小球毛细血管基底膜呈弥漫性增厚,管腔狭窄、闭塞,肾小管上皮细胞变性,肾间质纤维组织增生。

肉眼观察:早期双肾肿大,色苍白,故称"大白肾"。晚期肾体积缩小,表面呈细颗粒状。

（2）病理临床联系:膜性肾小球肾炎的临床主要表现为肾病综合征,以大量蛋白尿、低蛋白血症、全身水肿、高脂血症和脂尿为特征。由于肾小球基底膜严重损伤,通透性增加,大量蛋白质包括大分子蛋白经肾小球滤出,引起严重非选择性蛋白尿和低蛋白血症。又因低蛋白血症引起血浆胶体渗透压降低,以及肾血流量减少,肾小球滤过率降低,使醛固酮和抗利尿激素分泌增加,导致钠、水潴留,全身水肿。蛋白血症又可刺激肝脏合成含有胆固醇的脂蛋白代偿性增多,从而导致高脂血症。

4. 肾盂肾炎有哪些感染途径和诱因? 为什么女性多于男性?

肾盂肾炎的感染途径主要有上行性感染和血源性感染两种。常见的诱因有:①尿路阻塞,如尿路结石、前列腺增生、妊娠子宫、尿道炎和尿道损伤后的瘢痕狭窄以及输尿管畸形或发育不全等,引起尿路完全或不完全阻塞;②医源性因素,如导尿术、膀胱镜检查和其他尿道手术、器械操作等,损伤尿道黏膜或消毒不严,将病原菌带入膀胱引起感染;③尿液反流,有利于细菌侵入肾组织引起感染。

临床以女性多于男性,是由于女性尿道短;激素变化有利于细菌对黏膜黏附;缺乏男性前列腺液含有的抗菌物质,故女性发病率比男性高。

5. 简述急性肾盂肾炎的病理变化与病理临床联系。

（1）急性肾盂肾炎的病理变化

镜下观察:肾盂黏膜充血、水肿,伴有大量炎细胞浸润。肾间质化脓性炎症伴脓肿形成。

肉眼观察：病变累及一侧或两侧肾脏，肾体积肿大、充血，表面可见散在的大小不等的黄色或黄白色脓肿，周围有暗红色的充血带环绕。切面有黄色脓肿灶，肾盂表面有脓性渗出物。

（2）病理临床联系

全身症状和尿的变化：由于肾盂和间质的急性化脓性炎症，出现寒战、发热、白细胞数升高等全身症状和脓尿、菌尿和管型尿。

腰痛：由于肾脏肿大，包膜紧张以及炎症刺激肾周围组织的神经末梢，使病人出现腰部酸痛和肾区叩击痛。

膀胱刺激症状：由于膀胱和尿道的急性炎症刺激，出现尿频、尿急、尿痛等症状。

6. 简述肾小球肾炎与肾盂肾炎的区别。

肾小球肾炎与肾盂肾炎的区别见下表。

肾小球肾炎与肾盂肾炎的区别

	肾小球肾炎	肾盂肾炎
病因及发病机制	与溶血性链球菌感染等因素有关的变态反应性炎	大肠埃希氏菌等化脓菌直接感染引起
炎症性质	增生性病变为主	化脓性炎
病变部位	主要在肾小球	主要在肾盂和肾间质
临床表现及尿变化	水肿、高血压、血尿、蛋白尿、管型尿	发热、腰部酸痛、脓尿、菌尿、蛋白尿
膀胱尿道刺激症状	无	有
血、尿细菌培养	阴性	阳性

7. 简述肾细胞癌的病理变化与扩散途径。

（1）肾细胞癌的病理变化

镜下观察：①透明细胞癌；②乳头状癌；③嫌色细胞癌。

肉眼观察：肾细胞癌以肾上极多见，多为单个，大小差别很大。切面癌组织呈灰黄色或灰白色，其间常有出血、坏死、软化和钙化等改变，构成红、黄、灰白相间的多彩性外观，癌组织与邻近的肾组织分界不明显，常有假包膜形成。

（2）扩散途径：肾细胞癌具有广泛转移的特点。①血道转移：肾癌细胞常在早期即侵入肾静脉引起血道远处转移，如肺、骨、肝、肾上腺和脑等器官；②淋巴道转移：肾癌细胞常首先转移到肾门及主动脉旁淋巴结；③肾癌细胞亦可直接蔓延浸润到肾周围组织。

8. 简述膀胱癌的病理变化与扩散途径。

（1）膀胱癌的病理变化

镜下观察：膀胱癌以移行细胞癌最为常见（占 90%），鳞状细胞癌和腺癌较为少见。

肉眼观察：膀胱癌好发于膀胱侧壁和膀胱三角区近输尿管开口处。单发或多发，大小不一，肿瘤与膀胱黏膜有蒂相连，呈乳头状或菜花状，向黏膜面突起。肿瘤表面有坏死、溃疡和感染等。

（2）扩散途径：膀胱癌主要经淋巴道转移至局部或邻近的淋巴结。晚期可经血道转移到肺、肝、骨、肾及肾上腺等处。

（四）病例分析

1. 急性弥漫性增生性肾小球肾炎。病人有少尿、眼睑水肿、血尿、蛋白尿、轻度高血压等急性肾炎综合征的表现。小儿好发多发急性弥漫性增生性肾小球肾炎;患儿在3周前曾有过咽喉疼痛史,上呼吸道感染是该病的主要病因。

2. 患儿的病因可能是上呼吸道感染。

3. 红细胞少许,尿蛋白(+++),颗粒管型(+):因为免疫复合物沉积的作用,激活补体和白细胞渗出,使滤过膜通透性增高,大量红细胞和蛋白质通过滤过膜进入到尿液中。

少尿:增生的细胞使毛细血管腔狭窄,甚至闭塞,肾小球滤过率降低。

水肿:因为蛋白质经尿液丢失,引起血浆胶体渗透压降低,组织液生成增加,易出现在皮肤疏松部位,如眼睑部,称为肾性水肿。

（郑晓东）

第十九章 肾功能不全

一、内容要点

1. 急性肾衰竭是各种原因在短时间内引起肾脏泌尿功能急剧障碍,以致机体内环境发生严重紊乱的病理过程。临床表现有水中毒、氮质血症、高钾血症和代谢性酸中毒,多数病人有少尿或无尿。根据病人尿量的变化分为少尿型急性肾衰竭和非少尿型急性肾衰竭,以少尿型急性肾衰竭多见。不同病因引起的急性肾衰竭发病机制不同,但发生机制的中心环节是肾小球滤过率降低。

2. 慢性肾衰竭指各种肾脏疾病导致肾单位进行性破坏,残存的有功能肾单位不能充分排出代谢产物和维持内环境恒定,使体内逐渐出现代谢废物和毒物潴留,水、电解质和酸碱平衡紊乱以及肾内分泌功能障碍,并伴有一系列临床症状的病理过程。原因包括:肾脏病变、肾血管病变和尿路慢性梗阻等,目前认为慢性肾小球肾炎是慢性肾衰竭最常见原因,占 50%~60%。糖尿病肾病和高血压肾病也是慢性肾衰竭的常见原因。慢性肾衰竭是一个缓慢而渐进的过程,可分为以下四期:代偿期、肾功能不全期、肾衰竭期和尿毒症期。

3. 尿毒症指急、慢性肾衰竭发展到最严重的阶段,代谢终末产物和内源性毒物在体内蓄积,水、电解质和酸碱平衡发生紊乱及内分泌功能失调,引起一系列自体中毒症状。

二、重点难点解析

(一)肾功能不全与肾衰竭的区别

肾功能不全与肾衰竭只是程度上的差别,并无本质上的区别,前者指肾脏功能障碍由轻到重的全过程,后者则是前者晚期阶段。肾衰竭根据发病急缓和病程长短,可分为急性肾衰竭和慢性肾衰竭,二者发展到严重阶段均会出现明显的自身中毒症状,即尿毒症。

(二)急性肾衰竭的病因和分类及机体功能代谢变化

1. 原因和分类　根据发病原因,可将急性肾衰竭分为:①肾前性肾衰竭,主要见于各种原因引起的有效循环血量减少和肾血管强烈收缩,导致肾血液灌注严重不足所致的急性肾衰竭。常见于因大量失血、严重创伤、脱水、感染等引起的休克及急性心力衰竭。②肾性急性肾衰竭,是由于肾实质病变引起的器质性肾衰竭。常见的原因有急性肾小管坏死、肾脏疾病。③肾后性肾衰竭,是由尿路梗阻引起的,常见于双侧输尿管结石、前列腺增生、盆腔肿瘤等。

2. 机体功能和代谢变化

临床上,大多数急性肾衰竭的病人属于少尿型急性肾衰竭。可分为少尿期、多尿期和恢复期。

（1）少尿期：此期为病程中最危险的阶段，尿量明显减少甚至无尿，代谢产物蓄积，伴有水、电解质和酸碱平衡紊乱，可持续数天至数周，持续时间愈长，预后愈差。

（2）多尿期：当每天的尿量超过400ml时，表示病人进入多尿期，随后尿量成倍增加，进入此期后，标志着病情开始好转，可持续2周。由于肾功能尚未完全恢复，早期氮质血症、高钾血症、代谢性酸中毒不能立即改善，后期由于多尿可出现脱水、低血钾、低血钠等。

（3）恢复期：一般在发病后第5周左右进入恢复期，但肾功能恢复到正常需半年到1年，少数病人可发展为慢性肾衰竭。

（三）慢性肾衰竭的发生机制及机体功能代谢变化

1. 发生机制　慢性肾衰竭发生机制目前尚不十分清楚，主要有以下几种学说：健存肾单位学说、肾小球过度滤过学说和矫枉失衡学说。

2. 机体的功能和代谢变化

（1）尿的变化：出现夜尿、多尿、低比重尿、低渗尿、等渗尿，尿中可出现蛋白质、红细胞、白细胞、管型等。

（2）水、电解质及酸碱平衡紊乱：可出现水中毒、低钠血症、低钾血症（早期）、高钾血症（晚期）、低钙血症和代谢性酸中毒。

（3）氮质血症：慢性肾衰竭晚期，由于肾小球滤过率下降，含氮的代谢终末产物，如尿素、肌酐、尿酸等在体内蓄积，出现氮质血症。

（4）肾性高血压：肾性高血压是指由各种肾实质病变引起的高血压。

（5）肾性贫血：慢性肾衰竭病人往往伴有贫血。

（6）出血倾向：慢性肾衰竭病人常有皮下出血、鼻出血、胃肠出血等。

（7）肾性骨营养不良：包括儿童的肾性佝偻病和成人的骨质软化、纤维性骨炎、骨质疏松、骨囊性纤维化。

（四）尿毒症的发病机制及机体功能和代谢变化

1. 发病机制　尿毒症是一个非常复杂的病理过程，到目前为止发病机制尚未完全阐明。研究发现在尿毒症病人血浆中已有200余种代谢产物或毒性物质，主要物质包括：PTH、胍类化合物、尿素、多胺等。尿毒症时机体的损害和临床症状除与体内的毒性物质蓄积有关外，还与水、电解质和酸碱平衡紊乱及某些内分泌功能障碍有关。

2. 机体功能和代谢变化　尿毒症时，除泌尿功能障碍、水、电解质和酸碱平衡紊乱、高血压、贫血、出血等进一步加重外，还会出现全身各系统的功能障碍和物质代谢障碍。消化系统症状及神经系统症状是主要表现。

三、习题

（一）单选题（A1型题）

1. 肾衰竭是指

    A. 持续少尿或无尿的病理过程

    B. 引起氮质血症的各种疾病

    C. 尿中出现蛋白质、管型、红细胞和白细胞的病理过程

    D. 各种肾实质疾病引起的病理过程

    E. 因肾功能障碍导致代谢产物蓄积、水、电解质和酸碱平衡紊乱，以及肾内分泌功能紊乱的综合征

2. 引起肾前性急性肾衰竭的病因是
　　A. 急性肾炎　　　　　　　　　　　　B. 肾血栓形成
　　C. 休克　　　　　　　　　　　　　　D. 汞中毒
　　E. 尿路梗阻

3. 引起肾后性肾衰竭的病因是
　　A. 急性肾小球肾炎　　　　　　　　　B. 汞中毒
　　C. 急性间质性肾炎　　　　　　　　　D. 输尿管结石
　　E. 肾结核

4. 判定少尿的标准是尿量低于
　　A. 1 500ml/24h　　　　　　　　　　B. 1 000ml/24h
　　C. 800ml/24h　　　　　　　　　　　D. 400ml/24h
　　E. 100ml/24h

5. 急性肾衰竭少尿期,病人最常见的电解质紊乱是
　　A. 高钠血症　　　　　　　　　　　　B. 高钾血症
　　C. 低钾血症　　　　　　　　　　　　D. 高钙血症
　　E. 低镁血症

6. 急性肾衰竭少尿期,病人最常见的酸碱平衡紊乱类型是
　　A. 代谢性酸中毒　　　　　　　　　　B. 代谢性碱中毒
　　C. 呼吸性酸中毒　　　　　　　　　　D. 呼吸性碱中毒
　　E. 呼吸性碱中毒合并代谢性碱中毒

7. 慢性肾衰竭最常见的致病因素是
　　A. 慢性肾盂肾炎　　　　　　　　　　B. 慢性肾小球肾炎
　　C. 肾结核　　　　　　　　　　　　　D. 高血压性肾小动脉硬化
　　E. 尿路结石

8. 慢性肾衰竭病人出现等渗尿标志着
　　A. 健存肾单位极度减少　　　　　　　B. 肾血流量明显降低
　　C. 肾小管重吸收钠减少　　　　　　　D. 肾小管泌钾减少
　　E. 肾小管浓缩和稀释功能均丧失

9. 慢性肾衰竭病人常出现
　　A. 血磷升高,血钙升高　　　　　　　B. 血磷升高,血钙降低
　　C. 血磷降低,血钙升高　　　　　　　D. 血磷降低,血钙降低
　　E. 血磷正常,血钙升高

10. 尿毒症病人最早出现和最突出的症状是
　　A. 尿毒症心包炎　　　　　　　　　　B. 外周神经感觉异常
　　C. 消化道症状　　　　　　　　　　　D. 心力衰竭
　　E. 尿毒症肺炎

11. 尿毒症病人发生口臭是由于
　　A. 细菌在口腔及咽部繁殖　　　　　　B. 随唾液排出的尿素被分解成氨
　　C. 胃排空减弱慢　　　　　　　　　　D. 大量硫醇排出
　　E. 丙酮排出增多

12. 判断肾功能不全程度的最可靠的指标是
    A. 非蛋白氮
    B. BUN
    C. 电解质紊乱情况
    D. 代谢性酸中毒
    E. 内生肌酐清除率

13. 各种慢性肾脏疾病产生慢性肾功能不全的共同发病环节是
    A. 肾缺血
    B. 肾血管梗死
    C. 肾单位广泛破坏
    D. 肾小管阻塞
    E. GFR 减少

14. 慢性肾衰竭时,继发性 PTH 分泌过多的始动原因是
    A. 低钙血症
    B. 骨营养不良
    C. 1,25-(OH)$_2$D$_3$ 生成减少
    D. 肠吸收钙减少
    E. 高磷血症

15. 男性,65 岁,冠心病史 10 余年,冠状动脉造影检查后,出现恶心、食欲减退,BUN 22mmol/L,Cr 230mmol/L,HGB 11.8g/dl,尿量 500ml,血压 140/80mmHg。最可能的诊断是
    A. 慢性肾衰竭
    B. 急性肾衰竭
    C. 缺血性肾病
    D. 过敏性间质性肾炎
    E. 良性肾小动脉硬化

16. 慢性肾炎病人,近来少尿、嗜睡,血压 170/110mmHg,BUN 40nmol/L,血清 K$^+$ 7.4mmol/L,心电图:T 波高尖,今日突然抽搐,意识丧失,心搏骤停而死亡,其死亡原因是
    A. 急性左心衰竭
    B. 代谢性酸中毒
    C. 高钾血症
    D. 脑血管意外
    E. 心脏压塞

17. 男性,28 岁。患慢性肾炎 2 年,为检查是否有早期肾功能损害,应首选的检查是
    A. 尿细胞计数
    B. 血尿素氮
    C. 双肾 B 超
    D. 内生肌酐清除率
    E. 尿比重

18. 男性,42 岁,患重症急性胰腺炎并发休克 36h,经抗休克治疗后行胰腺和其周围坏死组织清除、腹腔引流术。术后心率 106 次/min,血压 12.8/8kPa(96/60mmHg),中心静脉压 10cmH$_2$O,呼吸频率 22 次/min,动脉血氧分压 11.5kPa(86mmHg),尿量 10ml/h,尿比重 1.002,此病人目前最紧急的并发症是
    A. 心功能不全
    B. 肺功能衰竭
    C. 肾衰竭
    D. 血容量不足
    E. 体内抗利尿激素分泌过多

（二）名词解释
1. 急性肾衰竭　2. 慢性肾衰竭　3. 氮质血症　4. 尿毒症

（三）简答题
1. 急性肾衰竭多尿期发生多尿的机制是什么?
2. 急性肾衰竭最危险的并发症是什么? 为什么?
3. 慢性肾衰竭为什么会发生继发性甲状旁腺功能亢进?

（四）病例分析

某病人，男性，32岁。4年前因感冒出现眼睑、面部和下肢水肿，尿中有蛋白、红细胞、白细胞及颗粒管型，治疗后基本恢复正常。约1年前出现少尿与颜面和下肢水肿，并有恶心、呕吐和血压升高。好转出院后，血压持续升高，偶尔出现腰痛，尿中有蛋白、红细胞和管型。近20d来，全身水肿加重，伴气急入院。病人住院后采用抗感染、降血压、利尿、低盐和低蛋白饮食等治疗，病情未见好转。最后几天出现左侧胸痛、频繁呕吐，查体可听见心包摩擦音，呼出气有尿味，精神极差，最终出现昏迷、抽搐、呼吸心搏骤停，抢救无效死亡。

思考题：试从肾功能不全的发生发展分析此病人的发病过程。

四、参考答案

（一）单选题（A1型题）

1. E　2. C　3. D　4. D　5. B　6. A　7. B　8. E　9. B　10. C　11. B　12. E　13. C　14. A　15. B　16. C　17. D　18. C

（二）名词解释

1. 急性肾衰竭是各种原因在短时间内引起肾脏泌尿功能急剧障碍，以致机体内环境发生严重紊乱的病理过程。临床表现为水中毒、氮质血症、高钾血症和代谢性酸中毒，多数病人有少尿或无尿。

2. 慢性肾衰竭是指各种肾脏疾病导致肾单位进行性破坏，残存的有功能肾单位不能充分排出代谢产物和维持内环境恒定，使体内逐渐出现代谢废物和毒物的潴留，水、电解质和酸碱平衡紊乱以及肾内分泌功能障碍，并伴有一系列临床症状的病理过程。

3. 血中尿素、肌酐、尿酸等非蛋白氮含量显著增高，称氮质血症。

4. 是指急性和慢性肾衰竭到最严重阶段，代谢终末产物和内源性毒物在体内潴留，水、电解质和酸碱平衡发生紊乱及内分泌功能失调，引起一系列自体中毒症状，称为尿毒症。

（三）简答题

1. 急性肾衰竭多尿期发生多尿的机制是什么？

（1）肾缺血改善，肾小球滤过率开始恢复。

（2）潴留在体内的尿素等代谢产物经肾小球大量排出，引起渗透性利尿。

（3）新生的肾小管上皮细胞功能尚不完善，钠水重吸收功能较低。

（4）肾小管内管型被冲走解除阻塞及肾间质水肿消退，使尿路通畅。

2. 急性肾衰竭最危险的并发症是什么？为什么？

高钾血症是急性肾衰竭最危险的并发症。因钾对心肌有毒性作用，严重高血钾会引起心律失常、室颤和心搏骤停，所以，高血钾是急性肾衰竭早期死亡的主要原因。

3. 慢性肾衰竭为什么会发生继发性甲状旁腺功能亢进？

肾排磷减少导致血磷增高与血钙降低。高血磷影响肠道对钙的吸收；肾实质被破坏，肾内合成的1α羟化酶减少，影响肠道对Ca^{2+}的吸收；体内某些毒性物质的潴留，可使肠黏膜受损，钙的吸收因而减少。低血钙、高血磷可刺激甲状旁腺分泌PTH增多，甲状旁腺组织增生，发生继发性甲状旁腺功能亢进。

（四）病例分析

病人4年前因感冒出现眼睑、面部和下肢水肿，尿中有蛋白、红细胞、白细胞及颗粒管型，说明病人有肾小球肾炎病史。出现症状前，病人无其他临床症状，为代偿期。1年前，出现少尿与颜面和下肢水肿,并有恶心、呕吐和血压升高,病人出现了高血压,提示进入肾功能不全期。近20d来,病人全身水肿加重,伴气急入院。住院后经治疗后未见好转,提示病人处于慢性肾衰竭期。最后几天病人有左侧胸痛,频繁呕吐,查体可听见心包摩擦音,呼出气有尿味,精神极差,最终出现昏迷、抽搐、呼吸心搏骤停,这些表现提示病人进入了尿毒症期。

（郑晓东）

第二十章　生殖系统疾病和乳腺疾病

一、内容要点

（一）子宫颈疾病

1. 慢性子宫颈炎　慢性子宫颈炎分为子宫颈糜烂、子宫颈息肉、子宫颈腺囊肿和子宫颈肥大四种类型。其中子宫颈糜烂是最常见的病理类型。

2. 子宫颈上皮内瘤变和子宫颈癌　子宫颈上皮内瘤变是指子宫颈上皮非典型增生和原位癌的统称，属于癌前病变。病理分为三级，即Ⅰ级（轻度）、Ⅱ级（中度）和Ⅲ级（重度）。

子宫颈癌是女性生殖系统最常见的恶性肿瘤，发病率仅次于乳腺癌。主要由人类乳头状瘤病毒（HPV）感染引起。

（二）子宫体疾病

1. 子宫内膜异位症　子宫内膜异位症是指子宫内膜腺体和间质出现于子宫内膜以外的部位。子宫内膜异位症80%发生于卵巢。若发生于卵巢，由于反复出血可形成内含咖啡色黏稠液体的囊肿，称为巧克力囊肿。如子宫内膜异位于子宫肌层中（距子宫内膜基底层2~3mm以上）称子宫腺肌病。

2. 子宫内膜增生症　子宫内膜增生症是指子宫内膜腺体及间质的增生性病变。可能与内源性或外源性雌激素长期刺激有关。子宫内膜呈弥漫性增厚，镜下依据增生腺体与间质的比例、腺体的分化程度不同，分为单纯性增生、复杂性增生和异型增生三种类型。主要临床症状为月经不规则、经期延长和月经量增多。

3. 子宫内膜腺癌　一般认为子宫内膜腺癌与雌激素长期持续作用有关，分为局限型和弥漫型两种。

镜下根据腺体结构可分为三级：Ⅰ级（高分化腺癌）、Ⅱ级（中分化腺癌）和Ⅲ级（低分化腺癌），以高分化腺癌居多。

4. 子宫平滑肌瘤　子宫平滑肌瘤是女性生殖器官中最常见的一种良性肿瘤，一般认为与雌激素水平升高有关。临床上可表现为月经过多及局部肿块等症状。

（三）滋养层细胞疾病

1. 葡萄胎　病变特点为绒毛因间质高度水肿而增大，并有水泡形成；间质血管稀少或消失；合体滋养细胞或细胞滋养细胞有不同程度的增生，大多两者合并存在，并具有一定的异型性。

2. 侵袭性葡萄胎　病变特点为水泡状绒毛侵入子宫肌层，并可转移至邻近或远处器官，滋养细胞增生及异型程度显著。

3. 绒毛膜癌　病变特点为癌组织由分化不良的细胞滋养层细胞及合体滋养层细胞组成；

细胞排列紊乱,异型性明显,易见核分裂象;癌组织无间质,依靠侵犯宿主血管获得营养,故常见广泛出血坏死;癌细胞不形成绒毛和水泡状结构。

(四)卵巢上皮性肿瘤

1. 浆液性肿瘤　　根据分化程度分为良性、交界性和恶性。

浆液性囊腺瘤最常见,多为单房或多房囊性,囊内充满清亮的浆液。镜下囊壁被覆上皮与输卵管上皮相似,无病理性核分裂象。囊壁和乳头间质由含血管的纤维结缔组织构成,有时在间质内可见砂粒体。

浆液性交界性囊腺瘤形态处于良性和恶性肿瘤之间,呈潜在低度恶性。浆液性上皮细胞的非典型性比良性浆液性肿瘤明显,但无间质浸润。预后比较好,易复发。

浆液性囊腺癌是卵巢恶性肿瘤中最常见的类型,肿瘤由重度非典型的上皮细胞组成。细胞异型性明显,核分裂多见,包膜和间质有浸润。

2. 黏液性肿瘤　　与浆液性肿瘤相同也分为良性、交界性和恶性三种。

黏液性囊腺瘤常为多房囊性,表面光滑,内含浓稠黏液。镜下见囊内壁被覆类似于子宫颈上皮或胃肠上皮的单层高柱状黏液性上皮,核位于基底部,细胞无异型,间质为纤维结缔组织。

黏液性交界性囊腺瘤是卵巢潜在低度恶性上皮性肿瘤,瘤细胞为黏液性上皮细胞,异型性比良性者明显,但无明显的间质浸润。

黏液性囊腺癌与交界性黏液性肿瘤的区别在于前者有明显的卵巢间质浸润。

(五)乳腺疾病

1. 乳腺增生症　　乳腺增生症又称乳腺腺病或乳腺结构不良,是最常见的乳腺疾病。一般认为是由于卵巢内分泌功能失调,使孕激素减少而雌激素分泌过多,长期刺激乳腺组织,导致乳腺腺体和/或间质增生,形成乳腺肿块,包括以下疾病。

乳腺纤维囊性变以小叶末梢导管和腺泡高度扩张成囊为特征。可分为非增生型纤维囊性变和增生型纤维囊性变两种类型。大的囊肿因含有半透明的混浊液体,外表面呈蓝色,故称为蓝顶囊肿。当囊肿伴有上皮异型增生时,可演化为乳腺癌,视为癌前病变。

硬化性腺病是以乳腺纤维间质和腺体成分明显增生为特征,且纤维增生超过腺体增生。

乳腺纤维腺瘤是乳腺最常见的一种良性肿瘤,好发于乳腺的外上象限。镜下可见肿瘤由增生的纤维间质和腺上皮细胞构成,分为管内型和管周型两种。

2. 乳腺癌　　乳腺癌是来自乳腺终末导管－小叶单元上皮的恶性肿瘤。在我国其发病率居女性恶性肿瘤的第一位,常发生于40~60岁的妇女。可能与雌激素长期作用有关。

(六)前列腺疾病

1. 前列腺增生症　　前列腺增生症是老年男性的常见病,可能与体内雄激素与雌激素的平衡失调有关,增生的前列腺由不同程度增生的腺体、平滑肌和纤维结缔组织组成,三种成分所占比例各不相同。临床病人最初出现尿频症状,继而发展为进行性排尿困难,甚至尿潴留或尿失禁。多需手术切除治疗。

2. 前列腺癌　　前列腺癌是男性最常见的恶性肿瘤之一,可能与环境因素、生活方式、遗传因素有关,多数为分化较好的腺癌。扩散方式以淋巴道转移较常见。早期可无任何症状,进展期主要为膀胱颈部梗阻症状,晚期可出现转移灶症状。

二、重点难点解析

（一）子宫颈上皮内瘤变与异型增生分类的对比

子宫颈鳞状上皮癌前病变分类

异型增生 / 原位癌	子宫颈上皮内瘤变	
子宫颈上皮异型增生Ⅰ	CINⅠ	低级别
子宫颈上皮异型增生Ⅱ	CINⅡ	高级别
子宫颈上皮异型增生Ⅲ / 原位癌	CINⅢ	高级别

（二）子宫颈癌的病理变化与临床病理联系

1. 病理变化　子宫颈癌起源于子宫颈鳞状上皮和柱状上皮交界处，即子宫颈外口。肉眼分为糜烂型、外生型、内生型和溃疡型。组织学分为鳞状细胞癌和腺癌两大类，以前者最常见，占 90% 以上。

2. 临床病理联系　早期常无明显症状，随病变进展，病人可出现阴道分泌物增多、阴道不规则流血、疼痛、尿频、尿痛等其他症状。

（三）葡萄胎、侵袭性葡萄胎与绒毛膜癌的鉴别

葡萄胎、侵袭性葡萄胎都有绒毛肿大，但侵袭性葡萄胎肿大的绒毛具有侵袭性和破坏性，而葡萄胎则无此特点。侵袭性葡萄胎和绒毛膜癌都具有侵袭性、破坏性，甚至转移性等恶性肿瘤特点，但绒毛膜癌癌细胞不形成绒毛和水泡状结构，借此可与侵蚀性葡萄胎相区别。

（四）乳腺癌的病理变化与临床病理联系

1. 病理变化　半数发生于乳腺外上象限。常见的病理类型有：①非浸润性癌（原位癌）：包括导管原位癌和小叶原位癌；②浸润性癌：包括浸润性导管癌、浸润性小叶癌和特殊性癌。

导管原位癌是来源于小叶外终末导管、小叶间导管和叶间导管的原位癌。镜下癌细胞位于扩张的导管内，导管基底膜完好。有些癌细胞团中央可发生大片坏死，称粉刺型导管原位癌。

小叶原位癌发生于乳腺小叶的末梢导管和腺泡。镜下癌组织局限于小叶末梢导管和腺泡内，未突破基底膜，小叶结构尚存。

浸润性导管癌由导管原位癌发展而来，是乳腺癌中最常见的类型。肿瘤呈结节状，大小不等，灰白色，质硬，与周围组织界线不清，呈蟹足状侵入邻近组织。镜下见癌细胞呈团索状、簇状或腺样结构，细胞异型性明显，核分裂象多见。间质可出现纤维结缔组织增生及明显的淋巴细胞浸润。

浸润性小叶癌是小叶原位癌突破基底膜向间质内浸润所致。镜下可见癌细胞呈单个或单行条索状浸润于成束的纤维组织之间，有时癌细胞围绕正常导管呈靶环样排列。癌细胞小，异型性不明显。

特殊性癌主要包括典型髓样癌、黏液癌、神经内分泌肿瘤及佩吉特病。

2. 临床病理联系　早期症状不明显，随后为无痛性肿块，偶尔在体检时发现或被病人自己发现。肿瘤侵犯皮肤及乳头时临床表现为橘皮样外观、乳头回缩、下陷，晚期形成卫星结节。

三、习题

（一）单选题（A1 型题）

1. 下列哪一项最能体现宫颈原位癌的特征
   A. 发生于子宫颈黏膜上皮
   B. 是一种早期癌
   C. 未发生转移
   D. 是一种基底细胞癌
   E. 上皮全层癌变，但未突破基底膜

2. 子宫颈癌最初多发生于
   A. 子宫颈内口
   B. 子宫颈鳞 – 柱状上皮移行区
   C. 子宫颈管
   D. 子宫颈前唇近阴道部
   E. 子宫颈后唇分泌物浸渍处

3. 与子宫肌瘤病人临床症状轻重关系密切的是
   A. 肌瘤大小
   B. 肌瘤数目
   C. 肌瘤生长部位
   D. 肌瘤与肌壁的关系
   E. 肌瘤有无变性

4. 子宫内膜腺癌与子宫内膜增殖症的主要区别为
   A. 腺体大小形状不规则
   B. 腺上皮排列紧密，核深染
   C. 腺体共壁或呈筛状
   D. 核分裂象多间质少
   E. 与雌激素增多有关

5. 子宫颈早期浸润癌是指
   A. 癌细胞未突破基底膜
   B. 癌细胞突破基底膜，浸润深度不超过基底膜下 5mm
   C. 癌细胞突破基底膜，浸润深度不超过基底膜下 7mm
   D. 癌细胞未突破基底膜，但已累及腺体
   E. 以上都不是

6. 关于子宫颈鳞癌的发生发展过程，正确的是
   A. 上皮增生→原位癌→浸润癌
   B. 早期浸润癌→原位癌→浸润癌
   C. 上皮不典型增生→早期浸润癌→浸润癌
   D. 原位癌→早期浸润癌→浸润癌
   E. 上皮不典型增生→原位癌→早期浸润癌→浸润癌

7. 诊断早期宫颈癌最可靠的依据是
   A. 有接触性出血史
   B. 阴道镜检查
   C. 盆腔检查
   D. 宫颈细胞学检查
   E. 宫颈病理切片检查

8. 关于绒毛膜癌的叙述，下列**错误**的是
   A. 50% 继发于葡萄胎
   B. 主要为血道转移
   C. 常浸润子宫肌层甚至浆膜层
   D. 子宫肌层可见侵蚀的绒毛
   E. 常引起组织出血、坏死

9. 下列病变**不属于**子宫颈上皮内瘤变的是
   A. 早期浸润癌
   B. 原位癌
   C. Ⅲ级非典型性增生
   D. Ⅱ级非典型性增生
   E. Ⅰ级非典型性增生

10. 乳腺良性肿瘤类型中最常见的是

  A. 脂肪瘤　　　　　　　B. 腺瘤　　　　　　　　C. 硬化性腺病

  D. 乳腺纤维囊性变　　　E. 纤维腺瘤

11. 子宫腺肌病是指子宫内膜异位于

  A. 子宫圆韧带　　　　　B. 卵巢　　　　　　　　C. 直肠子宫陷凹

  D. 子宫浆膜　　　　　　E. 子宫肌层

12. 巧克力囊肿的发生与下列哪种疾病有关

  A. 子宫内膜异位症　　　B. 子宫腺肌病　　　　　C. 急性输卵管炎

  D. 畸胎瘤　　　　　　　E. 输卵管浆液性囊腺瘤

13. 慢性子宫颈炎假性糜烂的病变本质是

  A. 子宫颈黏膜组织缺损　　　　　　B. 子宫颈阴道部鳞状上皮层脱落消失

  C. 子宫颈腺体上皮鳞状上皮化生　　D. 子宫颈上皮重度非典型增生

  E. 子宫颈管柱状上皮增生取代鳞状上皮

14. 关于葡萄胎的叙述,下列**错误**的是

  A. 绒毛间质水肿,血管消失　　　　　B. 绒毛滋养层上皮细胞明显增生

  C. 无胎动及胎心音　　　　　　　　　D. 子宫体积比正常妊娠月份大

  E. 绒毛膜促性腺激素分泌减少

15. 侵蚀型葡萄胎与葡萄胎的主要区别是

  A. 有无绒毛　　　　　　B. 有无滋养细胞异型　　C. 有无 HCG 升高

  D. 有无浸润子宫深肌层　E. 有无尿妊娠试验阳性

16. 绒毛膜癌最常转移的器官是

  A. 脑　　　　　　　　　B. 肝　　　　　　　　　C. 肺

  D. 骨　　　　　　　　　E. 肾上腺

17. 子宫内膜增生症镜下以腺体增生、密集排列和间质稀少为特征的类型是

  A. 单纯型　　　　　　　B. 囊腺型　　　　　　　C. 复杂型

  D. 异型增生　　　　　　E. 以上都不是

18. 乳腺癌中最常见的类型是

  A. 浸润性导管癌　　　　B. 导管原位癌　　　　　C. 小叶原位癌

  D. 浸润性小叶癌　　　　E. 典型髓样癌

19. 子宫颈癌组织学类型中最常见的是

  A. 鳞癌　　　　　　　　B. 腺癌　　　　　　　　C. 黏液癌

  D. 移行细胞癌　　　　　E. 未分化癌

20. 子宫内膜异位症最常发生于

  A. 卵巢　　　　　　　　B. 直肠子宫陷凹　　　　C. 子宫肌层

  D. 子宫阔韧带　　　　　E. 腹部手术瘢痕

21. 关于子宫内膜癌的叙述,下列**错误**的是

  A. 组织学上大多数为分化较好的腺癌　　B. 大体分为局限型和弥漫型两种

  C. 发病与雌激素长期持续作用有关　　　D. 诊刮进行组织学活检可早期发现

  E. 预后较差

22. 乳腺癌的癌前病变是

A. 纤维腺癌 B. 纤维囊性乳腺病伴不典型增生

C. 硬化性乳腺病 D. 乳腺导管上皮大汗腺样化生

E. 乳腺结构不良

23. 乳腺癌最常发生于乳房的

A. 外上象限 B. 外下象限 C. 内上象限

D. 内下象限 E. 中央部

24. 乳腺癌以淋巴道转移最常见,临床上首先被累及的常为

A. 同侧锁骨上淋巴结 B. 同侧锁骨下淋巴结 C. 同侧腋窝淋巴结

D. 乳内动脉旁淋巴结 E. 纵隔淋巴结

25. 下列哪种乳腺疾病可形成橘皮样外观

A. 导管浸润癌 B. 小叶原位癌 C. 单纯癌

D. 纤维腺瘤 E. 纤维囊性变

26. 前列腺增生症对人体最大的危害在于

A. 易引起癌变 B. 常引起性功能障碍 C. 常引起排尿障碍

D. 常引起内分泌紊乱 E. 以上都不是

27. 某一女性病人,半年前人工流产后月经淋漓不断,现因咳嗽、咯血入院。住院后,3 个月死亡,尸检发现,左肺下叶圆形病灶为大片红染坏死物,周边有滋养层细胞,异型显著,应诊断为

A. 肺癌 B. 绒毛膜癌 C. 绒毛膜癌,肺转移

D. 葡萄胎 E. 肺癌转移

28. 成年女性,半年前发现左侧乳房外上象限有一个无痛性肿块,近期生长快,直径约5cm。术后病理检查:肿物色灰白,质脆,界线不清。镜下瘤细胞排列成实性团片状,瘤细胞量与间质量大致相等,瘤细胞异型性明显,呈浸润性生长。病理诊断应为

A. 恶性淋巴瘤 B. 乳腺粉刺样癌 C. 乳腺硬癌

D. 乳腺不典型髓样癌 E. 乳腺单纯癌

29. 女性,52 岁,阴道不规则出血,阴道镜检查见子宫颈有菜花样肿物,表面出血坏死。最可能的诊断是

A. 宫颈糜烂 B. 宫颈息肉 C. 宫颈癌

D. 宫颈囊肿 E. 宫颈肥大

30. 青年女性,闭经 3 个月,阴道不规律出血,血块中夹有水泡。检查发现子宫体积大,阴道壁有暗紫色结节,合并出血、坏死。最大的可能是

A. 宫外孕 B. 葡萄状肉瘤 C. 葡萄胎

D. 恶性葡萄胎 E. 绒毛膜癌

31. 中年女性,一年前有流产史,现阴道流血不止,贫血外观,子宫体积增大。近来咳嗽、咯血。可能的诊断是

A. 肺癌 B. 肺结核 C. 子宫绒毛膜癌

D. 葡萄胎 E. 子宫内膜癌

32. 病人,女性,40 岁。妇科检查发现子宫颈肥大,质地硬,有浅溃疡,整个宫颈段膨大如桶状。考虑宫颈癌的类型是

A. 糜烂型 B. 外生菜花型 C. 溃疡型

D. 内生浸润型　　　　　E. 增生型

33. 病人女性,45岁。发现右乳房无痛性肿块6d,体格检查发现右侧乳房外上象限可扪及2.5cm×2cm大小肿块,质硬,活动度不大,可能的诊断是

A. 乳腺纤维囊性变　　B. 乳腺纤维腺瘤　　　　C. 乳腺癌

D. 乳腺炎性肿块　　　E. 硬化性腺病

34. 女性,50岁,左卵巢表面充满水螅样的赘生物。镜下这种赘生物由纤细的乳头构成,被覆单层立方上皮或低柱状上皮,有异型性,未见浸润,此病最合适的诊断为

A. 浆液性交界性囊腺瘤　　　　　B. 交界性表面浆液性乳头状瘤

C. 表面原位浆液性乳头状腺癌　　D. 交界性乳头状囊性瘤

E. 交界性浆液性囊腺瘤

35. 病人,女性,28岁。乳房肿物呈圆形、界清、可移动。取活检组织,切面灰白,可见裂隙,镜下见乳腺小导管增生,有的管腔变细长,管腔周围有多量纤维组织增生,并疏松染成淡蓝色,此瘤可能的诊断为

A. 乳腺纤维腺瘤　　　B. 乳腺腺病　　　　　C. 乳腺纤维囊性变

D. 乳腺纤维瘤　　　　E. 以上都不是

(二)名词解释

1. 子宫内膜异位症　2. 原位癌　3. 宫颈上皮内瘤变　4. 子宫腺肌病　5. 宫颈早期浸润癌

(三)简答题

1. 简述述子宫颈上皮非典型增生、原位癌、早期浸润癌和浸润癌之间的关系及病变特点。

2. 子宫内膜增生症的病人为什么会发生子宫出血?

3. 乳房最常见的良性肿瘤是哪一种类型?

4. 简述葡萄胎、侵蚀性葡萄胎和绒毛膜癌的病理特点。三者从病理学角度上如何进行鉴别?

四、参考答案

(一)单选题(A1型题)

1. E　2. B　3. C　4. C　5. B　6. E　7. E　8. D　9. A　10. E　11. E　12. A　13. E　14. B　15. D　16. C　17. C　18. A　19. A　20. A　21. E　22. B　23. A　24. C　25. A　26. C　27. C　28. E　29. C　30. D　31. C　32. D　33. C　34. B　35. A

(二)名词解释

1. 子宫内膜异位症指正常的子宫内膜腺体和间质出现于子宫内膜以外的部位。

2. 原位癌指异型增生的细胞累及上皮全层,但病变局限于上皮层内,未突破基底膜。

3. 宫颈上皮内瘤变是子宫颈上皮非典型增生和原位癌的统称。

4. 子宫腺肌病指子宫内膜异位于子宫肌层中,距离子宫内膜基底层2~3mm以上。

5. 宫颈早期浸润癌指癌组织向间质内浸润性生长,浸润深度不超过基底膜下5mm者。

(三)简答题

1. 简述述子宫颈上皮非典型增生、原位癌、早期浸润癌和浸润癌之间的关系及病变特点。

宫颈上皮异型增生、原位癌和浸润癌是一个连续发展的过程,即上皮非典型增生→原位癌→浸润癌。

子宫颈上皮非典型增生指子宫颈鳞状上皮呈不同程度的异型性增生改变。依据其病变程度不同分为Ⅰ、Ⅱ、Ⅲ三级。

子宫颈原位癌指异型增生的细胞累及子宫颈鳞状上皮全层,但病变局限于上皮层内,未突破基底膜。

早期浸润癌是指癌细胞突破基底膜向间质浸润,浸润深度不超过基底膜下 5mm。一般肉眼不能判断,只有做活检后在显微镜下才能确诊。

浸润癌指癌组织向间质内浸润性生长,浸润深度超过基底膜下 5mm 者。

2. 子宫内膜增生症的病人为什么会发生子宫出血?

子宫内膜增生症的病人发生子宫出血与卵巢雌激素分泌过多而孕酮缺乏有关。卵巢持续分泌雌激素,一方面引起子宫内膜增生,另一方面抑制垂体前叶分泌卵泡刺激素,终致卵泡因失去卵泡刺激素的支持而发生退化,雌激素分泌因而急剧下降,增生的子宫内膜由于雌激素突然不足而发生坏死脱落,引起子宫出血。

3. 乳房最常见的良性肿瘤是哪一种类型?

乳腺最常见的良性肿瘤是乳腺纤维腺瘤,是由乳腺腺上皮和纤维组织构成的,与雌激素水平升高有关。好发于乳腺的外上象限。肿瘤常为单发,呈圆形或卵圆形结节状,有完整菲薄的包膜,边界清楚,质地硬韧,切面灰白色。镜下见肿瘤由增生的纤维间质和腺上皮细胞构成。乳腺纤维腺瘤分为管周型和管内型两种,间质较疏松,富于黏多糖,可发生玻璃样变。手术易切除干净,不易复发。

4. 简述葡萄胎、侵蚀性葡萄胎和绒毛膜癌的病理特点。三者从病理学角度如何进行鉴别?

葡萄胎病变特点:①绒毛因间质高度水肿而增大,并有水泡形成;②间质血管稀少或消失;③合体滋养细胞或细胞滋养细胞有不同程度的增生,大多两者混合并存,并具有一定的异型性。

侵袭性葡萄胎病变特点:水泡状绒毛侵入子宫肌层,并可转移至邻近或远处器官,滋养细胞增生及异型程度显著。

绒毛膜癌病变特点:①癌组织由分化不良的细胞滋养细胞及合体滋养细胞组成;②细胞排列紊乱,异型性明显,核分裂象易见;③癌组织无间质,依靠侵犯宿主血管获得营养,故常见广泛出血坏死;④癌细胞不形成绒毛和水泡状结构。

葡萄胎和侵袭性葡萄胎都有绒毛肿大,但侵袭性葡萄胎肿大的绒毛具有侵袭性和破坏性,而葡萄胎则无此特点。侵袭性葡萄胎和绒毛膜癌都具有侵袭性、破坏性,甚至转移性等恶性特点,但绒毛膜癌癌细胞不形成绒毛和水泡状结构,借此可与侵蚀性葡萄胎区别。

（闵　静）

第二十一章　内分泌系统疾病

一、内容要点

（一）甲状腺肿

1. 弥漫性非毒性甲状腺肿　弥漫性非毒性甲状腺肿多与缺碘有关，主要表现为甲状腺肿大，一般无临床症状。按其发生、发展过程和病变特点可分为增生期（弥漫性增生性甲状腺肿）、胶质贮积期（弥漫性胶样甲状腺肿）、结节期（结节性甲状腺肿）。

2. 弥漫性毒性甲状腺肿　弥漫性毒性甲状腺肿是指具有甲状腺毒症的甲状腺肿，又称为Graves病。临床上主要表现为甲状腺肿大、基础代谢率和神经兴奋性升高，存在心悸、多汗、怕热、多食、消瘦、乏力、神经过敏、紧张多虑、多言多动等临床表现。甲状腺滤泡上皮过度增生是本病的基本病变。

（二）甲状腺炎

甲状腺炎分为急性、亚急性和慢性三种，其中急性甲状腺炎甚为少见。亚急性甲状腺炎的病变呈灶性分布，大量炎细胞浸润，形成肉芽肿。慢性淋巴细胞性甲状腺炎又称为桥本病，甲状腺实质广泛破坏，间质大量淋巴细胞浸润，有淋巴滤泡形成。

（三）甲状腺肿瘤

1. 甲状腺腺瘤　甲状腺腺瘤是起源于甲状腺滤泡上皮的良性肿瘤，又名甲状腺单发结节，要注意与结节性甲状腺肿相区别。

2. 甲状腺癌　甲状腺癌分为乳头状癌、滤泡癌、髓样癌和未分化癌，其中乳头状癌是甲状腺癌最常见的类型，恶性程度低，其间质内常见砂粒体，有助于诊断；滤泡癌恶性程度高，预后差，早期易发生血道转移；髓样癌属APUD瘤，多分泌降钙素；未分化癌的恶性程度高，早期即可发生浸润和转移，预后差。

（四）糖尿病

糖尿病是由于胰岛素分泌相对或绝对不足，或靶细胞对胰岛素敏感性降低，或胰岛素本身存在结构上的缺陷而引起的碳水化合物、脂肪和蛋白质代谢紊乱的慢性疾病。其主要特点是高血糖和糖尿。临床上表现为多饮、多食、多尿和体重减少（即"三多一少"）以及多种并发症症状。原发性糖尿病（即日常所称糖尿病）又分为1型和2型两种。1型多见于青少年，胰岛内β细胞明显减少，治疗依赖胰岛素。2型又称为成人型糖尿病，肥胖者多见，胰岛内β细胞无明显减少。糖尿病病人血管病变非常广泛，从毛细血管到大中动脉均可有不同程度的病变，其中微血管病变最具有特征性。

（五）胰岛细胞瘤

胰岛细胞瘤即胰腺神经内分泌肿瘤，好发部位依次为胰尾、胰体、胰头部。最常见类型为胰岛素瘤,后者可分泌大量胰岛素,导致顽固性低血糖。

二、重点难点解析

（一）弥漫性非毒性甲状腺肿的病变分期及各期病理变化

1. 增生期 增生期又称弥漫性增生性甲状腺肿。甲状腺呈弥漫性对称性增大,重量一般不超过150g（正常20~40g）,表面光滑,功能无明显改变。镜下见滤泡上皮增生呈立方或低柱状,伴小滤泡和小假乳头形成,胶质少,间质充血。

2. 胶质贮积期 胶质贮积期又称弥漫性胶样甲状腺肿。甲状腺呈弥漫性对称性显著增大,重200~300g,表面光滑,切面呈淡褐色,半透明胶冻状。镜下见滤泡上皮复旧变扁平,滤泡腔扩大,腔内贮积大量胶质。

3. 结节期 结节期又称结节性甲状腺肿。甲状腺呈不对称结节状肿大,结节大小不一,周围无包膜或包膜不完整,切面可有出血、坏死、囊性变、钙化和瘢痕形成。镜下见部分滤泡上皮增生伴小滤泡形成,部分上皮复旧或萎缩,胶质贮积;间质纤维组织增生并有间隔包绕,形成大小不一的结节状病灶。

（二）弥漫性毒性甲状腺肿的病理变化及临床病理联系

1. 病理变化 甲状腺弥漫性对称性增大,约为正常的2~4倍,表面光滑,质较软,切面灰红色分叶状,质如肌肉。镜下见滤泡上皮增生呈高柱状,可形成乳头突入腔内,并有小滤泡形成;滤泡腔内胶质稀薄,周边可见大小不一吸收空泡;间质血管丰富、充血,淋巴组织增生。

2. 临床病理联系 由于T_3、T_4分泌过多和交感神经兴奋性升高,基础代谢率增高,病人出现乏力、皮肤温暖潮湿、怕热多汗、体重锐减和长期低热,神经过敏、多言多动、紧张多虑、焦躁易怒、不安失眠、思想不集中、注意力减退、心悸、胸闷、气短、食欲亢进、多食消瘦、肌无力、肌肉萎缩,女性月经减少或闭经,男性出现阳痿等,严重者可出现甲状腺危象、甲亢性心脏病等。由于滤泡上皮、间质淋巴样组织增生,甲状腺体积增大;血管扩张和血流加快导致甲状腺侧叶上、下极出现震颤或血管杂音。部分病人因眼球外肌水肿、球后纤维脂肪组织增生、淋巴细胞浸润和黏液水肿而出现眼球外突。

（三）甲状腺癌的组织学类型及病变特点

1. 乳头状癌 乳头状癌最常见,肿瘤生长慢,恶性度较低,预后较好。肿瘤多呈圆形,直径2~3cm（小于1cm者称为微小癌或隐匿性癌）,无包膜,质地较硬。肿瘤常伴有出血、坏死、纤维化、钙化和囊性变,囊内有乳头。镜下见癌细胞呈乳头状排列,乳头中心有纤维血管间质,间质内常见同心圆状钙化小体,即砂粒体,有助于诊断。

2. 滤泡癌 滤泡癌的恶性程度比乳头状癌高,早期易发生血道转移,预后差。肿瘤呈结节状,包膜不完整,境界较清楚,质软。镜下可见不同分化程度的滤泡。

3. 髓样癌 髓样癌属于APUD瘤。肿瘤为单发或多发,可有假包膜,质实而软。镜下可见瘤细胞多呈实体巢状排列,或呈乳头状、滤泡状排列,间质内常有淀粉样物质沉着。

4. 未分化癌 未分化癌较少见,肿瘤生长快,恶性程度极高,早期即可发生转移,预后差。肿瘤形状不规则,无包膜,切面灰白,常有出血、坏死。镜下可见癌细胞大小、形态、染色深浅不一,核分裂象多见。

（四）糖尿病的病理变化与临床病理联系

1. 病理变化

（1）胰岛病变:1型糖尿病早期为非特异性胰岛炎,继而胰岛β细胞变性、坏死消失,胰岛变小、数目减少,出现纤维组织增生及玻璃样变;2 型糖尿病早期病变不明显,后期常见胰岛淀粉样变性,β 细胞可减少。

（2）血管病变:非常广泛,从毛细血管到大中动脉均可有不同程度的病变,其中微血管病变最具有特征性。

（3）肾脏病变:早期肾脏体积增大,继而出现结节性肾小球硬化。可出现急、慢性肾盂肾炎,常伴肾乳头坏死。

（4）视网膜病变:出现渗出、水肿、纤维组织增生、新生血管形成等病变,可造成白内障,严重者可因视网膜脱离而失明。

（5）神经系统病变:周围神经可因血管病变引起缺血性损伤,脑细胞可发生广泛变性。

（6）其他组织或器官病变:可出现皮肤黄色瘤、肝脂肪变和糖原沉积、骨质疏松、糖尿病性外阴炎以及合并结核病、化脓性炎症和真菌感染等。

2. 临床病理联系　糖尿病病人的典型症状为多饮、多食、多尿和体重减少。血糖升高导致渗透性利尿而引起糖尿及多尿;血浆渗透压增高,刺激下丘脑渴感中枢,出现口渴、多饮;葡萄糖不能被有效利用,机体分解脂肪和蛋白质提供能量,引起体重减轻、乏力。此外,因抗体生成减少,抵抗力降低,易发生感染性疾病。病变严重时,可出现酮血症和酮尿症,导致酮症酸中毒,发生糖尿病高渗性昏迷。晚期病人常因并发心肌梗死、肾衰竭、脑血管意外和合并感染而死亡。

三、习题

（一）单选题（A1 型题）

1. 弥漫性非毒性甲状腺肿的最常见病因是
    A. 高氟　　　　　　B. 缺硅　　　　　　C. 缺硼
    D. 缺碘　　　　　　E. 遗传
2. 弥漫性非毒性甲状腺肿最常见的临床表现是
    A. 甲状腺肿大　　　B. 甲状腺功能亢进　　C. 甲状腺功能低下
    D. 癌变　　　　　　E. 以上都是
3. 弥漫性非毒性甲状腺肿的病因**不包括**
    A. 高碘　　　　　　B. 缺碘　　　　　　C. 磺胺药
    D. 菜花　　　　　　E. 自身免疫
4. 有关结节性甲状腺肿的描述,**错误**的是
    A. 甲状腺呈不对称结节状肿大
    B. 结节大小不一,周围无包膜或包膜不完整
    C. 滤泡上皮增生呈立方或低柱状,伴大滤泡和小假乳头形成
    D. 间质纤维组织增生并有间隔包绕,形成大小不一的结节状病灶
    E. 以上都对
5. 有关弥漫性毒性甲状腺肿的描述,**错误**的是
    A. 系统性自身免疫病　B. 甲状腺肿大　　　C. 甲亢
    D. 眼球突出　　　　　E. 心脏肥大
6. 有关弥漫性毒性甲状腺肿的镜下改变,**错误**的是
    A. 滤泡上皮多呈高柱状　　　　　B. 上皮增生向腔内突出形成乳头
    C. 胶质出现吸收空泡　　　　　　D. 间质血管丰富

E. 无淋巴细胞浸润

7. 有关慢性淋巴细胞性甲状腺炎的描述,**错误**的是

 A. 其发生可能与病毒感染有关

 B. 临床表现为甲状腺弥漫性对称性肿大,常伴有甲状腺功能低下

 C. 甲状腺光滑或稍呈结节状

 D. 实质广泛破坏、萎缩

 E. 间质存在大量淋巴细胞浸润、淋巴滤泡形成、纤维组织增生

8. 有关亚急性甲状腺炎的描述,**错误**的是

 A. 与病毒感染有关   B. 常见于婴幼儿   C. 常伴发热

 D. 有甲状腺疼痛   E. 可形成肉芽肿

9. 有关甲状腺腺瘤的描述,**错误**的是

 A. 边界清楚   B. 包膜完整   C. 包膜内外病变一致

 D. 一般为单发   E. 少数病人伴有甲状腺功能亢进

10. 甲状腺癌最常见的组织学类型是

 A. 乳头状癌   B. 髓样癌   C. 滤泡癌

 D. 未分化癌   E. 黏液癌

11. 属于 APUD 瘤的是

 A. 乳头状癌   B. 髓样癌   C. 滤泡癌

 D. 未分化癌   E. 黏液癌

12. 关于糖尿病的描述,正确的是

 A. 1 型糖尿病与肥胖有关   B. 2 型糖尿病与遗传有关

 C. 病变不累及细动脉   D. 常伴有明显的动脉粥样硬化

 E. 肾脏一般不受累

13. 关于 2 型糖尿病的描述,**错误**的是

 A. 成年发病   B. "三多一少"症状明显

 C. 胰岛数目正常或轻度减少   D. 肥胖者多见

 E. 可不依赖胰岛素治疗

(二)名词解释

1. 弥漫性毒性甲状腺肿　 2. 甲状腺癌　 3. 糖尿病

(三)简答题

1. 简述地方性甲状腺肿的病因及发病机制。

2. 简述结节性甲状腺肿与甲状腺腺瘤的鉴别要点。

3. 简述 1 型糖尿病和 2 型糖尿病的主要区别。

四、参考答案

(一)单选题(A1 型题)

1. D   2. A   3. E   4. C   5. A   6. E   7. A   8. B   9. C   10. A   11. B   12. C
13. B

(二)名词解释

1. 弥漫性毒性甲状腺肿又称为 Graves 病,是一种由于血中甲状腺激素(TH)过多而引起

甲状腺功能亢进的自身免疫病。

2. 甲状腺癌是指起源于甲状腺上皮细胞的恶性肿瘤。

3. 糖尿病是由于胰岛素分泌相对或绝对不足,或靶细胞对胰岛素敏感性降低,或胰岛素本身存在结构上的缺陷而引起的碳水化合物、脂肪和蛋白质代谢紊乱的慢性疾病,主要特点是高血糖和糖尿。临床上表现为多饮、多食、多尿和体重减少(即"三多一少")以及多种并发症症状。

（三）简答题

1. 简述地方性甲状腺肿的病因及发病机制。

弥漫性非毒性甲状腺肿的主要病因是缺碘。由于地方性土壤、水、食物中缺碘,或青春期、妊娠期和哺乳期对碘需求量增加而相对缺碘,甲状腺素合成减少,刺激垂体分泌促甲状腺素(TSH)增多,使甲状腺滤泡上皮增生,摄碘功能增强。如果长期缺碘,一方面滤泡上皮增生,另一方面所合成的甲状腺球蛋白未能碘化而不能被上皮细胞吸收利用,滤泡腔内充满胶质,使甲状腺肿大。

2. 简述结节性甲状腺肿与甲状腺腺瘤的鉴别要点。

甲状腺肿常为多发结节、无完整包膜;甲状腺腺瘤一般单发、包膜完整;甲状腺肿滤泡大小不一致;甲状腺腺瘤的滤泡大小多一致;周围甲状腺组织无压迫现象,邻近的甲状腺内与结节内有相似病变;甲状腺腺瘤周围的甲状腺组织有压迫现象,周围与邻近甲状腺组织均正常。

3. 简述 1 型糖尿病和 2 型糖尿病的主要区别。

1 型糖尿病多见于青少年,起病急、病情重、发展快,"三多一少"症状明显;胰岛 β 细胞明显减少,血中胰岛素降低,易出现酮症,治疗依赖胰岛素。2 型糖尿病多见于成年人,起病缓慢、病情较轻、进展较慢,"三多一少"症状不明显;胰岛数目正常或轻度减少,血中胰岛素可正常、增多或降低。肥胖者多见,较少出现酮症,可不依赖胰岛素治疗。

（吴新刚）

第二十二章 传染病

一、内容要点

1. **结核病** 结核病是一种由结核杆菌引起的常见慢性传染病,病变可累及全身各器官,基本病理变化是变质(主要为干酪样坏死)、渗出和增生(形成结核结节)。以肺结核最为常见。

(1)原发性肺结核病:原发性肺结核病是指机体初次感染结核杆菌时发生的肺结核病,多见于儿童。在上叶下部或下叶上部靠近胸膜处引起病变。引起肺的原发灶、淋巴管炎和肺门淋巴结结核三者合称为原发综合征。绝大多数原发性肺结核病病人自然痊愈。少数患儿可通过淋巴道、血道播散。

(2)继发性肺结核病:继发性肺结核病是指机体再次感染结核杆菌时所发生的肺结核病,多见于成年人。病变复杂,起于肺尖部和锁骨下区,分为局灶型肺结核、浸润性肺结核、慢性纤维空洞型肺结核、干酪样肺炎、结核球和结核性胸膜炎等类型,常经支气管播散,需治疗才能痊愈。

(3)肺外结核病:肠结核常侵犯回盲部,典型的溃疡呈环形,其直径与肠管的长轴垂直。溃疡愈合后可因瘢痕收缩而引起肠腔狭窄;结核性脑膜炎多发生于儿童,常由原发性肺结核经血道播散引起;肾结核常首先累及肾锥体乳头处,坏死物破入肾盏、肾盂后形成空洞;男性生殖系统结核以附睾最为常见,女性生殖系统结核最常累及输卵管,是女性不孕症的常见原因之一;骨结核以脊椎结核最常见,其次是指骨、长骨骨骺等处。坏死物液化后在骨旁形成"冷脓肿"。脊椎结核常侵犯第 10 胸椎至第 2 腰椎。

2. **伤寒** 伤寒是一种由伤寒杆菌引起的累及全身单核 – 巨噬细胞系统的急性传染病,以肠道淋巴组织、肠系膜淋巴结、肝、脾、骨髓等处最为明显。伤寒细胞聚集成团,形成结节状的伤寒肉芽肿,是伤寒的特征性病变。伤寒的肠道病变以回肠末端集合淋巴小结和孤立淋巴小结最为明显,按其发展过程可分为 4 期:髓样肿胀期、坏死期、溃疡期和愈合期。坏死肠壁组织脱落后形成溃疡,集合淋巴小结处发生的溃疡,其长轴与肠的长轴平行,孤立淋巴小结处的溃疡小而圆。溃疡一般深及黏膜下层,严重病例可达肌层或浆膜层。溃疡深者可致肠穿孔、肠出血。

3. **细菌性痢疾** 细菌性痢疾是由痢疾杆菌引起的常见肠道传染病,病变主要位于大肠,尤以乙状结肠和直肠最为明显,属于纤维素性炎症。细菌性痢疾可分为以下几种类型。

(1)急性细菌性痢疾:初期表现为急性黏液性卡他性炎,存在肠黏膜充血、水肿、中性粒细胞浸润。病变进一步发展,黏膜浅层发生坏死。在黏膜表面的渗出物中含有大量纤维素,后者与坏死组织、渗出的白细胞、红细胞及细菌一起形成特征性的假膜。假膜脱落后,形成大小不等,形状不规则的浅表溃疡。

（2）慢性细菌性痢疾：原有溃疡尚未愈合，又可形成新的溃疡。因此新旧病灶同时存在。肠壁各层有慢性炎细胞浸润和纤维组织增生，从而使肠壁不规则增厚、变硬、严重时可引起肠腔狭窄。可有腹痛、腹胀、腹泻或便秘与腹泻交替出现的症状。

（3）中毒性细菌性痢疾：中毒性菌痢多见于2~7岁儿童，其特点是起病急骤、肠道病变和症状轻微、全身中毒症状严重，发病后数小时即可出现中毒性休克或呼吸衰竭。

4. 流行性脑脊髓膜炎与流行性乙型脑炎。

流行性脑脊髓膜炎与流行性乙型脑炎区别

区别点	流脑	乙脑
病因	脑膜炎双球菌	乙型脑炎病毒
传染源	病人和带菌者	主要是猪
传播途径	经呼吸道传播	蚊虫叮咬
好发年龄	5岁以下，6个月至2岁最多	10岁以下儿童
流行季节	冬春季	夏秋季
病理变化	脑脊髓膜化脓性炎。脑膜血管扩张、充血,蛛网膜下隙见脓性渗出物,严重者累及脑实质	脑实质变质性炎。①软化灶形成;②淋巴细胞呈袖套状浸润;③胶质细胞增生
临床表现	①呼吸道感染期:上呼吸道感染症状。②败血症期:高热、头痛、呕吐和皮肤黏膜瘀斑。③脑膜炎期:脑膜刺激症状,颅内高压症状	①病毒血症的表现:高热、全身不适。②脑实质损害的表现:嗜睡、抽搐、昏迷。③可伴有颅内高压表现及轻微的脑膜刺激症状
脑脊液特点	混浊,细胞数明显增多(中性粒细胞为主),蛋白质增多,糖及氯化物减少,细菌(+)	较澄清,细胞轻度增多(淋巴细胞为主),蛋白质轻度增多,糖及氯化物正常,细菌(−)
预后	多数可痊愈,少数遗留脑积水、耳聋、视力障碍等	多数可痊愈,少数遗留痴呆、语言障碍和肢体瘫痪等

5. **肾综合征出血热** 是由汉坦病毒感染引起的急性自然疫源性疾病,基本病变是全身小血管损害,内皮细胞肿胀、坏死、脱落,部分内脏的小血管壁发生纤维素样坏死并伴微血栓形成。可导致肾脂肪囊呈胶冻状水肿,肾体积增大,表面可见点状出血,髓质高度充血和明显出血。肾小管上皮细胞变性、坏死,管腔狭窄;右心房和右心耳心内膜下广泛出血,心肌纤维有不同程度变性坏死,部分心肌纤维可断裂;垂体前叶病变比较明显,可见充血、出血和片状坏死。典型病例临床经过可分为发热期、低血压休克期、少尿期、多尿期和恢复期五期。

6. **钩端螺旋体病** 是由致病性钩端螺旋体引起的急性动物源性传染病。病变主要累及全身的毛细血管,引起不同程度的出血和循环障碍,同时,可见广泛的实质脏器变性、坏死伴轻微的炎症反应。脏器的病变主要包括:肝肿大,细胞水肿、脂肪变性和小叶中央灶性坏死;肾显著肿胀,表面充血并有散在出血点。肾小管上皮细胞变性、坏死,间质水肿、出血,有单核细胞、淋巴细胞浸润。部分病例有脑膜及脑的充血、出血、炎细胞浸润和神经细胞变性等改变;肺出血,严重时出血点增多、扩大并融合为弥漫性出血,甚至导致气管、支气管腔内均充满血液。主要表现发热、乏力、头痛,全身肌肉酸痛等全身感染中毒症状,部分形成流感伤寒型、肺出血型、黄疸出血型等多种临床类型。

7. 其他重要的病毒性传染病

（1）狂犬病：主要侵犯中枢神经系统的急性人、兽共患传染病，致死率高。病变主要为急性弥漫性脑、脊髓炎，以大脑基底面的海马回、脑干及小脑处损害最为显著。神经细胞变性，有炎细胞浸润。在海马和小脑浦肯野细胞胞质内可见圆形或椭圆形、直径为 $3\sim10\mu m$、染色后呈樱桃红色、由病毒集落形成的嗜酸性包涵体，称为 Negri 小体，对本病具有诊断价值。

（2）人禽流感：由禽甲型流感病毒引起的急性呼吸道传染病。病变以呼吸系统为主的多系统损伤，除表现为弥漫性肺损伤外，同时伴有不同程度的心脏、肝脏和肾脏等多器官组织损伤。肺脏有不同程度的充血和实变，病变呈现弥漫性肺泡损伤改变，大部分气管、支气管上皮及肺泡上皮变性、坏死及脱落，肺泡腔内有多少不等的脱落上皮细胞及单核细胞，肺泡隔内毛细血管扩张充盈伴少量淋巴、单核细胞浸润。一般预后良好，但感染 H_5N_1 者病死率高。

（3）手足口病：手足口病以手、足和口腔出现疱疹为特征，常发生学龄前儿童，3 岁以下婴幼儿多发。主要侵犯手、足、口、臀四个部位。早期，口腔出现粟米样斑丘疹或水疱，后期，斑丘疹由红变暗，然后消退，愈合后不留痕迹。水疱及皮疹常在 1 周后消退。水疱及皮疹有不痛、不痒、不结痂、不结疤的四不特征。为自限性疾病，多数预后良好。

（4）严重急性呼吸综合征：是由 SARS 冠状病毒引起的急性呼吸道传染病。病变为双肺明显肿胀，弥漫性肺泡损伤、肺水肿及透明膜形成。发病 3 周后肺泡内及间质纤维化，小血管内可见微血栓形成及肺出血等改变。淋巴组织可发生大片状坏死，淋巴结结构破坏、消失。早期病人有发热、头痛、乏力等表现。后期出现咳嗽、胸闷、呼吸困难和全身感染中毒等症状，严重病例可发生急性呼吸窘迫综合征。大多数病例经治疗后可痊愈。

8. 性传播疾病

（1）淋病：淋病是由淋病奈瑟菌引起的主要累及泌尿生殖器官的化脓性炎症。男性病人病变始于前尿道，进而蔓延至后尿道和尿道旁腺体；女性病人病变常位于尿道、前庭大腺和子宫颈。常有脓性渗出物自尿道口或子宫颈口溢出。病人常有尿道口溢脓、红肿以及尿频、尿急、尿痛等尿道刺激症状，女性可有脓性白带。大多数病人经治疗可获痊愈。

（2）尖锐湿疣：由人类乳头状瘤病毒（HPV）引起的性传播疾病。好发部位于外生殖器及肛周皮肤黏膜湿润区，病变初起为小而尖的丘疹，质地柔软，淡红色。随后皮疹逐渐增多增大，形成乳头状或菜花状，镜下可见表皮浅层出现凹空细胞，为特征性病变。多数病人无明显症状，少数有异物感、灼痛或性交不适等。多数在数月内自然消退。

（3）梅毒：梅毒是由梅毒螺旋体引起的一种慢性传染病。基本病理变化为：闭塞性动脉内膜炎和小动脉周围炎和树胶肿。后天性梅毒按其病程经过分为一、二、三期：一期梅毒形成硬下疳；二期梅毒出现梅毒疹。三期梅毒的特点是形成树胶肿。先天性梅毒又称胎传梅毒，存在三个特征性病变：间质性角膜炎、神经性耳聋和楔形门齿；另外，患儿还可有智力低下、发育不良、骨膜炎和马鞍鼻。

（4）艾滋病：艾滋病又称为获得性免疫缺陷综合征，是由人类免疫缺陷病毒（HIV）引起的一种慢性传染病。艾滋病的传播速度快、病死率极高。主要病变和临床特点为：严重细胞免疫缺陷，$CD4^+T$ 细胞减少；淋巴滤泡增生，生发中心活跃，有"满天星"现象，晚期呈现一片荒芜景象；出现机会性感染及恶性肿瘤。

二、重点难点解析

结核病的基本病理变化和转归。

1. 基本病理变化

（1）以渗出为主的病变：多发生在结核病的早期或病变恶化时，主要表现为浆液或浆液纤维素渗出，渗出性病变可以被完全吸收或转变为增生性病变，也可进一步发生干酪样坏死。

（2）以坏死为主的病变：在细菌数量多、毒力强、机体免疫力低下、超敏反应强烈时结核病病变的组织发生变质性病变，主要表现为干酪样坏死。

（3）以增生为主的病变：当细菌数量少、毒力低或机体的免疫力强时，结核病病灶内可出现增生性病变，形成具有诊断价值的结核性肉芽肿，即结核结节。典型结核结节中央为干酪样坏死，周围为大量由巨噬细胞转变而来的上皮样细胞、Langhans巨细胞，在外围有大量淋巴细胞聚集和纤维组织增生。

2. 转归

（1）转向愈合：渗出性病变经淋巴管、小血管吸收，病灶缩小或完全消失。

（2）纤维化、纤维包裹及钙化：结核结节、小的干酪样坏死灶及未被吸收的渗出性病变可以通过纤维化形成瘢痕而愈合；坏死灶较大时，则由其周围纤维组织增生将其包裹；部分坏死组织内有钙盐沉积而发生钙化。

三、习题

（一）单选题（A1 型题）

1. 流行性脑脊髓膜炎病变主要累及
   A. 软脑膜　　　　　B. 硬脑膜　　　　　C. 大脑皮质
   D. 大脑灰质　　　　E. 以上都不对

2. 流行性乙型脑炎病变最轻微的部位是
   A. 脑桥　　　　　　B. 脊髓　　　　　　C. 基底核
   D. 丘脑　　　　　　E. 延髓

3. 伤寒肠道病变最常见的部位是
   A. 回肠下段集合和孤立淋巴小结的病变　　B. 十二指肠下段的病变
   C. 空肠上段的病变　　　　　　　　　　　D. 回盲部的病变
   E. 回肠上段的病变

4. 下列有关流行性乙型脑炎的叙述**错误**的是
   A. 病原体为病毒　　B. 传播媒介是蚊子　　C. 好发于成人
   D. 属于变质性炎　　E. 可有脑膜刺激症状

5. 流行性脑脊髓膜炎的基本病变是
   A. 急性变质性炎　　B. 急性化脓性炎　　　C. 急性纤维性炎
   D. 急性浆液性炎　　E. 急性增生性炎

6. 下列哪项**不是**流行性脑脊髓膜炎的基本病理变化
   A. 蛛网膜血管高度扩张充血　　　　　B. 蛛网膜下腔大量中性粒细胞及纤维素
   C. 蛛网膜下腔增宽　　　　　　　　　D. 神经细胞坏死
   E. 神经细胞变性

7. 伤寒常有的合并症是
   A. 肠梗阻　　　　　B. 肠扭转　　　　　C. 肠疝

D. 肠出血、穿孔　　　　　　　　E. 绞肠痧

8. 下列哪一项**不是**伤寒肠道病变的分期

   A. 髓样肿胀期　　　　　　B. 血肿期　　　　　　　　C. 坏死期

   D. 溃疡期　　　　　　　　E. 愈合期

9. 流行性乙型脑炎的传播途径是

   A. 呼吸道传染　　　　　　　　　　　B. 消化道传染

   C. 输血传染　　　　　　　　　　　　D. 带病毒的蚊虫叮咬经皮肤入血

   E. 苍蝇作为传播媒介

10. 结核病的基本病变中,具有诊断意义的病变是

   A. 浆液渗出　　　　　　　　　　　　B. 纤维素渗出

   C. 结核结节和干酪样坏死　　　　　　D. 淋巴细胞浸润

   E. 单核细胞浸润

11. 痢疾是一种

   A. 化脓性炎　　　　　　B. 出血性炎　　　　　　C. 假膜性炎

   D. 增生性炎　　　　　　E. 变质性炎

12. 细菌性痢疾的基本病理变化是

   A. 肠黏膜坏死　　　　　B. 炎性渗出　　　　　　C. 糠皮状假膜

   D. 肠髓样肿胀　　　　　E. 前 3 项都是

13. 原发性肺结核病 X 线检查发现哑铃状阴影的病理变化是

   A. 肺原发综合征　　　B. 结核性淋巴管炎　　　C. 肺门淋巴结结核

   D. 干酪样肺炎　　　　E. 肺原发病灶

14. 流行乙型脑炎时,吞噬变性坏死神经元的细胞是

   A. 淋巴细胞　　　　　B. 小胶质细胞　　　　　C. 浆细胞

   D. 嗜酸性粒细胞　　　E. 嗜碱性粒细胞

15. 下列哪项**不是**乙型脑炎的基本病理变化

   A. 淋巴血管套　　　　　　　　　　B. 神经细胞变性坏死

   C. 噬神经现象　　　　　　　　　　D. 蛛网膜下腔有大量中性粒细胞

   E. 小胶质细胞增生

16. 下列哪项**不是**乙型脑炎的临床特点

   A. 嗜睡　　　　　　　　B. 脑脊液含大量脓细胞　　　C. 昏迷

   D. 呕吐　　　　　　　　E. 脑膜刺激症状

17. 流行性脑脊髓膜炎病人的脑脊液中下列哪项明显增高,且有诊断意义

   A. 淋巴细胞　　　　　　B. 中性粒细胞　　　　　C. 单核细胞

   D. 糖含量　　　　　　　E. 氯化物

18. 结核肉芽肿内数量最多的细胞是

   A. Langhans 巨细胞　　　B. 类上皮细胞　　　　　C. 淋巴细胞

   D. 成纤维细胞　　　　　E. 纤维细胞

19. 流行性脑脊髓膜炎病人出现颈项强直的病理基础是

   A. 颅内压升高　　　　　B. 脑神经受刺激　　　　C. 脊髓神经根受刺激

   D. 锥体束受刺激　　　　E. 脑硬脊膜受刺激

（二）名词解释

1. 结核结节　2. 肺原发综合征　3. 结核球　4. 干酪样坏死　5. 伤寒肉芽肿　6. 树胶肿

（三）简答题

1. 简述肺原发综合征的形态特点及形成机制。

2. 简述继发性肺结核病的分类及各类型的病变特点。

3. 简述流行性脑脊髓膜炎与流行性乙型脑炎的区别。

4. 比较肠结核、细菌性痢疾和肠伤寒时肠溃疡的特点。

四、参考答案

（一）单选题（A1 型题）

1. A　2. B　3. A　4. C　5. B　6. D　7. E　8. A　9. D　10. C　11. C　12. E　13. A　14. B　15. D　16. B　17. B　18. B　19. C

（二）名词解释

1. 结核结节的中央可有干酪样坏死,周围见大量由巨噬细胞转变而来的上皮样细胞、朗汉斯巨细胞,在外围有大量淋巴细胞聚集和纤维组织增生。

2. 肺的原发灶、淋巴管炎和肺门淋巴结结核三者合称为肺原发综合征。

3. 纤维包裹、境界清楚、直径大于 2cm、孤立的球形干酪样坏死灶称为结核球。

4. 干酪样坏死指彻底的凝固性坏死,坏死组织含脂质较多,呈淡黄色,状似干酪,见于结核杆菌的感染。

5. 伤寒细胞聚集成团,形成结节状称为伤寒肉芽肿,是伤寒的特征性病变。

6. 结节中央为形似干酪样坏死的坏死物,周围肉芽组织中有较多的淋巴细胞和浆细胞,上皮样细胞和少量的朗汉斯巨细胞,因其质韧而有弹性,似树胶,故称为树胶肿。

（三）简答题

1. 简述肺原发综合征的形态特点及形成机制。

由于机体缺乏对结核杆菌的免疫力,细菌侵入淋巴管,随淋巴液引流到所属肺门淋巴结,引起结核性淋巴管炎和肺门淋巴结结核。肺的原发灶、淋巴管炎和肺门淋巴结结核三者合称为原发综合征。

2. 简述继发性肺结核病的分类及各类型的病变特点。

局灶型肺结核:是继发性肺结核病的最初类型。病变多位于肺尖下,右肺较多。多数病灶中央有干酪样坏死的增生性病变。

浸润性肺结核:大多由局灶型肺结核发展而来,是继发性肺结核病最常见的一种类型。病变多位于肺尖或锁骨下区,表现为结核性渗出性肺炎,中央常有较小的干酪样坏死区。

慢性纤维空洞型肺结核:病变特点是在肺内有一个或多个厚壁空洞形成。空洞大小不一,形状不规则。空洞壁厚,可分为三层:内层是干酪样坏死层,内含大量结核杆菌;中层为结核性肉芽组织;外层为纤维结缔组织。病情恶化时,内层坏死组织液化脱落,中层发生坏死,空洞不断增大。

干酪样肺炎:表现为小叶性或大叶性干酪样坏死性肺炎。此型肺结核病人病情危重,病死率高。

3. 简述流行性脑脊髓膜炎与流行性乙型脑炎的区别。

乙型脑炎和流脑的区别见本章内容要点。

4. 比较肠结核、细菌性痢疾和肠伤寒时肠溃疡的特点。

肠结核溃疡呈环形,其长轴与肠管的长轴垂直。溃疡愈合后可因瘢痕收缩而引起肠腔狭窄。

细菌性痢疾形成大小不等,形状不规则的肠浅表溃疡。

肠伤寒溃疡的长轴与肠管的长轴平行。

（潘献柱）

第二十三章 寄生虫病

一、内容要点

1. 血吸虫病　血吸虫发育的各个阶段均可引起病变,虫卵沉积对机体危害最大,包括急性和慢性虫卵结节。虫卵主要沉积于乙状结肠、直肠黏膜下层和肝脏等处。引起肠黏膜反复发生溃疡和肠壁纤维化,最终导致肠腔狭窄,甚至肿瘤。肝脏因严重纤维化而变硬、变小,导致肝硬化。

2. 阿米巴病　病变主要位于盲肠和升结肠,少数位于乙状结肠和直肠,严重者整个结肠及回肠下段均可受累。阿米巴病是基本病变是以组织溶解、坏死为主的变质性炎症,分为急性和慢性两期。急性期可见口小底大的烧瓶状溃疡,表现为腹痛、腹泻及出现果酱样、腥臭大便。慢性期因肠黏膜坏死、溃疡形成、修复性肉芽组织增生和瘢痕形成等反复进行,导致腹泻与便秘交替。阿米巴肝脓肿是最常见的并发症。

3. 并殖吸虫病　并殖吸虫主要侵犯肺,常在增厚的胸膜和肺内形成新旧不一、散在或群集的虫囊肿,囊肿大小不等,囊内可找到虫体和虫卵。病人常有胸痛、咳嗽、痰中带血或烂桃样血痰。有时可并发气胸、脓胸甚至血胸。

二、重点难点解析

阿米巴痢疾和细菌性痢疾的鉴别

	阿米巴痢疾	细菌性痢疾
病原体	溶组织内阿米巴	痢疾杆菌
好发部位	盲肠、升结肠	乙状结肠、直肠
病变性质	变质性炎	假膜性炎
溃疡特点	口小底大呈烧瓶状	溃疡较浅,呈地图状
临床表现	起病缓,腹痛、腹泻,里急后重不明显	起病急,腹痛、腹泻重,里急后重明显
粪便检查	次数少,量多,呈暗红色果酱样,有腥臭,镜检见阿米巴滋养体	次数多,量少,呈黏液脓血便,镜检见大量脓细胞杂有红细胞,培养痢疾杆菌阳性
血白细胞	一般不增多	总数及中性粒细胞增多

三、习题

（一）单选题（A1 型题）

1. 诊断血吸虫虫卵引起的假结核结节最主要的依据是
   - A. 上皮样细胞＋虫卵
   - B. 上皮样细胞＋多核异物巨细胞＋虫卵
   - C. 成纤维细胞＋虫卵
   - D. 淋巴细胞＋虫卵
   - E. 朗汉斯巨细胞＋虫卵

2. 慢性血吸虫虫卵结节的特征是
   - A. 结核结节
   - B. 假结核结节
   - C. 风湿结节
   - D. 炎性结节
   - E. 含铁结节

3. 血吸虫病肝硬化的主要病理变化是
   - A. 有明显的假小叶形成
   - B. 肝表面呈细颗粒状结节
   - C. 肝细胞明显淤胆
   - D. 肝表面呈粗大隆起结节
   - E. 临床上较晚出现腹水

4. 下述血吸虫病的病变中最重要的是
   - A. 尾蚴性皮炎
   - B. 童虫所致的损害
   - C. 成虫所致的损害
   - D. 虫卵所致的损害
   - E. 脾肿大

5. 血吸虫病的尾蚴性皮炎病理变化是
   - A. 真皮充血,水肿
   - B. 真皮大量中性粒细胞浸润
   - C. 真皮变化小,主要是表皮变化
   - D. 表皮出现鱼鳞状物
   - E. 表皮角化不全

6. 肠阿米巴病最常发生在
   - A. 回肠末段
   - B. 盲肠和升结肠
   - C. 横结肠
   - D. 乙状结肠和直肠
   - E. 阑尾

7. 阿米巴肝脓肿中**不会**出现的病变是
   - A. 内容物为果酱样物质
   - B. 脓肿壁呈破絮样外观
   - C. 可查见阿米巴大滋养体
   - D. 脓液中有大量中性粒细胞浸润
   - E. 长期发热伴肝大

8. 血吸虫在腹腔主要寄生于
   - A. 网膜
   - B. 肠黏膜
   - C. 浆膜或外膜
   - D. 肠系膜淋巴结
   - E. 肠系膜下静脉

9. 日本血吸虫病引起肝硬化为
   - A. 门脉性肝硬化
   - B. 胆汁性肝硬化
   - C. 坏死后性肝硬化
   - D. 淤血性肝硬化
   - E. 干线型肝硬化

10. 血吸虫病急性虫卵结节的叙述,**错误**的是

A. 结节中有抗原抗体复合物   B. 未成熟虫卵病变较轻

C. 结节中见有大量脓细胞   D. 肉眼呈灰黄色、局限性结节状病灶

E. 结节后期有肉芽组织增生

11. 肠外阿米巴病最常见部位是

  A. 肝   B. 肺   C. 脑

  D. 肾   E. 皮肤

12. 溶组织内阿米巴对组织的破坏主要通过

  A. 机械性损伤   B. 接触溶解作用

  C. 细胞毒素作用   D. 细菌作用

  E. 免疫抑制与逃避

13. 下列**不会**出现于肠阿米巴病的病变是

  A. 组织液化性坏死

  B. 炎症反应轻微

  C. 烧瓶状溃疡

  D. 坏死组织与正常组织交界处可见滋养体

  E. 浅表地图状溃疡

14. 引起肺吸虫病病变的是

  A. 虫卵   B. 毛蚴

  C. 尾蚴   D. 囊蚴

  E. 虫体

15. 痰中出现 Charcot-Leyden 结晶,常见于下列哪种疾病

  A. 肺气肿   B. 肺吸虫病

  C. 肺癌   D. 肺结核

  E. 肺挤压伤

16. 目前认为血吸虫虫卵引起的变态反应主要是

  A. Ⅰ型   B. Ⅱ型   C. Ⅲ型

  D. Ⅳ型   E. 体液反应

17. 我国流行的血吸虫病由何种血吸虫感染引起

  A. 曼氏血吸虫   B. 埃及血吸虫

  C. 间插血吸虫   D. 日本血吸虫

  E. 湄公血吸虫

18. 血吸虫病的慢性虫卵结节与结核结节的鉴别点主要是

  A. 类上皮细胞   B. 多核巨细胞

  C. 干酪样坏死   D. 纤维细胞

  E. 淋巴细胞

19. 关于肺吸虫病的叙述,**错误**的是

  A. 主要由童虫和成虫引起

  B. 可出现浆液纤维素性胸膜炎

  C. 虫体在组织内穿行致局部组织破坏及窦道形成

  D. 虫体可引起游走性皮下结节

E. 形成嗜酸性脓肿及假结核结节为其特征病变之一

20. 下述有关日本血吸虫病的描述中，**错误**的是

A. 急性虫卵结节可引起脓肿形成　　　　　B. 虫卵随粪便排出体外

C. 可引起肝硬化　　　　　　　　　　　　D. 钉螺是中间宿主

E. 脑、肺可发生血吸虫病

（二）名词解释

1. 阿米巴肝脓肿　2. 阿米巴肿　3. 嗜酸性脓肿　4. 假结核结节　5. 干线型或管道型肝硬化

（三）简答题

1. 简述血吸虫病不同发育阶段所引起的病变和发病机制。

2. 简述肠阿米巴病急性期的病理变化特点和并发症。

3. 简述肺吸虫病虫囊肿的形态学特点。

4. 简述血吸虫性肝硬化与门脉性肝硬化病变的区别。

5. 简述阿米巴痢疾和细菌性痢疾的鉴别。

（四）病例分析

病人，男，23岁。主诉：反复胸痛、咳嗽、咳痰、痰中带血10个月，近2个月加重。病史：10个月前曾出现畏寒、发热、咳嗽、胸痛、食欲减退症状，近2个月胸痛、咳嗽、咳痰加重。病人曾有多次生食蝲蛄史。查体：心脏无异常，左肺呼吸音略减弱，左下肺可闻及少量湿啰音。血常规：WBC 12.5×10^9/L，N 45%，EOS 27%，肝功能正常。痰抗酸杆菌（－）。胸部 X 线片显示：左上肺野见斑块状阴影，左下肺纹理增粗。双侧少量胸腔积液，胸膜增厚。痰、粪便检查：痰液及粪便中检出并殖吸虫虫卵。

分析题：

1. 病人患有何种疾病？请列出诊断依据。

2. 请用病变特点解释该病人的临床表现。

四、参考答案

（一）单选题（A1 型题）

1. B　2. B　3. D　4. D　5. A　6. B　7. D　8. E　9. E　10. C　11. A　12. B
13. E　14. E　15. B　16. D　17. D　18. C　19. E　20. A

（二）名词解释

1. 阿米巴肝脓肿是最常见的肠外阿米巴病，是肠阿米巴病重要的并发症。滋养体引起肝组织的局限性液化性坏死，坏死物与陈旧性出血混合形成果酱样物质，炎症反应不明显，脓腔壁呈破絮状外观，在坏死组织与正常组织交界处可查见滋养体，故与一般化脓菌引起的脓肿不同，只是习惯上沿用"脓肿"一词。

2. 在肠阿米巴病的慢性期病变时，因局限性肉芽组织增生而形成的肿瘤样包块，这种肿块称阿米巴肿，多见于盲肠，可引起肠梗阻，易误诊为肠癌。

3. 急性虫卵周围可见无结构的颗粒状坏死组织和大量嗜酸性粒细胞聚集，形似脓肿，故名嗜酸性脓肿。

4. 假结核结节是由血吸虫虫卵引起的慢性虫卵结节，且为血吸虫病特征性、具有诊断价值的病灶。因结节中央有死亡或钙化的虫卵，其周围有上皮样细胞、异物巨细胞、淋巴细胞和

纤维母细胞浸润,形成状似结核样肉芽肿,无干酪样坏死、朗汉斯巨细胞,内有血吸虫虫卵,故称之为假结核结节。

5. 慢性或晚期肝血吸虫病时由于门管区大量慢性虫卵结节形成,结节周围纤维组织增生或慢性虫卵结节纤维化等导致肝硬化。大体表现为肝体积缩小、质地变硬,肝表面不平,可见大小不等隆起区,严重时形成粗大结节。切面上,大量白色的纤维结缔组织沿门静脉分支呈树枝状分布,称为干线型或管道型肝硬化。

（三）简答题

1. 血吸虫病不同发育阶段所引起的病变和发病机制

（1）尾蚴引起尾蚴性皮炎：①大体可见皮肤红色丘疹；②镜下可见真皮毛细血管充血、水肿、出血,大量嗜酸性粒细胞和巨噬细胞浸润。发病机制是IgG介导的Ⅰ型变态反应。

（2）童虫在其移行部位引起的病变：童虫在其移行部位引起充血、出血、水肿及嗜酸性粒细胞和巨噬细胞浸润,出现血管炎、血管周围炎。发病机制为代谢物或虫体死亡后蛋白质分解产物引起的变态反应。

（3）成虫引起的病变：静脉内膜炎和静脉周围炎。发病机制是代谢产物所致。

（4）虫卵引起的病变：①急性虫卵结节,其发病机制为虫卵中毛蚴分泌物中的抗原物质引起变态反应。②慢性虫卵结节,其发病机制为虫卵内毛蚴死亡、钙化引起异物反应。

2. 肠阿米巴病急性期的病理变化特点和并发症

（1）急性期的病理变化特点：①病变部位主要在盲肠与升结肠。②大体可见大小不一、圆形或卵圆形、口小底大的烧瓶状溃疡,深达黏膜下层,溃疡下方呈潜行性。③镜下可见液化性坏死,其附近组织炎症反应轻微,在坏死组织与正常组织交界处可找到阿米巴大滋养体。

（2）并发症：①肠穿孔、腹膜炎；②肠出血；③肠腔狭窄。

3. 简述肺吸虫病虫囊肿的形态学特点。

肺吸虫童虫或成虫寄居于器官或组织中形成境界清楚的结节状虫囊肿,呈紫色葡萄状,囊内容物为棕褐色黏稠性液体。镜下可见囊内有虫体、虫卵、坏死组织及Charcot-Leyden结晶。

4. 简述血吸虫性肝硬化与门脉性肝硬化病变的区别。

（1）血吸虫性肝硬化：①大体可见肝表面大小不等的隆起区,严重时形成粗大结节。切面可见门静脉分支周围纤维结缔组织增生呈树枝状分布,称为干线型或管道型肝硬化；②镜下可见病变主要在门管区,有大量血吸虫虫卵沉着与虫卵结节形成,肝细胞坏死不明显,不形成明显假小叶。

（2）门脉性肝硬化：①大体可见肝表面呈小结节状,大小相仿,最大结节直径一般不超过1cm,切面见小结节间被厚薄较一致的纤维组织条索包绕,似"苦瓜皮"外观；②镜下可见正常肝小叶结构被破坏,有明显的假小叶。

5. 简述阿米巴痢疾和细菌性痢疾的鉴别。

阿米巴痢疾和细菌性痢疾的鉴别要点见本章重点难点解析。

（四）病例分析

1. 病人患有并殖吸虫病。诊断依据为：多次生食蝲蛄史；反复胸痛、咳嗽、咳痰、痰中带血；实验室及影像学检查：嗜酸性粒细胞27%（嗜酸性粒细胞升高提示存在寄生虫感染）。并殖吸虫虫卵检查：痰检（+）,粪检（+）。胸部X线片显示：左上肺野见斑块状阴影,左下肺纹理增粗。双侧少量胸腔积液,胸膜增厚。

2. 并殖吸虫主要侵犯的器官为肺。虫体在体腔内移行和寄生时,可引起纤维素性或浆液纤维素性胸膜炎,并导致胸膜增厚及胸腔积液。肺内有新旧不一、散在或群集的虫囊肿,囊肿大小不等,囊内可找到虫体和虫卵。由于侵犯肺组织和气管,临床上有胸痛、咳嗽、痰中带血,痰中可检出虫卵。

(杨　亮)